母胎医学

胎儿常见疾病诊断与处理

主　编　刘彩霞

副主编　李秋玲　崔　红

编　者（以姓氏笔画为序）

王　珺　尹少尉　乔　宠　刘婧一
关洪波　那　全　李　欢　李　辉
李秋玲　宋薇薇　张志涛　张丽娟
陈　静　周阳子　栗　娜　崔　红
魏　军

人民卫生出版社

图书在版编目(CIP)数据

母胎医学:胎儿常见疾病诊断与处理/刘彩霞主编.—北京:人民卫生出版社,2015

ISBN 978-7-117-20538-2

Ⅰ.①母… Ⅱ.①刘… Ⅲ.①胎儿疾病-常见病-诊疗 Ⅳ.①R714.5

中国版本图书馆CIP数据核字(2015)第064363号

母 胎 医 学

胎儿常见疾病诊断与处理

主　　编: 刘彩霞
出版发行: 人民卫生出版社(中继线 010-59780011)
地　　址: 北京市朝阳区潘家园南里19号
邮　　编: 100021
E - mail: pmph @ pmph.com
购书热线: 010-59787592　010-59787584　010-65264830
印　　刷: 三河市潮河印业有限公司
经　　销: 新华书店
开　　本: 850×1168　1/32　**印张:** 9　**插页:** 4
字　　数: 284千字
版　　次: 2015年6月第1版　2015年6月第1版第1次印刷
标准书号: ISBN 978-7-117-20538-2/R·20539
定　　价: 39.00元
打击盗版举报电话: 010-59787491　E-mail: WQ @ pmph.com
(凡属印装质量问题请与本社市场营销中心联系退换)

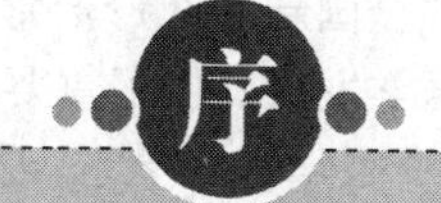

序

中国出生缺陷总发生率约为5.6%，每年临床明显可见的出生缺陷约25万例。中国出生缺陷发生率与世界中等收入国家的平均水平接近。根据我国2012年统计数据显示，中国围产期出生缺陷总发生率呈上升趋势，造成家庭及社会的巨大经济负担。过去，胎儿各系统先天畸形以及缺陷往往需要等出生后才能确诊，造成儿童残疾，并日渐成为儿童死亡的主要原因。

近年来随着母胎医学的飞速发展，产科及新生儿科对胎儿及新生儿常见疾病的处理与治疗技术有了极大提高，使得胎儿的常见疾病可以早期诊断与早期有效治疗，尽量减少了伤残儿童的发生率，提高了人口素质，同时也减少了家庭和社会的负担。胎儿的发育异常可经超声、MRI做出诊断，可准确判断畸形与疾病部位及侵及范围，使得产科能及时做出产前或产时手术干预的计划，或在新生儿期及时处理，使其得到很好的疗效，家长也可及时了解胎儿的状况，有心理准备，同时对产妇的一些常见危重疾病也可及时诊断与治疗，因此有很高的社会效益与经济效益。

我院产科为辽宁省母胎医学中心、围产急救中心及产前诊断中心。并于2010年被国家卫生和计划生育委员会（原卫生部）首批评为国家重点专科建设项目单位，每年承担多项国家级、省级和市级科研立项项目。我院开展的产时胎儿手术，例如连接脐带的胎儿腹裂修补术、畸胎瘤切除术、淋巴管瘤切除术及膈疝修补术等，开展的宫内手术，例如胎儿镜下选择性激光胎盘交通血管凝结术、射频消融及各种减胎术等位于国内领先水平。我院新生儿科是我国建立较早的重点学科与博士点之一，近30余年主编了《新生儿急救学》等十余部新生儿专著，并主持建立多项全国新生儿诊治常规，培养了大量专业人才，为我国新生儿医学发展提供了重要促进作用。1989年，我院成立了全国第一个医学影像学系，近20余年来更是在学科建设、临床医疗、科研教学等方面有了飞跃发展，承担着多项国家级、省级和卫生计生委科研项目并取得了多项国家级、省级科研成果。在腹部影像诊断、儿科影像诊断、神经骨关节影像诊断、胸部影像诊断、冠状动脉成像及各系统介入治疗方面均处于国内领先水平，被列为国家重点科室。

多年来我院三个科室（系）密切合作，在上述领域积累了丰富经验。这次联合编写母胎医学丛书，共分3册，每册分别从不同领域阐述胎儿、新生儿常见疾病的诊断与治疗。我国这方面书籍尚不多见，相信本书的出版必将为我国的母胎医学和围产医学做出新的贡献。

中国医科大学副校长
中国医科大学附属盛京医院院长

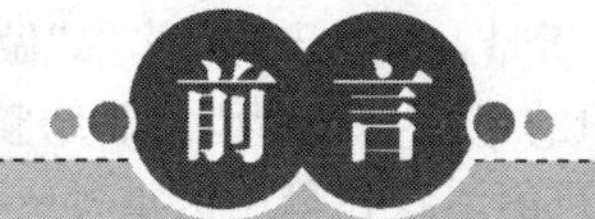

前言

随着医学科学飞速发展，医学知识的不断积累，新的筛查方式、诊断技术、治疗方法及干预措施的出现，大家对母婴健康的需求和期望达到了前所未有的高度，因此，母胎医学应运而生。它是近年来以围产医学为核心，涉及基础医学和临床医学多个领域的新兴综合性学科，是在整合了传统产科学、影像学、遗传学及发育学等多学科的基础上发展起来的，强调重视胎儿在宫内时期的各种病理生理状态与高危妊娠疾病的关系。

随着医疗技术的进步和医学观念的发展，在政府的大力支持下，母胎医学已经从原来的胎儿遗传性疾病和出生缺陷的产前诊断领域逐步扩展到针对各种高危妊娠和胎儿疾病的综合管理。母胎医学是综合运用多学科技术，研究胎儿疾病或胎源性母体疾病的宫内筛查、诊断及治疗，致力于母婴健康、减少出生缺陷和提高出生人口素质的新学科。真正意义上从医学角度把母亲和孩子放在一个同等地位。目前，欧美发达国家已经逐步由围产医学进入母胎医学时代。

近年来母胎医学在国内也迈出了坚实的脚步，在不断完善和规范常见遗传病和先天缺陷产前诊断工作的基础上，许多医疗机构正向母胎医学领域转变，包括各种遗传疾病的宫内筛查、出生缺陷的产前诊断、高危妊娠的管理和综合干预、妊娠期严重并发症的诊治和管理、胎儿宫内治疗等。国际相关的先进技术及方法也已经在国内应用，我国相关研究也逐渐接近发达国家水平，胎儿治疗新技术不断完善。

母胎医学涌现了一大批临床及研究专家，形成老、中、青发展人才梯队，蕴藏了雄厚的发展活力。母胎医学为实现《国家中长期科技发展规划纲要(2006—2020)》中提出的“提高出生人口质量,降低出生缺陷率”做出重要贡献。

母胎医学沉积的经验与成绩亟待总结整理,未来的发展需要指引。为此,目前活跃在母胎医学科研与临床的老、中、青专家们及相关学科的专家们汇集了他们的智慧,共同商讨、组织并编写了这套《母胎医学》系列丛书。

本书内容全面、新颖,不仅包括了胎儿异常的产前诊断方法,还涉及了胎儿异常治疗常规技术及新技术等,既有扎实的理论基础,又有科学的临床实践,不仅能提高母胎医学专业人员专业水平,还能拓宽思路,使读者学到更多相关学科知识,为提高母胎医学整体水平,更好地服务于母婴这个关系到人口素质、社会和谐的特殊人群,打下坚实的理论与临床基础,所以本书是母胎医学专业人员必备的参考书。

本书是所有参编的老、中、青母胎医学专家及相关专业专家们共同努力的结果,凝结了我国母胎医学专家对事业的热爱、奉献与期望,愿以此书与全国医学界同道们共勉。

感谢各位参编者的辛勤劳动,非常感谢相关学科的资深学者的大力支持。

本书出版之际,恳切希望广大读者在阅读过程中不吝赐教,欢迎发送邮件至邮箱 renweifuer@pmph. com,或扫描封底二维码,关注“人卫妇产”,对我们的工作予以批评指正,以期再版修订时进一步完善,更好地为大家服务。

刘彩霞
于中国医科大学附属盛京医院
2015 年 5 月

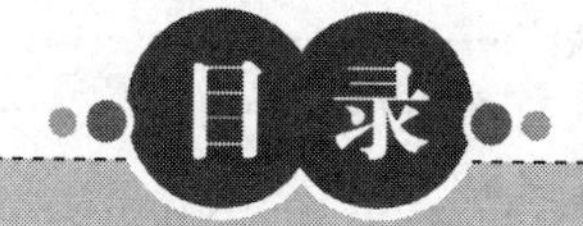

第一篇　总　论

第二篇　胎儿各系统疾病的临床诊断与处理

第一篇

总　　论

第一章 胎儿异常的产前诊断

胎儿异常包括胎儿结构异常、胎儿器官功能异常及胎儿染色体异常等。据统计约3%的新生儿患有严重胎儿异常，其中20%在新生儿期夭折，其余则造成婴儿期及儿童期死亡率增高。胎儿染色体异常位于所有胎儿异常的前三位，也是围生期死亡的原因之一。

胎儿异常的病因及分类：

1. 器官组织发生、发育障碍或异常　有些器官虽已形成但出现发育不良，如大动脉狭窄、软骨发育不良及输尿管狭窄等；有些为生长发育过度，如畸胎瘤和心脏横纹肌瘤等；有些结构到了该出现时不出现，如Dandy Walker畸形和胼胝体缺失；有些结构到了该消失的时候不消失，如脉络丛囊肿等。

2. 已形成发育的器官组织遭受破坏　机械性的破坏如羊膜束带综合征；血管性的破坏如脑液化和远端肢体缺失。

3. 外界因素导致变形畸形　这一类畸形多发生在晚期妊娠，如长期严重羊水过少胎儿受压出现Potter面容，肢体或手足畸形等。

4. 遗传因素　主要是染色体异常，常见的包括21-三体综合征、18-三体综合征、13-三体综合征及致死型特纳综合征。

对于异常的胎儿如果能够早期发现，对于一些可治疗的疾病可以适时干预或者宫内治疗，对于不可治疗性疾病，能够做到知情选择，就能够早期干预，除了染色体异常外，很大部分胎儿异常是可以处理的。因此产前诊断就是在临床的需求下产生的一个新的学科。产前诊断(prenatal diagnosis)又称宫内诊断或出生前诊断，是预测胎儿出生前是否异常的技术方法。综合采用了遗传咨询、现代生物学、生物化学、免疫遗传学、细胞遗传学及分子遗传学技术，可以分为三类、五个水平。第一类是采用特殊仪器检查胎儿体表是否畸形，如用X线摄片或体表造影、超声扫描及胎儿镜下直接观察，此类检查属于形态学水平。第二类是采用母体血、尿等特殊检查，间接诊断提示先天性疾病。孕期少量的胎儿血细胞、可扩散的代谢产物及蛋白质、酶，可通过胎盘进入母体血循环，这是母血、尿可做某些疾病的产前诊断的基础，如测定母血甲胎蛋白（AFP）诊断胎儿神经管畸形，测定孕妇尿甲基丙二酸诊断胎儿甲基丙二酸尿症等。第三类是直接获取脐血、羊水或胎儿组织来诊断胎儿疾病。产前诊断的五种水平包括形态学、染色体、酶学、代谢产物和基因。

胎儿异常的产前诊断方法包括两大类即无创方法和有创方法。前者包括超声、MRI、母体血清学筛查及母体外周血胎儿 DNA 检测等，后者包括绒毛取样、羊膜腔穿刺、脐静脉穿刺取样及胎儿镜等。

一、超　声

早在 20 世纪 70 年代，超声技术就已被应用于产科临床。在产前诊断方法中，仅超声及 MRI 被公认是无损伤性的，其他方法多少都有一定损伤，且可使流产率略微上升。与 MRI 相比，超声更有操作方便、价格低廉、可反复检查及适用于各个孕周的胎儿等优点。随着超声仪器的不断改进以及计算机技术的飞速发展，目前超声已成为产前监测和产前诊断的重要手段。

由于 90%的先天畸形胎儿孕妇无任何高危因素，因此目前已将超声检查列为常规产前筛选检查而非局限于有高危因素的孕妇中。对超声结果异常者，有时需根据不同异常发现再选择其他产前诊断方法，以协助作出进一步明确诊断。

（一）胎儿异常的超声产前诊断特点

超声诊断胎儿畸形，是从形态学的角度进行观察，因此，必须存在解剖结构上的异常，且该异常必须明显到足以能让超声影像所显现和分辨。

胎儿异常超声产前诊断特点分为以下三类：

1. 能直接观察到的解剖结构畸形　超声显示的就是结构畸形的部位。明显畸形如无脑儿、大型脊柱裂、唇裂、左心发育不良、完全性房室间隔缺损、严重长骨短小和弯曲等；微小畸形如小型脑膨出、叶状全前脑、右主动脉弓、多指或缺指等。这类畸形一旦声像图上显示，往往可以确诊。

2. 间接反映某些部位结构畸形　如中脑导水管狭窄、胎头横切面上诊断胼胝体缺失、消化道梗阻、泌尿道梗阻及膈疝等。这些畸形超声不能直接显示畸形部位，诊断往往是根据邻近的器官或组织的形态学异常变化，而且该变化要明显到能被超声发现，如梗阻的近端扩张。因此，不同病例的诊断孕周就会不同，同时也需要超声医生具备丰富的胎儿病理知识和分析能力。

3. 可疑结构畸形或异常 如轻度脑室扩张、轻度肾盂扩张、肠管强回声及心脏偏大等。出现这些声像图者可以最终无异常，也可以是结构或功能异常，甚至是染色体异常。

根据超声声像图上表现特点又可将胎儿异常分为以下五类：

1. 早期存在且不随孕周增加而发生改变的畸形 即任何孕周都能发现的畸形，且声像图表现相似能作出相同诊断者。这类畸形主要有：脊柱裂、全前脑、唇裂、成骨发育不全Ⅱ型、右位心及连体双胎等。

2. 不同阶段具有不同声像图表现的畸形 露脑畸形及无脑儿其实是一种病理过程。早期表现为露脑畸形，胎头呈“米老鼠”样；晚期表现为无脑儿，胎头呈青蛙状。小肠梗阻早期可见肠管扩张，肠穿孔后成胎粪性腹膜炎，出现腹水，久之腹水吸收腹腔钙化。

3. 一过性异常 最容易见到的一过性异常是胎儿躯体局部液体的积聚，早期超声检查时发现过多积液，以后在随访时消失。其中相当一部分是染色体异常标记，如颈项透明层增厚、脑室扩张、胸水、腹水、水囊瘤、脉络丛囊肿及肠管回声增强等。

4. 多变性异常 不同的病例，出现异常声像图的时间不同。此外，同一病例不同时间的声像图表现也可不同。先天性膈疝可出现在孕12周，也可出现在孕20周、29周，甚至有些病例出生后腹腔脏器才疝入胸腔；脑积水出现的孕周在不同的病例可有很大的不同；小型脐膨出和小型脑膨出可随腹内压及颅内压的改变或是突出或是缩回，造成超声检查病变回声时有时无。

5. 迟发性异常或可能迟发声像图表现的畸形 这类畸形常常在晚期妊娠时才表现出来，包括大脑皮层发育异常、孔洞脑、部分蛛网膜囊肿、部分脑积水、颅内出血、颅内钙化、小头畸形、进行性左心或右心发育不良、肺动脉瓣狭窄、部分主动脉缩窄、心脏增大心衰、心包积液、部分膈疝、部分胸腔积液、消化道闭锁、肠穿孔、泌尿道扩张、多囊肾、囊性发育不良肾、成骨发育不全Ⅰ型、Ⅲ型及Ⅳ型、软骨发育不良、胎儿水肿及胎儿肿瘤等。

(二) 超声用于胎儿异常的产前诊断流程

对胎儿异常诊断的产前超声的孕周、超声观察及测量的项目和内容,并没有一个绝对的规定,各国各地可根据自有条件来进行。

针对产前诊断超声筛查,我国医师协会超声医师分会2012年制定了产前超声检查指南(2012年6月1日,北京)明确了产前超声检查的分类及时机。产前超声检查的分类:

1. 早孕期超声检查(孕13^{+6}周以内)

(1)早孕期普通超声检查;

(2)11~13^{+6}周NT超声检查。

2. 中晚孕期超声检查

(1)一般产前超声检查(Ⅰ级产前超声检查);

(2)常规产前超声检查(Ⅱ级产前超声检查);

(3)系统产前超声检查(Ⅲ级产前超声检查);

(4)针对性产前超声检查(Ⅳ级产前超声检查)。

3. 有限产前超声检查 指南推荐产前超声检查的3个重要时间段为孕11~13^{+6}周、孕20~24周及孕28~34周。

关于胎儿异常的超声诊断,经过几十年的实践和经验总结,国际上已有了一个初步的胎儿异常产前诊断流程。

1. 早孕期超声确定孕周及判断绒毛膜性和羊膜性 早孕期超声一般在妊娠5~10周进行,不仅仅是确定是否妊娠、明确宫内或宫外妊娠、肯定存活胚胎、发现双胎或多胎妊娠,超声判断双胎妊娠的绒毛膜性和羊膜性还是预测双胎输血综合征的主要指标。此外超声测量胚胎头臀长可以准确的判断孕周,这是诊断胎儿生长受限的基础。

2. 妊娠11~13^{+6}周进行胎儿颈项透明层厚度(NT)测量及严重结构畸形筛查英国胎儿医学基金会(FMF) 已对孕11~13^{+6}周胎儿颈项透明层厚度的测量做了严格的规定,结合早孕期血清学检查,通过特制的软件,计算染色体异常的风险率。这段时期也可以筛查出相当一部分的严重结构畸形,如无脑畸形、露脑畸形、肢体缺如及腹壁缺损等。

我国产前超声检查指南(2012)明确规定了NT超声的适应证:适合所有孕妇,尤其是有以下适应证的孕妇:孕妇年龄<18岁或≥35岁孕妇;夫妇一方是染色体平衡易位携带者;孕妇染色体异常;孕妇患如贫血、糖尿病、高血压及严重营养障碍等疾病;孕妇吸烟、酗

酒;孕早期有X线照射史或病毒感染史;有异常胎儿妊娠;有遗传病家族史;试管婴儿。

测量NT的注意事项:①NT建议在头臀长为45～84mm时测量,相当于11～13^{+6}孕周(我国目前进行的多中心研究的纳入标准);②标准测量平面是胎儿正中矢状切面,此切面亦是测量头臀长的标准切面;③应尽可能放大图像至只显示胎儿头颈部及上胸部,令测量游标的轻微移动只能改变测量结果0.1mm;④应清楚显示并确认胎儿背部皮肤及NT前后平行的两条高回声带,测量时应在NT最宽处测量,且垂直于NT无回声带,测量游标的内缘应置于无回声的NT外缘测量;⑤应测量三次,并记录测量所得的最大数值;⑥有颈部脑脊膜膨出时,注意辨认,避免误测;⑦有脐带绕颈时,需测量脐带绕颈处上下NT厚度,并取其平均值;⑧应明确区分皮肤和羊膜,避免将羊膜误认为皮肤而误测NT。

NT测量受诸多因素的影响,胎儿颈部角度位置最为重要,颈部呈伸展态,平均NT值为2.0mm±0.5mm,有些专家认为NT＞2.5mm为异常,还有些专家报道NT＞3.0mm方有临床意义。我国的NT正常值还没有统计数据。

3. 孕中期和孕晚期胎儿异常的筛查 在妊娠20周左右应该进行孕中期的详细胎儿异常的筛查超声。FMF与国际妇产科超声学会联合发表了孕中期胎儿畸形筛选超声(screening scan)的规范。大致内容如下:妊娠18～23周,对象为所有孕妇。标准平面:双顶径平面(即头围平面)、小脑平面、脑部正中矢状切面、面部正中矢状切面、眼眶、口唇、脊柱矢状、横及冠状切面、心脏四腔心观、左室流出道、右室流出道、胸围平面、腹围平面、双肾、腹壁及脐带入口、脐动脉数、股骨、手和足。测量项目:双顶径、头围、侧脑室前后角、颈项软组织层厚度、腹围及股骨长度。观察结构:头颅形态、脑室系统、脉络丛、中脑、后颅窝(小脑及小脑延髓池)、侧面轮廓、眼眶、口唇、脊柱、四腔心、左右室流出道、胸廓形态、肺、横膈、胃泡、肝脏、双肾、膀胱、腹壁和脐孔、股骨、胫骨、腓骨、肱骨、尺骨、桡骨、手和足。任何一次的超声检查发现异常或怀疑异常,则要根据具体发现,增加超声随访次数及选择其他产前诊断方法以明确诊断。胎儿异常继续妊娠者或孕妇存在产科或内科合并症,也应酌情增加超声监护。

妊娠32周左右应再次进行超声检查,观察是否存在迟发性胎儿异常,同时进行胎儿生长发育评估,及时发现胎儿生长受限。

4. 胎儿生物学指标的测量 超声检查通常通过测量胎儿某些部位的径线来判断胎儿生长发育是否正常。常用的测量项目有头臀长(早孕期)、双顶径、头围、腹围、股骨及肱骨。还有一些相对少用的项目在筛查胎儿相应部位畸形的情况下也可用来参考,如小脑横径、下颌骨长度、胸围、肝脏及肾脏径线、四肢其他长骨的长度等。

5. 胎儿体重估计 采用超声进行胎儿体重估计有多种方法,二维常规测量胎儿径线,再利用相关公式计算体重或查询表格可获得相应的胎儿体重;三维超声获得肢体(大腿或上臂)中部横断面的周长来计算体积;直接利用三维测量肢体体积计算体重。准确估计胎儿体重对于胎儿异常进行恰当的产科干预及新生儿存活率的评估十分重要。

6. 羊水量 羊水量的多少涉及多个胎儿脏器的功能,也能反映胎膜破损羊水流失情况。早在20世纪70～80年代就已经运用超声估计羊水量,主要包括羊水最大深度的测量和羊水指数的测定。通过监测羊水量来判断胎儿功能及宫内安危,如胎儿泌尿系统异常及膈疝的随访、双胎输血综合征等。

7. 胎儿血流监测 多普勒(Doppler)超声观察正常胎儿的血流动力学情况及缺氧胎儿的血流动力学变化,结合生长径线和羊水量,对判断胎儿的安危、对胎儿异常制定治疗措施及选择适当的孕周分娩胎儿极为重要。目前的最经典的3条血管为:脐动脉、大脑中动脉和静脉导管;测量指标原来的S/D比到现今的搏动指数(PI)和/或阻力指数(RI)。

自Fitzgerald和Drumn在1977年首次成功的记录胎儿脐动脉血流信号(fetal umbilical artery flow signal)以来,多普勒技术在产科得到广泛应用。这一技术作为了解胎儿-胎盘循环的血流动力学改变提供了一种简便、有效、可重复及无创伤的检测方法,用于预测评价宫内胎儿状况及围产儿结局的预测有着重要作用。

脐动脉血流检测的观察指标:①收缩期最大血流速度与舒张末期血流速度的比值(peak systolic velocity/end diastolic velocity,S/D)是最常用的多普勒指数。它体现了在心动周期中血流速度变化的振幅,特别是心脏舒张期内血流速度减速度。在心脏舒张期,血流主要受循环末梢阻抗的作用而作减速运动,循环末梢阻抗越大血流减速度越大,心脏舒张期内血流速度下降程度越大,整个心动周期中血流速度变化振幅也越大,因此S/D比值将明显提高。S/D比值体现了被测动脉远端循环末梢阻抗。由于S值直接受心脏泵血功能控制，因此S/D比值也体现了由于心功能不良而致的相对性末梢循环阻抗增高。无论循环末梢阻抗绝对或相对增高，末梢循环的血液灌注量均减少。当末梢循环急剧升高时，可使舒张末期最大血流速度与收缩期末最大血流速度的方向相反，形成高阻抗循环模式，S/D比值将出现负值，这不能很好地表达血流阻抗的物理学和生物学含意，需引用阻力指数(resistance index，RI)和脉动指数(pulsatility index，PI)来表达。②阻力指数：RI＝(收缩期最大血流速度－舒张末期血流速度)/收缩期最大血流速度，即(S－D)/S，也可表达为＝1－(D/S)，RI为心动周期中血流速度变化幅度与收缩期最大血流速度的比例关系。末梢循环阻抗增大，使下降速度加快，变化幅度(S－D)增大。RI解决了因S/D比值可能出现负值的问题。RI同样也能体现由于心功能不良而致的相对性末梢阻抗增高。③脉动指数：PI＝(S－D)/M，M表示一个心动周期内中的平均最高流速。PI体现了心脏舒张期血流速度下降的幅度与平均速度的比例关系。

正常妊娠随着孕周的增加，胎盘绒毛的不断发育增生，绒毛小动脉分级及分支均逐步增加，实性绒毛所占比例减少，胎盘血管及管腔总截面积增大，胎盘循环阻力下降，收缩期血流衰减变小而舒张末期血流相对增加，S/D比值变小。S/D值从20周的4.0降至40周的2.0。我们可以用以下方法粗略估计：从28周S/D为3.4，随着孕周每增加1周，S/D比值减0.1。一般情况下，在妊娠28周后以S/D比值等于3.0为正常范围的上限。临床多以S/D比值＞3.0、RI＞0.6或S/D值高于相应孕周的第95百分位数为异常。

舒张末期脐动脉血流缺失(absent end-diastolic velocity，AEDV)和返流(reversed end-diastolic velocity，REDV)，统称AREDV。脐动脉舒张期的血流阻力在妊娠早期较高，心脏舒张末期的脐动脉很少或几乎没有向前的血流，随着胎儿-胎盘循环的日臻完善，脐血管血流阻力随妊娠周数增加而逐渐降低；如果在妊娠28周以后出现舒张期血流缺失或逆流提示胎盘血管外周阻力极高及严重胎盘功能障碍。妊娠期的AREDV是严重胎盘功能不全的表现。AREDV和FGR、重度子痫前期以及多种新生儿并发症(RDS、坏死性结肠炎和脑损伤等)有关，围产儿不良结局增加。文献报道孕期AEDV的围产儿死亡率为40％，而REDV则高达70％。出现AEDV波，提示围产儿已进入晚期失代偿，预后极差，并可能已发生围产儿心衰，随时可发生围产儿死亡。当出现AEDV波形时，应及时终止妊娠。

脐动脉血流在一定程度上能检测FGR是由于胎盘功能障碍引起，还是由于胎儿本身发育异常所致，脐动脉血流指数重度异常的FGR，胎盘功能不良的可能性更大。FGR伴有脐动脉的阻力升高特别是出现AEDV波的围产儿的病死率、胎儿窘迫的发生率以及由于胎儿窘迫手术产率均升高。Spinillo等meta分析582例妊娠24～35周出生的新生儿预后，发现FGR伴有脐血流异常者新生儿死亡率增加。相反，FGR伴有脐动脉血流正常的胎儿相对安全。Baschat等评价了113例FGR胎儿脑室内出血与脐动脉血流间的关系，51例(45.1%)有脐动脉AREDV，患脑室出血的新生儿PI明显增加，有AREDV者，脑出血风险增加(RR 4.9；95%CI 1.5～16.3；$P<0.005$)。Gonzalez等回顾性分析了151例患FGR的孕妇，发现FGR合并脐动脉AREDV明显增加RDS的发病率。

当S/D比值增高时应想到胎儿畸形或胎儿先天性疾病的可能，尤其对于原因不明的SGA。AEDV波几乎半数的病例可能由于非整倍体畸形或一种主要的先天畸形所致。内田等研究发现妊娠中期21、18-三体等染色体异常的病例中脐血流AEDV明显增加。欧阳姝等报道97例畸形胎儿中76例脐动脉血流阻力异常，其中出现AEDV波者多见于神经管畸形、多发畸形、消化系统畸形及水肿胎儿等。当羊水量正常时，如果S/D比值升高或出现AEDV波，应进行染色体检查。

8. 染色体异常所致的胎儿异常的超声筛查 对胎儿染色体异常而言，超声所承担的任务是筛选，通过在特定孕周检查特定项目，结合孕妇年龄及血清生化测定等多项指标，估算胎儿染色体异常的风险率，然后对那些高风险率的孕妇再进行介入性染色体检查。

FMF规范了超声进行染色体异常的筛查方法。涉及的超声项目有：11～13^{+6}孕周胎儿颈项透明层厚度测量(NT)、鼻骨检查、静脉导管多普勒频谱、三尖瓣血流情况及胎儿结构观察；20孕周左右胎儿结构及染色体异常标记观察。很多染色体异常胎儿都合并结构畸形，而且畸形的类型具有一定的特征性，如18-三体综合征、13-三体综合征及致死型特纳综合征。当然也有相当一部分的21-三体综合征胎儿无明显的结构畸形。

9. 对于多(双)胎妊娠的胎儿异常的产前诊断 超声对多胎妊娠的贡献远远不止在发现胎儿个数及体重估计方面。众所周知，绒毛膜性和羊膜性与妊娠预后有极大关系，涉及完全不同的产科监护与处理。双胎输血综合征(TTTS)是单绒毛膜囊双胎妊娠的并发症，严重者不仅2个胎儿均夭折，还可能对孕妇造成不同程度的损伤。目前，根据声像图的表现，已有了TTTS诊断标准和分类方法，对这些孕妇采用完整和周密的监护措施，必要时进行介入性干预(如激光阻断吻合血管)，明显降低了早产儿和低体重儿的出生，降低了围生儿死亡率。超声引导下的多胎妊娠减胎术，也大大降低了早产率。

10. 超声引导下介入性产前诊断及宫内治疗 超声引导下的介入性产前诊断及宫内治疗日趋完善，超声引导下羊膜腔穿刺、绒毛穿刺、脐血管穿刺及胎儿输血等方法给胎儿异常产前诊断及宫内治疗提供了非常有用的途径。

(三) 胎儿异常的产前超声诊断率及影响因素

超声与其他医学影像学不同，尤其是胎儿超声，具有无固定体位、无固定操作手法、不能读片、较难通过图片或录像会诊的特点。诊断率的高低全凭超声者的学识经验和操作手法进行有目的地寻找。产前胎儿畸形的诊断率世界各地差别较大，西方发达国家平均诊断率为60%～70%，先进的产前诊断中心可达80%～90%。除了超声的操作者的技术以外，有以下因素可影响胎儿异常的产前诊断率：

1. 孕周 应在特定的孕周进行特定的超声检查，如胎儿畸形筛选超声的最佳孕周为18～23周。过早超声可因结构太小显示不清；过迟可因胎儿不易变换体位及骨骼钙化造成声影的遮挡。

2. 胎儿体位 胎儿背向探头，心脏不易显示；反之，胎儿面向探头，脊柱不易显示，因此常常需要让孕妇活动改变胎儿体位后继续观察，甚至改天再进行。

3. 孕妇腹壁条件 孕妇腹壁过厚或水肿、妊娠纹粗大及以往腹部手术瘢痕等都会造成图像显示不清。

4. 胎儿异常的种类 有些胎儿的结构异常表现很明显，有些则很微小；有些异常较易发现，有些却很不容易观察到。

(1)诊断率较高，不易漏诊的胎儿异常：

1)中枢神经系统：中、重度脑积水，开放性脊柱裂，脑膨出，露脑畸形和无脑儿，无叶全前脑，水脑，中、大型脑裂，蛛网膜囊肿，Dandy Walker畸形小脑蚓部完全缺失，较大颅内肿瘤。

2)面部：与无叶全前脑相关的面部畸形及唇裂。

3)心脏:完全型房室通道、典型左右心发育不良综合征、单心室、三尖瓣下移、心脏肿瘤、心脏位置异常及心律失常。

4)胸腔:肺囊性腺瘤样病变及肺分离(中期妊娠)、胸腔积液、大型膈疝。

5)腹壁:中大型脐膨出及腹裂、体蒂异常、泄殖腔外翻。

6)腹腔:十二指肠闭锁及小肠闭锁(26孕周以后)、胎粪性腹膜炎的某些阶段。

7)泌尿系统:胎儿型多囊肾(晚期妊娠)、典型多囊性肾发育不良及明显泌尿道扩张。

8)骨骼系统:致死型骨骼畸形及马蹄内翻足(24孕周之前)。

9)其他:明显胎儿水肿及中～多量胎儿腹水、中～大型骶尾部畸胎瘤。

(2)较易或极易漏诊的胎儿异常:

1)中枢神经系统:叶状全前脑、Dandy Walker畸形小脑下蚓部缺失或Dandy Walker变异、胼胝体缺失、小型脑裂、小型孔洞脑及轻度颅内出血等。

2)面颈部:腭裂、眼球异常、左右面部不对称及小型颈部肿块。

3)心脏及胸腔:单纯室间隔缺损、部分性房室通道、单纯肺动脉瓣狭窄、轻型法洛四联症、主动脉缩窄、肺静脉回流异常及小型膈疝。

4)腹壁及腹腔:小型活动性脐膨出、食道闭锁合并气管食管瘘、巨结肠综合征、肛门闭锁及小型腹腔肿块。

5)泌尿系统:异位肾及重复肾。

6)骨骼系统:软骨发育不良、手指脚趾异常及体表小畸形。

5. 羊水量 适当的羊水量是良好超声图像的重要因素。羊水过多的胎儿往往沉于底部,距探头太远;羊水过少时胎儿卷曲,且难以改变体位。

6. 是否进行了规范化的产前超声 目前已有了适用于低危人群的常规超声模式,英国胎儿医学基金会及国际妇产科超声学会对11～13^{+6}孕周的超声和18～23孕周的超声制定了规范。或者各产前诊断中心制定适合当地的超声规范,凡是规定项目的结构就应该显示清楚,已经存在的结构异常就应该发现。

7. 是否存在胎儿异常高危因素 在有高危因素的孕妇中,除了常规超声,还会针对高危因素进行一些特殊的超声检查,然而,大部分异常胎儿其父母或家庭都无明显高危因素存在，但也不可能对低危孕妇增加更多的检查项目，这也是导致漏诊的一大原因。如目前常规筛选超声还不包括检查耳廓等结构。

8. 操作者的经验和对各种异常的认识 操作者对胎儿病理的认识越深，学识越广，对产前诊断越了解，所做所见的病例越多，经验也就越丰富，诊断率就高；反之，不但诊断率低，还可能发生过度诊断或出现不合常理的诊断报告。理想的满意的筛选超声，应该是在最佳条件下进行。

(四) 胎儿超声的安全性

产科超声的安全性是一非常重要的事项，不能为了达到优生优育目的进行的一些检查反而干扰破坏了优生优育。为此，国际妇产科超声学会也非常关注有关安全性的研究，并且定期作出评价，提醒产前诊断工作者。超声的安全性一般以热敏指数（thermal index，TI）和机械指数（mechanical index，MI）来评估，热敏指数和机械指数是指超声产生的热效应和机械效应。几十年来的研究和大量病例随访，还没有人类胎儿因进行诊断性超声而受损的报道。认为目前符合国际标准的超声仪，在胎儿超声设置的条件下，B 超和 M 超是安全的，应用于胎儿检查不应有任何禁忌。多普勒超声能使局部温度略微升高，尤其在检查很小的区域时。因此操作者应加以注意，但并不影响临床应用。如早孕期经阴道超声检查胚胎（早孕期胎儿相对易受致畸物危害），避免长时间使用多普勒。然而，超声检查涉及暴露于一种能量的形式，仍然存有潜在的生物学效应，这些效应可能在特定的环境下会对发育中的胎儿有害。因此，应该避免无节制地同时又非医疗需要的超声应用。国际妇产科超声学会及世界超声医学生物学联盟（World Federation for Ultrasound in Medicine and Biology，WFUMB）不赞成纯粹为了提供胎儿纪念相片而进行的超声，认为应该高度重视生物学效应及不安全性，衡量利弊指数（risk benefit ratio）。由于还不明确暴露于超声环境下所发生的变化及担心潜在的不良作用，最好的措施是预防为主。

为保证胎儿超声的安全性，应做到以下几个方面：

1. 设定超声仪的输出在胎儿安全的范围。

2. 掌握超声指征，正常妊娠常规超声一般为 5 次，不做没必要的超声。

3. 早孕期超声适当控制时间，尤其是经阴道彩色多普勒超声。

4. 高年资医生承担复杂超声，如胎儿畸形筛选超声及高危超声等。但是，衡量利弊，与医疗（筛查、诊断及处理）有关的超声则不应禁忌，如存在流产及宫外孕征象、胎儿异常的筛查诊断、监测及随访等。

二、磁共振(MRI)

（一）MRI用于胎儿异常产前诊断的流程

当超声进行胎儿异常的诊断困难或需要提供更多的诊断信息时，对胎儿异常的诊断是目前MRI在产科领域应用的重点。当超声发现胎儿异常后，应进行系统MRI检查，如果发现相同异常，则肯定超声的发现，如果未发现异常，则基本否定超声的结果。由于其分辨率高，图像清晰，MRI可以对其进一步评估，或进一步发现其他系统的异常。

因为胎儿在羊水中随时可能出现活动，因此需要应用最快的扫描技术，目前最理想的序列为单次激发快速自旋回波序列(SSFSE)，加上并行采集。为尽可能显示胎儿正常解剖和病变情况，应行胎儿轴面、冠状面和矢状面扫描。

（二）MRI用于产前诊断的指征

当超声检查发现异常，但又无法提供准确诊断时，应考虑应用MRI检查，如胎儿异常特别是胎儿中枢神经系统病变及胎儿肿瘤等。但对超声诊断明确者，也可不行MRI检查，例如法洛四联症、无脑儿及肢体缺如等。

（三）MRI进行胎儿异常检查的时间

最好选择在中晚期妊娠时应用。一般来说，妊娠20周后行产科MRI检测比较恰当。妊娠30周以后胎动幅度减小，为避免形成伪像更适合检查。总体上妊娠26周以后进行产科MRI比较安全且胎动相对减少。

（四）MRI对于胎儿异常的产前诊断的效率

据报道MRI检查的正确率可达96.2%，特别是对软组织畸形（脑、泌尿道及消化道）有较高的分辨率。MRI可对正常胎儿各系统及器官的形态、组织结构和生长发育动态变化进行检测。MRI能发现胎儿各系统及器官的形态结构异常，如先天性中枢神经系统发育异常、脑出血、消化系统畸形、泌尿系统畸形、先天性膈疝、部分代谢病和先天性肿瘤。

1. 胎儿脑组织病变

(1)脑室扩大:超声检查显示脑室扩大比较容易,但确定扩大的原因或判断预后常较困难,MRI 对超声有很好的补充,能较好显示脑室的轮廓、大小和结构以及脑实质结构,有助于了解脑室扩大的原因,MRI 脑室扩大的诊断标准以三角区间径 10mm 为正常上限,同时 MRI 可区分脑积水和脑出血。

(2)胼胝体畸形:胼胝体大约在妊娠 8～17 周时出现,MRI 可在妊娠 20 周左右显示胎儿胼胝体,单纯的胼胝体畸形不常见,68%合并其他中枢神经系统畸形,研究发现,MRI 诊断胼胝体畸形和相关神经系统畸形的准确率明显高于超声。

(3)神经元移行异常:主要包括脊柱裂、无脑裂畸形、灰质异位、多小脑回畸形、脑裂畸形和单侧巨脑等,产前超声诊断这些畸形较为困难,MRI 能够显示正常脑细胞移行,对神经元移行异常的诊断优于超声。

(4)其他:MRI 对颅内出血性疾病及后颅窝畸形等均有较高的诊断价值。

2. 肾组织异常 超声检查常见肾集合系统分离,但 MRI 可准确了解肾积水的形态大小,同时了解肾组织有无结构异常。通过临床工作发现,在肾积水的病例中,肾盂狭窄引起的肾积水较为常见,MRI 通常能够发现肾盂狭窄,生后可通过手术解除梗阻,通常预后较好。对多囊肾及重复肾亦有清晰的成像,容易鉴别。

3. 其他软组织异常 比较常见的为消化道狭窄和胎儿腹部肿物。MRI 对肠道狭窄和闭锁的诊断比较明确。MRI 对胎儿肿物一般可区分良恶性,与周围组织是否有粘连浸润等。

三、母体血清学筛查

对于大规模人群,先采用筛查方法,发现高风险人群,进而采取有创性产前诊断,这一策略符合卫生经济学原理。我国的产前筛查开展相对较晚,直至 1998 年才逐步引进国外数据库及风险值计算软件。2002 年我国正式制定了《产前诊断技术管理办法》后,各地陆续批准成立了产前诊断机构,逐步规范开展孕中期血清学筛查出 21-三体、18-三体及神经管缺陷的高风险人群,进而进行产前诊断。

通过抽取孕妇血液,检查血液中甲胎蛋白(AFP)和 β-绒毛膜促性腺激素(hCG)浓度,称为“两联筛查”。如果还检查雌三醇(E_3)浓度，则称为“三联筛查”。有些检查还测定孕妇血清中妊娠相关蛋白(PAPP-A)。有两种筛查方式：

1. 孕早期筛查 对怀孕9～13周采用B超检查胎儿颈部透明层厚度和检测母血中游离β-hCG及妊娠相关蛋白(PAPP-A)的方法，可早期筛查染色体21-三体及18-三体综合征。

2. 孕中期筛查 对怀孕14～18周的母亲血液进行两联或三联检测。

通常计算得到的是风险概率，主要包括神经管缺陷、21-三体综合征和18-三体综合征。计算时需要结合孕妇年龄、体重、种族以及是否患糖尿病、是否双胎等因素考虑。

筛查结果异常不一定提示胎儿一定有异常，首先该检查也有一定的假阳性(检测结果异常，但实际胎儿正常)危险，假阳性的发生率约为4.4%。其次孕妇血清学筛查不是最后确诊方法，只是提示胎儿一些异常，需要做进一步的检查，再确定是否需要做绒毛穿刺取样术或羊膜腔穿刺术。这也就意味着当孕妇血清学筛查的结果在正常范围，也不能完全排除胎儿异常的可能，但是胎儿异常的几率还是较小的。

四、快速产前诊断

由于传统胎儿细胞染色体核型分析，需要对取材后的胎儿细胞进行培养，通常需要7～10天时间收获、分析处于分裂中期的细胞。工作流程相对复杂，对工作人员资质有一定的要求，故从取材至报告时间较长，目前我国国家卫生和计划生育委员会行业规范要求28个工作日发出报告，这给等待结果的孕妇及其家人带来较大困扰，长时间处在比较焦虑的状态，快速产前诊断应运而生。快速产前诊断不需要培养，针对间期的胎儿细胞，操作及阅片过程相对简单，大大缩短报告时间。但目前较为常用的方法包括：

1. 以荧光原位杂交为基础的技术(FISH) FISH、引物原位标记技术(PRINS)、比较基因组杂交技术(CGH)、光谱核型分析技术(SKY)及微阵列-比较基因组杂交技术(Array-CGH)。

2. 以PCR为基础的技术 荧光定量PCR技术(QF-PCR)、多重连接依赖式探针扩增技术(MLPA)及数字PCR技术(digital PCR)。

其中FISH技术不但是一些已知基因片段改变的快速检测技术，更由于其直观性，成为众多分子诊断技术的有效验证方法。ML-

PA技术具有低成本、快速、操作简单、可检测基因小片段异常甚至点突变的特点，目前已成为许多儿童遗传病和染色体微缺失产前诊断的平台技术，具有重要的推广价值。下面详细介绍一下无创DNA产前诊断及芯片技术。

（一）无创DNA产前诊断

又称为无创产前DNA检测及无创胎儿染色体非整倍体检测等。根据国际权威学术组织美国妇产科医师学院委员会，无创产前DNA检测(non invasive prenatal DNA testing)是应用最广泛的技术名称。1969年首次报道发现母体外周血中存在胎儿细胞，经过几十年研究发现其含量极低且存在时间较长，这些特点使其在产前诊断领域的应用受到较大的限制。1997年，香港中文大学卢煜明(Dennis Lo)教授发现母体外周血浆中存在游离胎儿DNA，随孕周增加稳定存在，且随孕妇分娩快速消失，被称为循环游离胎儿DNA，被认为主要来自胎盘，并在分娩后数小时内从母体血液中清除，母体外周血浆中胎儿游离DNA含量大概占全部游离DNA的3%～13%，也有不同研究认为其含量稍高，这种循环游离胎儿DNA可以作为非创伤性产前诊断的理想材料。由于大量来源于母体背景的游离DNA影响，需要选择超级灵敏的新一代分子生物学技术才可以在大数据量水平上对胎儿游离DNA的碱基序列做出准确判断。早期的研究中，无创产前DNA分析对三体胎儿检测需要多个胎盘DNA或RNA标记，这使得试验非常耗时和昂贵。经过改进和优化的技术称为大规模并行基因组测序技术(MPSS)，它使用一个高度敏感的检测方法，可以量化千万数量的DNA片段，对母体外周血浆中的游离DNA片段(包含胎儿游离DNA)进行测序，并将测序结果进行生物信息分析，可以从中得到胎儿的遗传信息，从而检测胎儿是否患21-三体综合征(唐氏综合征)、18-三体综合征(爱德华综合征)和13-三体综合征(帕陶综合征)三大染色体疾病。

2013年4月国际产前诊断会议提出：

1)无创DNA产前检测技术被多项研究证实其在临床应用中具有很高的准确性，较低的失败率。但是应该注意无创DNA产前诊断仅针对21-三体和18-三体进行筛查，尽管有关于13-三体筛查的报道，但数量有限，且筛查效率似乎低于21-三体和18-三体，此外对于性染色体的筛查效率低。

2)目前没有足够的数据来评价哪种循环胎儿DNA检测技术效

率更高。

3)无创DNA产前检测技术不能作为诊断技术应用,也不能替代羊水穿刺和CVS。有些病例会被漏诊同时有假阳性发生的可能。

4)目前有效性的研究主要集中在高危人群中(基于母亲年龄或其他筛查高危)。低危人群中的有效性尚未证实。现有的有限数据表明在低危人群中检测失败率没有明显提高,假阳性率也较低。

5)尚无法评价该方法对于双胎或多胎妊娠的筛查有效性。

6)对于嵌合体(包括局限性胎盘嵌合体)结果将不准确。

7)对于部分检测失败或胎儿DNA含量较低无法得出检测结果者需要重复检测。

8)目前国际上缺乏对于该检测技术的技术标准及质控体系。

9)目前国际产前诊断组织强烈提醒该检测技术提供者遵循本国现行的其他分子检测技术的质控标准。

2012年我国产前诊断专家组提出对无创产前诊断技术的共识,该技术的优势包括:

1)对于目标疾病有高检出率和低假阳性率。该技术对于21,18-三体的总体检出率在98%以上,假阳性率在1‰左右。大大优于目前传统的筛查效率。

2)筛查孕周范围大。

3)临床所需信息少,取材便捷,流程较简单,质量控制相对容易。

4)技术有后续发展空间。

5)由于该产前筛查体系的假阳性率极低,可以有效地降低需要产前诊断的数量,从而解决我国产前诊断技术力量不足的问题。

该筛查技术的局限性包括:

1)筛查的目标疾病尚偏少(仅限21,18,13-三体),缩小了后续产前诊断的疾病范围。

2)双/多胎、嵌合体及母体存在染色体异常的病例均不适于应用该项技术。

3)检测费用较昂贵,从全国整体层面看大多数孕妇从经济角度无法承受。不能有效地解决我国当前的整体产前筛查和诊断的需求。

4)目前由于技术专业化程度较高,各医疗机构的产前诊断实验室尚无法独立开展,需要与商业公司(独立实验室)合作,从而存在医疗风险界定的问题。

5)该技术迄今尚未取得食品药品监督管理领域的临床体外诊断应用许可,如果有相关医疗纠纷出现,不利于该技术的健康发展。

我国专家一致认为,目前该筛查技术应该与现行的产前筛查体系相结合,应准确把握临床适应范围,包括:有介入性产前诊断禁忌证者(先兆流产、发热、有出血倾向及感染未愈等);产前筛查高危或临界高危孕妇(如风险率在1/270～1/1000);珍贵儿,知情后拒绝介入性产前诊断的孕妇;对介入性产前诊断极度焦虑的孕妇;就诊时处于较大孕周超出目前产前筛查范围的孕妇。但不适宜的情况包括:有直接产前诊断指征的孕妇;双胎或多胎妊娠孕妇;夫妇双方之一有明确的染色体结构异常;怀疑胎儿有微缺失综合征或其他染色体异常或基因病;经济条件较差的孕妇以及对于该技术有疑虑的孕妇。

(二)基因芯片技术

目前国际上能够检测到染色体变异的芯片技术(CMA芯片技术)主要包括array CGH(aCGH)芯片和SNP芯片,是一种新的产前诊断技术,它是利用孕妇的外周血、绒毛、羊水及脐带血等样本提取基因组DNA,采用基因芯片杂交技术,将芯片杂交扫描结果进行生物信息学分析,发现受检者染色体上存在的重复/缺失来检测染色体畸变,基本覆盖目前已知的染色体疾病。染色体变异芯片技术与传统核型分析相比具有很多优点,如致病性微缺失微重复的检测,一些不明原因的不平衡染色体易位重组检测,一些表面看起来染色体易位平衡但实际上染色体组不平衡的检测,还有一些被经典核型分析已经确定的常染色质不平衡易位重组 (不平衡衍生倒位和多余marker染色体)进一步细致检测。

Array CGH技术一次可以完成对全基因组层面各个基因区域拷贝数的改变的"扫描",对于一些复杂的染色体病的确诊,未知基因改变区域及类型的病例确诊有着不可比拟的优势,对于不明原因的儿童智力、体格发育异常、多种染色体微缺失综合征的产前诊断以及胎儿异常的基因改变的确诊有着重要的作用,已经逐步成为产前诊断领域有良好发展前景的平台技术。

但是，研究发现SNP芯片检测出的长片段LOH在绝大多数（99%）是没有临床意义的。特别是当芯片检测到临床意义尚不清楚的染色体变异片段（uncertain clinical significance，UVOUS）时医生和患者都将面临如何进行选择的问题。目前大部分产前诊断中心的医生都是建议孕妇在被告知完整的信息获得知情同意后自主作出是否继续妊娠的选择。

关于染色体变异芯片技术用于产前诊断，目前存在不同甚至相反的意见，例如Shuster在2007年的Lancet上发文，反对把染色体变异芯片技术用于产前诊断；另外也有人认为染色体变异芯片技术用于产前诊断时可能带给孕妇心理上的伤害。

五、羊膜腔穿刺

通过超声引导下，经母体腹部穿刺入羊膜腔收集10～20ml的羊水可进行产前诊断即为羊膜腔穿刺。此方法经过40多年的不断改进革新，已成为当今世界各地最常用且相对安全可靠的产前诊断方法。穿刺可以在孕14～24周进行，但一般选择在孕16～22周为宜，因为此期羊水内富含胎儿脱落细胞，体外细胞培养的生长能力强，所得到的分裂象也多。

目前羊膜腔穿刺的成功率已经达到并超过95%，进行穿刺的指征为：

1. 胎儿出生时孕妇年龄达到或超过35岁；
2. 常染色体三体综合征妊娠史；
3. 父母一方为结构性染色体畸变携带者；
4. 孕妇本身或其配偶有先天性神经管缺陷病史，或曾有过先天性神经管缺陷生育史；
5. 胎儿患可诊断性遗传病的风险高；
6. 母体血清学筛查阳性；
7. 异常超声检查结果；
8. 妊娠期致畸物质接触史。

通过羊膜腔穿刺及对羊水细胞培养后的染色体核型分析，可以诊断出全部明显的染色体异常。也可以进行DNA突变分析，或全基因组测序等。在某些特殊情况下可以检测羊水中的AFP和AChE诊断开放性神经管缺陷。

六、绒毛取样(CVS)

绒毛细胞是由受精卵发育分化的滋养细胞及绒毛间质中的胚外中胚层细胞组成，绒毛细胞和胎儿组织同源，具有相同的遗传特性。绒毛取样是早孕期，通过超声引导，经阴道或经腹，抽取少量绒毛，进行体外培养或者直接进行荧光原位杂交（FISH）。较之中孕期羊膜腔穿刺术，优点在于，如果早孕筛查提示染色体异常，如唐氏综合征（21-三体综合征）（Down syndrome）、18-三体综合征（Edward syndrome）和特纳综合征（Turner syndrome），通过CVS能够尽早发现并诊断，一方面能极大缓解孕妇压力，另一方面，如需终止妊娠，损伤较小。该方法缺点在于，手术合并的流产风险相对较高，达 2%～3%。此外如在孕 9 周前进行，可能出现肢体异常。故多在 11 周后进行。其他的问题还包括：母体细胞混杂污染（maternal cell contamination）、神经管缺陷和其他结构异常不能得到诊断。

七、脐静脉穿刺

脐静脉穿刺（cordocentesis）取样是近年来发展的一项新技术，首先由法国产科医生 Fermand Daffos 尝试，并证实该法与超声配合使用是一种采集胎儿血的简单方法。目前超声配合定位穿刺引导可以抽取任何一段血管的胎儿血液。取样一般在孕 18～32 周，但孕 18～24 周穿刺和培养的成功率最高。主要适用于胎儿血液病的分析、胎儿染色体核型分析及真、假嵌合体的鉴别诊断。

八、胎　儿　镜

胎儿镜又叫羊膜腔镜，是通过内镜在宫腔内直接观察胎儿生长发育以及具体组织器官变化的产前诊断和治疗方法。胎儿镜用于人类遗传性疾病和胎儿异常的产前诊断开始于 20 世纪 70 年代，Westin 首先使用 10mm 直径的宫腔镜，从宫口插入妊娠 14～18 周的子宫腔内及羊膜腔内观察胎儿胎盘及脐带情况。Scrimgeour 应用直径 2.7mm 的纤维光束内镜，于剖宫产探查时插入羊膜腔，观察胎儿情况。Hobbins 及 Mahoney 等在局麻下从腹部皮肤穿入一种直径 2mm 的针镜，可同时取胎儿组织、脐血进行检验。

在20世纪70年代和80年代,胎儿镜被应用于妊娠中期胎儿的直接观察以及取材。胎儿异常用于胎儿镜检查的适应证:

1. 直接观察进行诊断的疾病 白化病、某些鱼鳞病及多发畸形综合征,如:Golderhar综合征、Apert综合征、Carpenter综合征、Holt-Oram综合征及Ellis-Van Creveld综合征等。

2. 需要活检诊断的疾病 先天性大疱性鱼鳞病样红皮症、层板状鱼鳞病及大疱性表皮松解。

3. 需要取胎儿血液进行诊断的疾病 随着超声引导下的脐血穿刺术的成熟和广泛应用,单纯的胎儿镜下取血已经很少用了。

(乔 宠)

参考文献

1. Skirton H and Patch C. Factors affecting the clinical use of non-invasive prenatal testing:a mixed methods systematic review. Prenat Diagn,2013,33:532-541
2. Yaron Y, Musci T, Cuckle H. Current controversies in prenatal diagnosis 1:screening for fragile X syndrome. Prenat Diagn,2013, 33:6-8
3. Kontopoulos E, Odibo A, Wilson RD. Current controversies in prenatal diagnosis 2: are we ready to screen for fetal anomalies with first trimester ultrasound? Prenat Diagn,2013,33:9-12
4. Mikhaelian M, Veach PM, MacFarlane I, LeRoy BS, Bower M. Prenatal chromosomal microarray analysis:a survey of prenatal genetic counselors' experiences and attitudes. Prenat Diagn,2013, 33:371-377
5. Shaffer LG, Dabell MP, Fidher A, et al. Experience with microarray-based comparative genomic hybridization for prenatal diagnosis in over 5000 pregnancyies. Prenat Diagn, 2012, 32: 976-985
6. Shaffer LG, Rosenfeld JA, Dabell MP, et al. Detection rates of clinically significant genomic alterations by microarray analysis for specific anomalies detected by ultrasound. Prenat Diagn 2012,32: 986-995

7. Boon EMJ and Faas BH. Benefits and limitations of whole genome versus tarfeted approaches for noninvasive prenatal testing Prenat Diagn 2013,33:563-568
8. Chitty LS and Lau TZ. First trimester screening-new directions for antenatal care? Prenat Diagn,2011,31:1-2
9. Chitty LS and Bianch DW. Noninvasive prenatal testing: the paradigm is shifting rapidly. Prenat Diagn,2013,33:511-513

第二章 胎儿异常的处理原则

胎儿异常一旦诊断,应采用多种手段完成对胎儿状态的评估,然后需将胎儿确定和可能的预后均告知父母。即使妊娠中期的系统超声检查没有发现胎儿异常时,也应告诉孕妇尽管进行了系统全面的超声评估,但也不能保证发现所有的结构异常。例如脑积水、十二指肠闭锁、软骨发育不良和多囊肾等胎儿异常直到妊娠晚期才能被发现,因为到那时上述异常所达到的程度才能被超声诊断。这种知情程序的公开,要求医生客观地将可以采用的处理措施告知患者,如果出于某种原因,不将可选择的处理措施告知患者是错误的。根据诊断胎儿异常时的孕周、异常的严重程度,处理措施包括:积极处理、动态观察和终止妊娠。

一、积极处理

一些胎儿异常在产前或产后是可以进行治疗而恢复的。为了达到最好的预后,团队协作是必需的,通常需要母胎医学、新生儿科、遗传学、儿外科及儿童心血管科联合会诊,同时进行胎儿有创性治疗时选择哪个医疗中心也是很重要的。

在考虑有创性治疗前应进行超声及染色体评估。当胎儿异常的自然发展会导致严重不良预后,同时宫内治疗相对简单时,我们才考虑采用有创性的治疗方法。

大多数胎儿异常最好是足月分娩。但是一些胎儿异常,例如脑积水,应在胎儿肺成熟后立即分娩,同时进行新生儿手术,很少情况下,如进展性胎儿水肿因为存在死胎的风险就需要在胎儿肺成熟之前分娩。胎儿异常应在有新生儿外科和新生儿内科的治疗中心分娩,可以在生后立即被诊断,及时采取药物和手术治疗。

大部分异常胎儿可以经阴道分娩。有些异常胎儿可导致难产,因此需要选择剖宫产,如骶尾部畸胎瘤或连体双胎。对于一些胎儿异常，如脊柱裂，为减少阴式分娩对胎儿组织的损伤，应该建议剖宫产。

（一）经母体途径给药

母亲用药后药物可通过胎盘屏障进入胎儿血液循环，故妊娠期内给母亲用药可以预防和治疗某些胎儿疾病，如胎儿内分泌疾病及代谢性疾病，例如先天性肾上腺皮质增生、甲基丙二酸血症及胎儿心律失常等。

（二）超声介入性宫内治疗

主要包括羊膜腔给药、羊膜腔灌注治疗、脐静脉注药、宫内输血、选择性减胎术、羊水减量、宫内治疗性引流术及宫内射频消融减胎术。放置引流器的目的是将受累胎儿器官的高静水压液体引流至低静水压的羊膜腔。完全性膀胱梗阻可以导致肾功能衰竭和肺发育不良，也可放置这种引流。也可经宫腔抽吸或放置引流管治疗孤立的胸腔积液。但是对于胎儿脑积水，现在的经验认为脑室羊膜腔引流的方法没有明确好处，所以应该避免使用这种方法。目前宫内治疗性引流术主要用于进行性梗阻性脑积水、双胎输血综合征、先天性后尿道瓣异常形成的尿潴留、双侧肾积水、胎儿胸水、腹水可能导致分娩后肺不张、某些巨大囊肿影响邻近气管和胎儿生长，甚至妨碍阴道分娩。

（三）胎儿外科手术

虽然开放性宫内胎儿手术已经有一些安全性、有效性和可行性的研究，但其适应证仍局限在影响胎儿器官发育及威胁胎儿出生前生命的解剖结构异常。基本手术方法包括开放性宫内手术和胎儿镜。

胎儿外科手术取决于胎儿疾病的准确诊断、疾病的严重程度、胎儿有无其他伴发异常、孕妇与家属的选择、诊断时的孕周、医疗条件和经济条件。一般在妊娠 18～30 周进行，对麻醉的要求较高，既要达到子宫松弛和胎动减少，还要不影响胎盘血供。

费城学者开创性地开展了胎儿先天性膈疝和完全性膀胱梗阻的开放性手术。这些病例需要经历子宫切开、取出胎儿，然后宫外手术及再重新放回宫腔继续妊娠的过程。目前无法对这些胎儿治疗方式下最后的结论，因为还需要更多的临床经验和证据来评价这种开放性宫内治疗方法对胎儿的好处及对母体的伤害。

医疗知情程序要求医生耐心解释这些有创性胎儿治疗是存在一

定实验性质及对胎儿和母亲的损害。普遍认为孕 32 周以后采取宫内治疗的方法不如立即分娩同时进行新生儿治疗。

一般采用胎儿镜进行双胎输血综合征的激光治疗、胎儿镜下穿刺放液及胎儿镜下进行脐带凝结术等。

(四) 胎儿宫内基因治疗(IUGT)

胎儿宫内基因治疗是在能够做到产前诊断的前提下，以适当的载体(如逆转录病毒等或经过遗传学修饰的干细胞)携带治疗基因，输入到子宫内发育的胎儿中，在特定器官长期表达，以纠正疾病所造成的或即将造成的胎儿异常。

目前进行宫内基因治疗的方法有两种：

1. 体外基因转移 将作为靶细胞的干细胞，在体外进行一系列遗传学修饰后再注射到胎盘内、羊膜腔内或受体胎儿体内，即间接法。

2. 体内基因转移 将带有目的基因的载体直接注入到受体胚胎，在体内转染干细胞、表达外源基因，得到治疗目的，为直接法。研究证明，直接法更安全有效。

可用于进行宫内基因治疗的干细胞是造血干细胞、间充质干细胞和胚胎干细胞。主要用于治疗先天性血液病、免疫功能缺陷性疾病、遗传性骨疾病、结缔组织病和骨骼肌疾病如杜氏营养不良综合征。

(五) 产时手术

在胎儿尚未完全娩出或胎儿娩出后立即进行的胎儿治疗方法，我们称之为产时手术(intrapartum surgery)，还包括：胎盘支持的产时胎儿手术(fetal surgery on placental support，FSPS)、子宫外产时处理(ex-utero intrapartum treatment，EXIT)和产房外科(in house surgery)。

胎盘支持的产时胎儿手术(FSPS)：将胎儿取出宫外，不断脐带，在保持胎儿胎盘循环的情况下直接对胎儿进行手术治疗。

子宫外产时处理又称产时宫外治疗，是指在不断脐带保持胎儿胎盘循环的情况下，去除阻塞胎儿呼吸的诱因，解除呼吸道梗阻，然后切断脐带，在产房对新生儿立即进行手术。最早用于治疗患有先天性膈疝的胎儿阻塞，确保气道通畅后结扎脐带，再将胎儿从母体分离，解除气道。现在其适应证已经扩展到任何可能需要进行新生儿复苏的胎儿异常。产时宫外治疗在择期剖宫产时进行，可使胎儿在胎盘血液供应尚未中断的情况下，通过人为干预建立胎儿气道，这一过程可以为胎儿的后续治疗赢得时间。

适用于经产前诊断明确的胎儿气道阻塞或心血管疾病。此类疾病的特点是在新生儿娩出后，通常存在气道建立困难，威胁新生儿生命。文献报道的产时宫外治疗的适应证包括：先天性膈疝；内源性喉、气管畸形所致的先天性高位气道阻塞（喉部瓣膜、喉闭锁、喉部囊肿、喉狭窄及气管闭锁）；外源性气道压迫（颈部畸胎瘤、淋巴管瘤、甲状腺肿及肺部肿块）；经口腔气管插管障碍（上颌寄生胎、口腔畸胎瘤、鼻咽部起源的肿物及严重的小颌畸形）；肺部先天性囊腺瘤所致的严重积水；双侧张力性胸腔积液；先天性乳糜胸；单侧肺发育不良；先天性膈疝合并先天性心脏病；连体分离手术（胸脐连体婴儿）；有颈部阻塞性疾患的双胎；气管内异物。

EXIT 治疗关键在于：

（1）胎儿异常的准确产前诊断。通常采用高分辨率的超声检查评估胎儿是否存在异常，并对其种类及严重程度进行评估，应注意筛查是否伴有其他器官和系统的异常。此外还要注意胎盘位置和羊水量，便于评估手术的难度。对某些超声无法确诊的病例应该完善磁共振。MRI 对软组织有更好的成像功能，在胎儿上呼吸道梗阻综合征严重程度的评估上 MRI 比超声有更好的敏感性。此外还应常规排除胎儿染色体异常。

（2）EXIT 治疗团队。开展 EXIT 需要多学科协作的医疗团队。包括：①遗传学医师：主要应明确胎儿是否存在染色体及其他结构畸形，以便向胎儿的父母进行详尽的告知，使他们能够理解手术可能带来的益处和潜在的风险以及新生儿远期预后情况。②产科医生：负责产妇分娩过程中剖宫产的实施。小儿外科医师，在术前应根据胎儿异常的具体情况向家属交待手术可能的风险及新生儿远期预后，负责新生儿娩出后可能需要的手术操作。③新生儿医师：参与诊断和治疗计划的制定，负责在手术室对新生儿进行气管插管以建立气道，并指导新生儿相关用药。④麻醉科医生：保证产妇生命体征平稳的情况下抑制宫缩，从而保证子宫胎盘循环的维持；协助新生儿复苏，在新生儿气道建立后，如果小儿外科医生决定在产时进行初次手术治疗，麻醉科医生可以提供新生儿麻醉。

（3）有效的麻醉。一般对此类患者采用全麻，地氟醚是首选药物，在血中半衰期很短，可通过调整药物剂量使子宫收缩有效地抑制。目前还有的医院采用联合硬膜外麻醉。

产房外科手术：指断脐到产后三天内的新生儿手术。对于腹裂、脐疝、颈部和胸腹部淋巴瘤、骶尾部畸胎瘤等患儿，若估计手术时间较长，不适合不断脐进行手术，一般就会在行 EXIT 处理后，断脐，将新生儿移至新生儿手术台进行产房外科手术。不但节省时间，而且也减少由于患儿进食后手术的困难。此外术中留取脐带血可供新生儿手术使用，安全、简便。

（六）新生儿期外科手术

有些胎儿病情不适合进行产房外科手术，一般就等到患儿状态稳定后再择期行新生儿外科手术。

二、动态观察

有些胎儿异常比较轻微，随着妊娠进展会逐渐减轻甚至消失，可以进行动态观察。有些胎儿异常在产前无法确诊，但是患儿染色体正常，观察一段时间胎儿异常无明显改变，可以采取动态观察。可以进行动态观察的胎儿异常的前提是胎儿染色体是正常的，在动态观察过程中，应定期进行超声及 MRI 的随访监测，一旦有病情改变应该及时修正治疗方案。

三、终止妊娠

目前大部分国家规定在胎儿有存活能力之前不管胎儿是否存在异常，孕妇都有选择终止妊娠的权利。胎儿有存活能力之后，在欧美国家只有很有限的胎儿异常可以终止妊娠。伦理上，在妊娠晚期可以合法选择终止妊娠的情况是：

(1)确定诊断；

(2)确定胎儿的结局都是死亡；

(3)一些生存期短的病例，确定没有先天发育能力。

无脑儿是超声诊断符合这个标准的典型例子，然而在美国 21-三体综合征是不符合该标准的典型例子。

（乔 宠）

参考文献

1. Allan I. Antenatal diagnosis of heart disease. Heart，2000，83：

367-374
2. Bianchi DW, Crombleholme TM. Diagnosis and management of the fetal patient . Fetology: McGraw-Hill, 2000: 335-444
3. 张迅,赵小文. 产前诊断中的法律与伦理问题. 实用妇产科杂志, 2008,(21):1-2

第二篇

胎儿各系统疾病的临床诊断与处理

第一章
脑与脊柱系统疾病

第一节　脑部发育异常

胎儿先天性畸形中，以中枢神经系统畸形最为多见，包括颅内结构异常和脊柱异常。此类畸形多数伴有羊水过多，其病因发病机制复杂，部分与遗传和环境因素有关。按照颅脑畸形分类：

胼胝体发育不全

一、概　述

胼胝体发育不全（agenesis of the corpus callosum，ACC）是前脑中线发育异常引起的一种疾病，是指在胼胝体发育过程中受到干扰而导致其部分或全部缺失，其发生率为0.3%～0.7%。胼胝体是连接两侧大脑半球的重要器官，其发育不良可能导致中枢神经系统后遗症，尤其合并其他中枢神经系统畸形者更为严重。

二、病理生理

胼胝体位于大脑半球纵裂的底部，连接左右两侧大脑半球的横行神经纤维束，是大脑半球中最大的联合纤维。这些神经纤维在两半球中间形成弧形板，其后端叫压部，中间叫体，前方弯曲部叫膝，膝向下弯曲变薄叫嘴。组成胼胝体的纤维向两半球内部的前、后、左、右辐射，联系额、顶、枕及颞叶，其下面构成侧脑室顶。胚胎第5周时，终板背侧普遍性增浓，其上方形成联合块，后者诱导大脑半球轴突从一侧向另一侧生长，形成胼胝体。胚胎74天时可在胚胎上见到最早的胼胝体纤维，到115天胼胝体在形态上成熟。胼胝体分为嘴部、膝部、体部和压部4个部分，其发育顺序由前向后，正好与其成熟顺序相反。如果联合块不能诱导轴突从大脑半球一侧越过中线到达对侧大脑半球，则胼胝体就不能形成。最终在妊娠的第17周形成成熟的胼胝体。

三、诊断与鉴别诊断

1. 详细病史 包括生化因素暴露史及不良孕产史等。

2. 超声诊断 超声检查是筛查胼胝体最常规的检查方法，在妊娠18周之后，超声检查直接发现胼胝体缺失或部分缺失；或者超声检查发现以下间接征象：

1)侧脑室枕角增大，呈“泪滴状”；

2)侧脑室体部平行且间距增大；

3)侧脑室前角变窄，角间距增大；

4)第三脑室增大，上移；

5)室间孔延长；

6)彩色多普勒显示胼周动脉走行异常等等。

3. 磁共振诊断 磁共振是超声诊断胼胝体发育不全的重要补充，多项研究表明磁共振在诊断胎儿胼胝体发育不全方面具有明显优势，并且磁共振在诊断相关畸形方面也具有独特优势。可能存在的相关畸形包括：小头畸形、Chiari畸形、脑积水、脑膨出、全前脑畸形、Dandy-Walker畸形、小脑退化症、无脑回畸形、脑裂畸形、巨脑回畸形和多微脑回畸形等。

鉴别诊断包括：

1. 单纯脑室扩张 单纯脑室扩张的发生率在不同人群中表现为1/1600～1/50。由于脑室扩张可能伴随的颅内或颅外畸形，甚至可能为正常变异，因此对产前咨询及产科处理而言，确实是面临了巨大的挑战。

2. Dandy-Walker畸形 是一种严重的中枢神经系统畸形，典型的声像图表现包括完全性或部分性小脑蚓部缺失、第四脑室扩张及后颅窝囊肿、后颅窝池扩张及侧脑室扩张。但是产前仅有20%的Dandy-Walker畸形表现出侧脑室扩张，脑室扩张程度与后颅窝囊肿的大小、蚓部缺失的多少不一定成正比。在部分性小脑蚓部缺失的病例，脑室扩张相对少见。小脑蚓部缺失的程度往往需要通过三维超声重建颅脑正中矢状平面或磁共振来判断。

3. 全前脑 主要是指叶状全前脑。叶状全前脑的声像图表现很不典型，仅见双侧脑室前角相通，透明隔缺失。由于这些声像图表现也可出现在其他颅脑畸形病例中，故产前较难作出叶状全前脑的诊断。

四、围产期管理

1. 孕期管理 单纯的胼胝体发育不全的孕期管理同正常妊娠，但需要完善三维多普勒超声及磁共振检查明确诊断及排除其他相关畸形的存在。并且需要行遗传学检查排除染色体及基因缺陷。

如胼胝体发育不良合并其他结构异常，需要进行产科、遗传科以及儿科会诊，确定诊疗计划并向患者及家属充分告知病情。

2. 胎儿治疗 目前尚无有效宫内治疗胎儿胼胝体发育不全的方法。

3. 分娩期管理 关于分娩方式，单纯的胼胝体发育不良可选择阴式分娩，如存在产科指征可选择剖宫产。做好新生儿的抢救准备，并可对新生儿进行磁共振等检查明确诊断。

4. 产后管理及预后 胼胝体发育不全合并其他畸形者，如合并Chiari畸形及Dandy-Walker综合征等其他畸形，临床症状较重，一般预后较差。有研究表明接近2/3的胼胝体发育不全的患者存在癫痫症状，一半的成人患者有智力障碍，1/3的患者存在精神异常。然而，单纯的胼胝体发育不全患者，其出生后的中枢神经系统发育可以正常。多项研究显示单纯胼胝体发育不全的儿童，其智力水平的发育大多正常或接近正常。相对于部分胼胝体发育不全而言，完全性胼胝体发育不全的预后更差，出生后神经系统发育正常的病例几乎仅为部分胼胝体发育不全。

单纯的胼胝体发育不全新生儿多不需要手术治疗，但对于脑室扩张严重的新生儿，必要时需要脑室引流治疗。

五、临床遗传咨询

胼胝体发育不良与21-三体、18-三体以及8-三体等染色体畸形有相关性，孕期需完善染色体检查明确诊断。如果胼胝体发育不全并合并非整倍体异常，其再次妊娠复发的几率为1％。不明原因的单纯胼胝体发育不全其再次妊娠的复发率为2％～3％。

侧脑室扩张

一、概　述

胎儿脑室扩张(ventriculomegaly)是最常见的胎儿中枢神经系统发育异常之一,发生率约为0.05%～0.15%。严重脑室扩张可能影响胎儿的脑发育,导致胎儿脑发育不良或生后发生脑瘫、癫痫、语言或智力等障碍。

二、病理生理

中枢神经系统的形成始于胚胎4周末,神经管头端形成三个膨大,即前脑泡、中脑泡和后脑泡。至第5周时,前脑泡的头端演变为两个大脑半球,尾端则形成间脑。中脑泡演变为中脑,后脑泡演变为头侧的后脑和尾侧的末脑,后脑演变为脑桥和小脑,末脑演变为延髓。随着脑泡的形成和演变,神经管的官腔也演变为各部位的脑室。前脑泡的腔演变为宽大的第四脑室。

脑室系统位于脑内的腔隙,包括侧脑室、第三脑室、第四脑室及连接它们的孔道。脑室壁由室管膜覆盖,室内有分泌脑脊液的脉络丛。侧脑室左右各一,是脑室系统最大者,位于大脑半球内借室间孔与狭窄的第三脑室相连通。侧脑室呈弯曲的弓形,包绕在尾状核的周围,从前向后再向下分成前角、中央部、后角和下角。侧脑室周围有透明隔、胼胝体及丘脑等结构。脑脊液产生于各脑室的脉络丛,其中绝大部分产生于侧脑室的脉络丛,然后从侧脑室经室间孔进入第三脑室,与第三脑室脉络丛产生的脑脊液汇合,流入中脑导水管及第四脑室,再汇合第四脑室脉络丛产生的脑脊液,从中孔和外侧孔流入蛛网膜下腔。围绕脑和脊髓周围的脑脊液通过两条路途归入静脉。

多因素导致侧脑室扩张。一般认为当脑脊液经循环受阻,如室间孔、第三脑室、中脑导水管、第四脑室与蛛网膜下腔交通的孔道,这些部分如有堵塞将引起颅内压增高和脑室扩大。其中重度侧脑室增宽常继发于多种颅内结构异常及染色体异常,如Dandy-Walker综合征、Arnold-Chiari畸形、脑穿通畸形(porencephaly malformation)、无脑回畸形(agyria malformation)、脊柱裂、脑脊膜膨出以及18-三体综合征等。

此外,非发育性病因,如胎儿宫内感染、TORCH病原体感染及脑室内出血等。

三、诊断与鉴别诊断

目前侧脑室扩张较被广泛接受的定义是在孕25周之后，侧脑室内径≥10mm或大于正常值的2.5～4个标准差。按照侧脑室扩张程度不同将脑室扩张分为轻度(≥10mm，<15mm)和重度(≥15mm)。也有学者将其分为轻度(≥10mm，<12mm)、中度(≥12mm，<15mm)和重度(≥15mm)。而正常侧脑室体部宽度≤10mm，平均7mm，在孕14～40周之间基本不变(图1-1见文末彩插)。

超声诊断产前胎儿脑室系统超声中，侧脑室最容易观察，是胎儿超声检查的重要内容，也是产前诊断侧脑室扩张的重要手段。

目前超声诊断是筛查和诊断侧脑室扩张的常用方法，必要时需要行胎儿磁共振帮助诊断和确定合并畸形。对于孤立存在的轻度侧脑室扩张，是否行胎儿染色体检查目前尚有争议，但对于双侧的侧脑室扩张，合并其他畸形的脑室扩张，建议行染色体检查。

磁共振在确定诊断是否合并其他畸形方面有其独特优势，例如磁共振在T1加权下鉴别脑出血等(图1-2)。

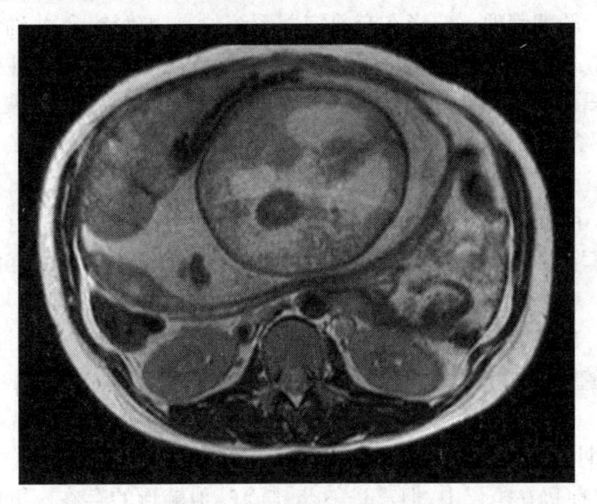

图1-2 磁共振T1加权提示胎儿侧脑室内出血

鉴别诊断：

1. Dandy-Walker畸形 是一种严重的中枢神经系统畸形，典型的声像图表现包括完全性或部分性小脑蚓部缺失、第四脑室扩张及后颅窝囊肿、后颅窝池扩张及侧脑室扩张。但是产前仅有20%的Dandy-Walker畸形表现出侧脑室扩张，脑室扩张程度与后颅窝囊肿的大小、蚓部缺失的多少不一定成正比。在部分性小脑蚓部缺失的病例，脑室扩张相对少见。小脑蚓部缺失的程度往往需要通过三维超声重建颅脑正中矢状平面或磁共振来判断。

2. 脑穿通 又称脑裂，主要表现为大脑皮层的裂开与缺失，扩张的脑室与蛛网膜下腔相通。多为对称性，往往合并透明隔缺失和胼胝体缺失。偶尔，脑穿通也显示为单侧颅内不对称性囊腔及脑中线偏移。如果脑穿通缺失的大脑皮层组织不多，脑室与蛛网膜下腔仅存在潜在的裂隙，这种脑穿通产前难以发现，需要产后磁共振检查。

3. 脑室内出血 超声对于出血和脑脊液的鉴别有时较为困难，必要时需要磁共振检查鉴别诊断，可通过磁共振T1加权显示出血病灶以鉴别。

四、围产期管理及胎儿治疗

1. 孕期管理 应当在产前完善系统检查明确诊断，并确定是否有合并其他畸形，必要时应当行磁共振检查明确诊断。单纯的侧脑室扩张需定期检查超声检查，至少每4周一次，评估病情进展。如胼胝体发育不良合并其他结构异常，需要进行产科、遗传科以及儿科会诊，确定诊疗计划并向患者及家属充分告知病情。

2. 胎儿治疗 目前尚无有效的胎儿介入治疗的方法，有学者对侧脑室增宽较重的胎儿行穿刺引流术来缓解症状，但目前仍在争议中。

3. 分娩期管理 单纯的侧脑室增宽并不是剖宫产的指征，但是超声检查评估胎儿头部的大小是否适合阴式分娩。

4. 新生儿预后 单侧的轻度侧脑室增宽，新生儿预后一般较好，孕期可行超声检测。双侧轻度侧脑室扩张是否需要完善染色体检查目前仍在争议中，但需进一步排除其他畸形的存在。重度侧脑室扩张以及同时合并其他胎儿畸形的患者，需完善胎儿染色体检查。并需向患者告知继续妊娠新生儿可能存在的预后。关于脑室扩张的预后，一般认为孤立性的脑室扩张较非孤立性脑室扩张、脑室扩张合并其他系统、器官的异常的预后较好。按照脑室扩张的程度来评价，普遍认为>15mm被认为与预后不良有关，也有相当部分学者将12mm作为评估风险的临界值。另外，如果脑室扩张在妊娠期发展迅速，往往提示预后不良。

五、临床遗传咨询

单纯的轻度的单侧侧脑室扩张暂不推荐在孕期行染色体检查，如为双侧或同时合并其他畸形，可行染色体检查进一步排除。

脊髓脊膜突出

一、概　述

脊膜脊髓膨出(myelomeningocele)是一种先天性神经系统发育畸形，由于先天性椎板发育不全，同时存在脊髓、脊膜通过椎板缺损处向椎管外膨出，并且经常合并脊髓神经瘫痪。其发病率约为0.05%～0.1%。

二、病理生理

发病原因是在胚胎形成早期神经管融合失败。在25～28天的后脑期，当前区和后区神经孔关闭时，皮肤覆盖失败。而导致脂肪性脊髓脊膜突出发生的原因是在后脑期的28～56天，第二阶段神经胚胎形成异常和分化倒退。

三、诊　断

1. 颅内表现　由神经管缺陷导致的中枢神经系统异常(CNS)包括脑室增宽，小头畸形，额叶骨异常，枕大池关闭，明显的小脑缺失或小脑半球异常凹陷。在影像学上主要表现为“柠檬征”和“香蕉征”。柠檬征表现为胎儿颅骨凹陷或平直。香蕉征表现为向后凹陷的小脑。柠檬征在1%正常胎儿中也可以发现，而香蕉征在正常胎儿尚没有发现。并且在24孕周之前香蕉征是典型的标志，而在24孕周之后，典型的表现是小脑缺失。

2. 脊髓表现　胎儿脊柱影像在垂直面上应当表现为“双轨征”，并且朝向头部方向逐渐变宽，朝向骶尾部的方向逐渐变窄。脊柱裂可以在冠状面观察也可以在断面观察。在冠状面，神经弓变宽的骨化中心中断了正常的椎弓的平行结构。在水平面，神经弓的骨化中心分散或者呈现出U型结构。此外,脊柱侧凸或后凸畸形也与神经管缺陷有关。

3. 磁共振检查在脊膜脊髓膨出中的应用 胎儿磁共振检查是超声检查补充。至少有两项研究认为胎儿磁共振在产前诊断MMC相关的颅内畸形方面优于超声。在一项超声与磁共振的对比研究中,两者在定位脊膜脊髓膨出水平方面具有相同的准确率。但当母体存在肥胖,羊水过少,胎头位置较低或者枕后位时,磁共振能够很好地辅助超声诊断。

四、围产期管理

1. 孕期管理 如孕期发现明确脊髓脊膜膨出,需向患者及家属提供详细的预后及治疗咨询。如26周之前发现脊髓脊膜膨出,可选择胎儿宫内治疗治疗或缓解症状。尽早的修复,减少或避免神经组织暴露在羊水中,避免直接挫伤和羊水压力造成的损伤是影响此类患者病情预后好坏的关键。

2. 胎儿治疗 胎儿宫内治疗主要包括:开放式胎儿手术修补脊膜脊髓膨出和胎儿镜下修补脊膜脊髓膨出。随着脊膜脊髓膨出处理方案研究的开展[the management of meningomyelocele(MOMS) trial],及胎儿手术在费城儿童医院、范德比尔特大学、北卡罗来纳州大学以及旧金山的加利福尼亚大学的实施,关于胎儿手术的经验得到进一步的积累。开放式胎儿手术修补脊膜脊髓膨出目前已经被认为是治疗脊膜脊髓膨出的有效方案。此外,目前欧洲部分学者已经开始使用胎儿镜对脊膜膨出进行修补。

3. 分娩方式的选择 一般选择剖宫产终止妊娠,以避免阴式分娩过程中造成对暴露神经的损伤。

五、临床遗传咨询

脊膜脊髓膨出可能合并18-三体等染色体异常,因此孕期需要行染色体检查明确诊断。绝大部分的神经管缺陷是单独存在的。其复发几率在1.5%～3%之间。对于母亲姐妹的后代来说,患病的几率有所增加。但是只有一段椎体发生脊柱裂的患者,其后代发生脊柱裂的风险并不增加。既往孕产过脊柱裂患者的妇女在再次妊娠前应当每天口服4mg叶酸,并且持续3个月。目前建议所有育龄妇女每天至少服用0.4mg叶酸。

全前脑畸形

一、概 述

全前脑畸形(holoprosencephaly)也称前脑无裂畸形,是前脑发育障碍引起的一组复杂的颅面畸形,神经系统功能预后较差。该畸形发生率约1/8000,几乎40%的患者存在染色体异常。

二、病 理 生 理

在胚胎发育第4~8周时,原始前脑分化发育过程中发生障碍,使前脑大部分没有分开。而出现终脑与间脑的高度形成不全。基本病理特点为侧脑室分离不全而呈单脑室,无大脑镰、胼胝体、透明隔及半球间裂,仅包括一个残留的原始中线脑沟,其沟回结构大而简单,基底核和丘颅神经核均未分化,且为单一大脑前动脉。按分化程度不同分成无脑叶型、半脑叶型和全脑叶型三类。

三、诊 断

86%的全前脑畸形病例可由产前超声检出,磁共振检查对超声检查的补充作用十分重要。

四、围产期管理及胎儿治疗

此类畸形患者的中枢神经系统功能预后很差,故加强对此类畸形的认识、早期发现和及时终止妊娠是十分必要的,并且需要完善胎儿染色体核型分析检查和细致的家族病史采集。

目前尚无有效治疗宫内胎儿的方法。此类畸形的预后差,一经发现,需向患者充分告知病情,如仍希望继续妊娠者,需完善胎儿染色体检查。

五、临床遗传咨询

该病几乎40%的患者存在染色体异常,而这其中75%的患者为13-三体。母体糖尿病的患者罹患全前脑的风险增加200倍。该疾病与染色体非整倍体畸形及基因突变有关。

蛛网膜囊肿

一、概　述

蛛网膜囊肿(arachnoid cyst)是一种少见的胎儿中枢神经系统畸形,属于先天性良性脑囊肿病变,其发病几率尚不明确。

二、病理生理

蛛网膜囊肿是由于发育期蛛网膜分裂异常所致。发病原因尚不全清楚,可能在胚胎发育期有小块蛛网膜落入蛛网膜下腔内发展而成。也有认为是由于脉络丛的搏动,对脑脊液起泵作用,可将神经组织周围疏松的髓周网分开,形成蛛网膜下腔。如早期脑脊液流向反常,则可在髓周网内形成囊肿,囊壁多为蛛网膜、神经胶质及软脑膜,囊内有脑脊液样囊液。囊肿位于脑表面、脑裂及脑池部,不累及脑实质。多为单发,少数多发。

三、诊　断

产前超声是蛛网膜囊肿的主要筛查和诊断手段,其主要超声表现为在脑内发现无回声的光滑、薄壁包块。

四、围产期管理及胎儿治疗

蛛网膜囊肿患者应当在产前完善系统检查明确诊断,并确定是否有合并其他畸形,必要时应当行磁共振检查明确诊断。目前暂无胎儿介入治疗方法。

单纯的蛛网膜囊肿并不是剖宫产的指征,但是超声检查评估胎儿头部的大小是否适合阴式分娩。此外,分娩方式的选择还取决于囊肿是否有破裂出血的风险。

五、临床遗传咨询

有少量报道提出蛛网膜囊肿同时伴有 9 号、14 号、16 号、18 号或 X 染色体异常。严重的蛛网膜囊肿,尤其是同时合并其他畸形者,应当行胎儿染色体核型分析。

(尹少尉)

参考文献

1. Danzer E, Johnson MP, Bebbington M, et al. Fetal head biometry assessed by fetal magnetic resonance imaging following in utero-myelomeningocele repair. Fetal Diagn Ther, 2007, 22: 1-6
2. Aaronson OS, Hernanz-Schulman M, Bruner JP, et al. Myelomeningocele: prenatal evaluation--comparison between transabdominal US and MR imaging. Radiology, 2003, 227(3): 839-843
3. Paul LK, BrownWS, Adolphs R, et al. Agenesis of the corpus callosum: genetic, developmental and functional aspects of connectivity. NatRev Neurosci, 2007, 8: 287-299
4. Shaowei Yin, Quan Na, Jing Chen, et al. Contributon of MRI to detect futher anomalies in fetal ventribulomegaly. Fetal Diagn Ther, 2010, 27: 20-24
5. De Catte L, De Keersmaeker B, Claus F. Prenatal neurologic anomalies: sonographic diagnosis and treatment. Paediatr Drugs, 2012, 14(3): 143-155
6. Raam MS, Solomon BD, Muenke M. Holoprosencephaly: a guide to diagnosis and clinical management. Indian Pediatr, 2011, 48(6): 457-466

第二节 胎儿颅内出血

一、概 述

胎儿颅内出血(fatal intracranial hemorrhage, ICH)即胎儿脑卒中(fetal stroke),是指发生在14孕周至分娩期间因缺血、血栓形成或出血而形成的胎儿颅脑损伤。即产前出现的脑室、硬膜下腔或脑实质出血。胎儿颅内出血发生率较低。颅内出血影响胎儿神经系统发育并可致其出生后认知障碍,且颅内出血严重程度与胎儿临床预后有关,因此产前明确诊断至关重要。

二、病理生理与病因

妊娠24周时,胚胎脑室系统和脊髓中央管的室管膜下出现胚胎生发层基质，妊娠 30～32 周生发层基质主要集中在室管膜下，妊娠 32 周后生发层基质逐渐萎缩，至足月时基本消失。生发层基质由一些仅含内皮细胞的毛细血管形成，实质是一个精细的缺乏结缔组织支持的毛细血管床。基于胚胎期解剖特点，生发层基质对缺氧及高碳酸血症等极为敏感，当合并创伤、凝血障碍、妊娠期高血压疾病、妊娠糖尿病及胎儿宫内发育迟缓等产科并发症时，胎儿颅内结构易发生坏死崩解，以致室管膜下出血。

胎儿颅内出血多发生于室管膜下或脑实质内，与新生儿颅内出血相似，出血可导致颅内压突然升高及围生期胎儿窒息，常引起新生儿死亡或神经系统发育障碍。依据出血部位，可将胎儿颅内出血分为脑室周围及脑室内出血、蛛网膜下腔出血、硬脑膜下出血及小脑出血。其中脑室周围及脑室内出血较多见，这与未足月胎儿所特有的室管膜下胚胎生发层基质的解剖学结构有关。

三、诊 断

1. 病史 孕妇患有凝血障碍、妊娠期高血压疾病、妊娠糖尿病及胎儿宫内发育迟缓等产科并发症时，胎儿可能出现颅内出血，孕晚期可行胎儿超声检查排除是否有脑出血，必要时可进一步行 MRI 确定。

2. 超声检查 应用高性能彩色多普勒超声诊断仪，对胎儿颅内结构尤其脑室及脑室旁区域仔细扫查，有助于检出胎儿颅内出血及颅内其他病变。胎儿颅内出血的超声诊断标准如下：

Ⅰ级：颅内出血仅限于室管膜下基质；

Ⅱ级：明确的脑室内出血，范围≤50%（一侧侧脑室），无脑室扩张（侧脑室宽度<15mm）；

Ⅲ级：脑室内出血范围>50%（一侧侧脑室）或累及两侧侧脑室，伴脑室扩张（侧脑室宽度≥15mm）；

Ⅳ级：Ⅰ～Ⅲ级颅内出血伴脑室周围实质内大范围出血。

胎儿颅内出血特征性的超声表现：①新鲜出血期，1 周左右，出血区呈高回声或强回声，出血量较大时可累及脑室使得脑室内无回声区消失，随时间推移，脑室内的血凝块可能堵塞脑脊液循环通路，导致脑室进一步扩张，甚至发生脑积水；②液化期，1～2 周之后，病灶区血凝块形成，表现为混合回声周边回声增强，内部呈低回声或无回声，呈现囊性变，若出血少，血凝块可逐渐溶解吸收，若脑实质内出血较多且合并脑室内出血时,可在2周之后形成与脑室相通的脑空洞畸形;③完全溶解期,部分病例随着血凝块消失及扩张脑室恢复,脑部结构亦可恢复正常。因此,动态的超声随访观察有助于颅内出血的诊断。

3. 胎儿磁共振 出血即刻,血液尚未凝固,T1加权像(T1WI)为略低信号,T2加权像(T2WI)为高信号;出血后2天,氧合血红蛋白变成脱氧血红蛋白,T1WI为略低信号或等信号,T2WI为低信号;第3~5天,细胞内出现正铁血红蛋白,T1WI出现高信号,T2WI仍为低信号;第6~10天,细胞膜破裂,正铁血红蛋白溢出,T1WI仍为高信号,T2WI血肿从周边向中心逐渐出现高信号;第11~21天,红细胞完全崩解,T1WI和T2WI均为高信号,但T2WI血肿周边有低信号环。MRI对后颅窝硬膜下出血和小脑出血的诊断价值优于B超和CT。

胎儿颅内出血可发生于胎儿脑的任何部位,包括脑室、皮质、蛛网膜下腔或硬膜下。在脑室内出血发生早期,如果当时行超声检查,可能观察到脑室内高回声团块,之后出血吸收表现为脑积水,再观察一段时间便仅表现为脑室轻度扩张。因为宫内的胎儿自发脑出血临床没有任何症状,因此当进行胎儿超声检查时可能仅表现为脑室轻度扩张,故很难预测结果。但MRI可清晰显示胎儿颅内出血信号(图1-3),能显示高铁血红蛋白异常信号特征从而提示脑室扩张的原因,并能提示脑组织宫内受损程度及结构异常,为胎儿预后判定提供重要依据。MRI不能实时动态成像,在显示室管膜和脉络丛方面不及超声图像清晰。但因为它没有电离辐射,还可以提供优质的软组织对比,因此快速MRI作为一个新的孕期的影像学方法,正得到越来越多的使用。

四、围产处理

(一)孕期管理

孕妇需检查血常规、血压、肝功能、尿常规和血糖,以除外是否有妊娠并发症。定期检查宫高增长情况,超声检查羊水情况、脐带血流及大脑中动脉血流情况。如发现严重的血液系统疾病,需进行相应的治疗,侧重于药物及输成分血。孕期检查提示胎儿颅内出血,应定期超声检查,评估出血进展情况,评估脑积水、脑穿通及积水性无脑等情况。连续的大脑中动脉血流监测以明确胎儿贫血情况。行胎儿

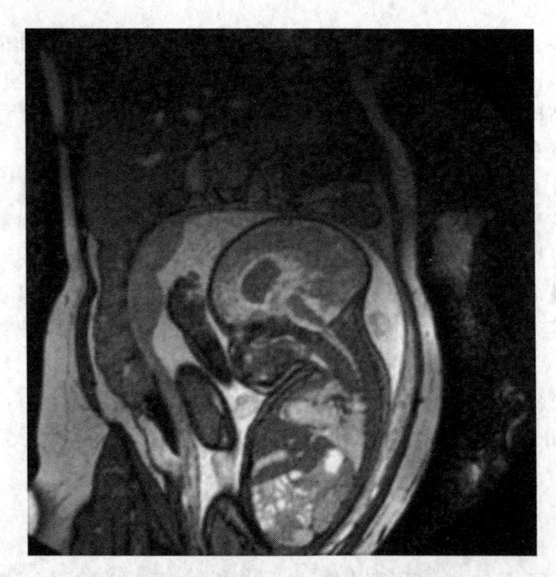

图 1-3 孕 30 周矢状面图像胎儿脑室出血

磁共振检查了解有无合并胎儿头部外的有用信息(如有无解剖结构异常)来预测神经系统预后。总之,胎儿脑出血的诊断及处理是个动态监测的过程,若胎儿颅内出血面积进行性增大,必要时需要终止妊娠。

根据不同的出血原因,胎儿可能需要输注红细胞、血小板及球蛋白(血小板减少症)。如果胎儿存在脑积水,妊娠中期或产后需行脑室腹膜分流术以引流脑脊液,但此类方法尚未成熟,仍需进一步探讨。

胎儿颅内出血超声声像图特征及演变规律,重视对胎儿颅内结构的仔细观察,超声分级及动态观察均有助于产前明确诊断、判断胎儿病情严重程度、估测预后和协助产前咨询。

(二)产时处理

对于Ⅰ级和Ⅱ级胎儿颅内出血孕妇来说,分娩方式不受影响;对于Ⅲ级及以上的颅内出血,国内有报道产妇选择了引产,无相关方面的分娩方式的报道。对于阴式分娩的胎儿,尽量减少第二产程的时间,侧切分娩相对安全,不提倡负压吸引及产钳助产等辅助处理。对于剖宫产分娩的胎儿,无特殊处理。分娩时请新生儿科医生会诊,做好抢救工作。

(三)产后处理

产妇正常预防感染、预防产后出血治疗,产后复查等。对于新生儿的颅内出血有以下治疗方案:

1. 支持疗法 保持患儿安静,尽可能避免搬动及刺激性操作;维持正常的 PaO_2、$PaCO_2$、pH、渗透压及灌注压。

2. 止血 可选用注射用蛇毒血凝酶(立止血)、维生素 K_1、酚磺乙胺(止血敏)及氨基已酸等,必要时输新鲜全血、血浆或冷沉淀。注射用蛇毒血凝酶(立止血)能促进出血部位血小板聚集,释放一系列凝血因子,并能直接作用于出血部位的纤维蛋白原,使其转变为难溶性纤维蛋白,进而形成血栓而止血。静脉注射 5～10 分钟后起效,作用持续 24 小时,绝大多数患儿在应用后 48 小时内可控制出血。冷沉淀富含凝血因子Ⅰ、Ⅷ、纤维蛋白原、纤维蛋白稳定因子和纤维结合蛋白,可促使上皮细胞与基底膜黏附固着,使破伤血管及创伤组织愈合,达到止血及破损黏膜再生的作用。有些学者对 ICH 患儿加用冷沉淀 1～1.5U,1 次/天,连用 2 天,发现患儿病死率下降。

3. 控制惊厥 首选苯巴比妥,负荷量 20mg/kg,于 15～30 分钟静脉滴入;若不能控制惊厥,1 小时后可加 10mg/kg,每日维持量为3～5mg/(kg・d)。惊厥频繁发作,可加用地西泮,每次 0.1～0.3mg/kg,静脉滴注;或水合氯醛 50mg/kg 灌肠。惊厥增加全身氧和能量的消耗,脑内葡萄糖浓度显著降低,乳酸升高,脑血流急剧增加,颅内压增高,脑细胞受损。苯巴比妥既能使皮质兴奋性降低,起到抗惊厥作用;又能清除自由基,减少脑耗氧量,减轻脑水肿,降低颅内压,是良好的脑功能保护剂。研究显示,与地西泮和水合氯醛相比,苯巴比妥在控制惊厥、恢复神经体征及新生儿行为神经测定(NBNA)评分方面更优。静脉给予负荷剂量苯巴比妥,脑内浓度迅速升高,再继以维持剂量,既可减少多次注射对患儿的刺激,又能保持有效的血药浓度。

4. 降低颅内压 严重 ICH 时,脑组织因受压及缺氧而迅速发生水肿,致使颅内压急剧升高,甚至引起脑疝而危及生命,因此,控制脑水肿成为治疗的关键。新生儿尤其是早产儿脑血管发育不成熟,应用大剂量甘露醇易造成脑出血加重。学者比较了甘露醇常规剂量[0.75～1.0g/(kg・次),每 4～6 小时 1 次]和小剂量[0.25～0.5g/(kg・次),每 4～6 小时 1 次]对 ICH 的临床疗效,结果提示,及早使用小剂量甘露醇可持续缓慢降低患儿的颅内压,减少再次出血率,提高治愈率，降低伤残率及死亡率。同时，甘露醇作为一种氧自由基清除剂，适当小剂量使用有助于消除自由基而减轻脑损伤。

5. 改善脑代谢、恢复脑功能 出血停止后，可给予脑活素、胞磷胆碱及神经节苷脂等药物治疗，同时可行高压氧治疗和脑功能康复治疗，对预后的改善有重要意义。高压氧可快速提高脑组织的氧含量及氧储量，增加脑组织毛细血管氧弥散距离，改善脑组织和周身组织缺氧，减少脑细胞的变性坏死，加速受损细胞恢复；高压氧还可加速血肿的清除，加速胶原纤维及毛细血管的再生，加速病灶的修复。

6. 外科治疗 对于血肿偏大或临床症状较重，尤其是脑疝形成的患儿，尽快手术清除血肿可减轻血肿对脑组织的毒性刺激，减轻脑组织的损伤和神经系统后遗症，使致死率和致残率大大降低。

(四) 临床遗传咨询

胎儿颅内出血与染色体异常未见相关报道，一般与孕妇的自身疾病，例如血液系统异常、胎儿宫内慢性缺氧及胎儿脑血管的先天发育异常等有关。建议计划妊娠，行孕前检查，明确患者病情程度，孕期积极治疗，评估妊娠时发生胎儿脑出血的风险。

五、预 后

胎儿颅内出血的预后与出血的位置及范围直接相关。Vergani P等报道，硬膜下或蛛网膜下腔出血，约88%胎儿预后不良；脑实质出血中约92%存在预后不良。胎儿脑出血的患儿出生后发生癫痫及脑性麻痹的概率大大增加。同样，发生脑积水及神经发育迟缓的可能性也增加。颅内出血影响胎儿神经系统发育并可致其出生后认知障碍，且颅内出血严重程度与胎儿临床预后有关。有文献报道，新生儿期Ⅲ级颅内出血预后较差，病死率低于10%，但神经系统后遗症发生率为30%～40%；Ⅳ级颅内出血病死率占80%，存活儿发生严重后遗症占90%以上。

胎儿颅内出血区如无渐进性增大或逐渐消失，胎儿预后较好，产后大部分新生儿可存活，较少出现神经系统后遗症；而颅内出血区进一步扩大，胎儿预后较差。因此，早期发现，早期干预，至关重要。

(陈 静)

参考文献

1. Ozduman K, Pober BR, Barnes P, et al. Fetal stroke. Pediatr Neurol, 2004, 30(3): 151-162
2. Huang YF, Chen WC, Tseng JJ, et al. Fetal intracranial hemorrhage(fetal stroke): report of four antenatally diagnosed cases and review of the literature. Taiwan J Obstet Gynecol, 2006, 45(2): 135-141
3. Diana WB, Timothy MC, Mary ED, et al. Fetology: diagnosis and management of the fatal patient. McGraw-Hill Professional, 2010: 141-143
4. 李胜利. 胎儿畸形产前超声诊断学. 北京:人民军医出版社, 2003: 167-168
5. 周丛乐. 新生儿颅脑超声诊断学. 北京:北京大学医学出版社, 2007: 58-59
6. Kazanis I. The subependymal zone neurogenic niche: a beating heart in the centre of the brain. Brain, 2009, 132(Pt 11): 2909-2921
7. 张海春,潘云祥,陈钟萍. 胎儿鼻泪管囊肿的产前超声诊断. 中华医学超声杂志:电子版, 2012, 9(2): 157-162
8. Lustig-Gillman I, Young BK, Silverman F, et al. Fetal intra-ventricular hemorrhage: sonographic diagnosis and clinical implications. J Clin Ultrasound, 1983, 11(5): 277-280
9. ElchaIal U, Yagel S, Gomori JM, et al. Fetal intracranial hemorrhage(fetal stroke): does grade matter? Ultrasound Obstet Gynecol, 2005, 26(3): 233-243
10. 杨文忠,夏黎明,陈欣林,等. 快速MRI对胎儿中枢神经系统先天畸形的诊断价值与超声对照研究. 中华放射学杂志, 2006, 40(11): 1139-1141
11. Vergani P, Strobelt N, Locatelli A, et al. Clinical significance of fetal intracranial hemorrhage. Am J Obstet Gynecol, 1996, 175: 536-543
12. Scher MS, Belfar H, Martin J, et al. Destructive brain lesions of presumed fetal onset: antepartum causes of cerebral palsy. Pediatrics, 1991, 88: 898-906

第三节　胎儿脑积水

一、概　　述

脑积水(fetal hydrocephalus)是指脑积液过多地积聚于脑室系统内,致使脑室系统扩张和压力升高,可能影响胎儿的脑发育,导致胎儿脑发育不良或生后发生脑瘫、癫痫、语言或智力等障碍。胎儿脑积水的发病率为0.05%～0.15%,占胎儿畸形的10%～15%,是最常见的胎儿畸形之一,严重威胁着胎儿的生命和以后的智力发育。

二、病理生理及病因

脑积液产生于脑室内脉络丛的室管膜上皮,起营养和保护脑及脊髓、调节颅内压力的作用。其循环通道为:侧脑室-室间孔-第三脑室-中脑导水管-第四脑室-外侧孔和正中孔-小脑延髓池-蛛网膜下腔。脑脊液大部分由脑膜的蛛网膜颗粒吸收,正常情况下维持一种动态平衡。若受某种不良影响使循环通道发生阻塞,脑脊液不能顺利地完成循环,并超出胎儿的正常代偿能力时,便发生积水。

胎儿脑积水按其发生机制可分为两类:交通性脑积水和梗阻性脑积水。常见的是梗阻性脑积水,是指由于脑室系统内的阻塞引起脑脊液的积聚,发生脑积水。最好发的部位是中脑导水管,其次是第四脑室的出口以及侧脑室进入第三脑室的室间孔。交通性脑积水是指引起脑脊液引流阻力增加的原因在脑室系统以外,如脑脊液产生过多,静脉阻塞及蛛网膜下腔阻塞所致的脑积水。

胎儿脑积水病因很多,常见有以下几种原因。

1. 先天发育异常(约占40%)

(1)中脑导水管狭窄、胶质增生和隔膜形成是胎儿脑积水最常见的原因,通常是散发性性染色体异常所致。

(2)Dandy-Walker畸形:第四脑室正中孔或侧孔闭锁所致。

(3)Arnold-Chiari畸形,又称小脑扁桃体下疝畸形,常因小脑扁桃体,延髓及第四脑室疝入椎管内使脑脊液循环受阻。包括颅底扁平,小脑和延髓向下移位,小脑幕低,后颅凹小。这种畸形常合并其他畸形,如脊柱裂、脊膜膨出及脑积水,其中脑积水的合并率约为50%～98%。

(4)其他畸形:如脑穿通畸形、扁平颅底及无脑回畸形等。

2. 非发育性病因 很多原因如炎症、畸形、肿块及出血等都可导致脑积水,脑脊液可蓄积在侧脑室、第三脑室、第四脑室及小脑延髓池等。胎儿宫内感染主要病原体是弓形体、巨细胞病毒及风疹病毒等,其引起的感染性脑膜炎未能及早控制,增生的纤维组织阻塞了脑脊液的循环孔道,或胎儿颅内炎症也可使脑池、蛛网膜下腔和蛛网膜粒粘连闭塞,以及各种原因引起的脑脊液分泌过多或颅内肿瘤阻塞脑脊液循环。

三、诊　断

脑积水的初步全面检查包括胎儿解剖结构,染色体核型和是否有先天性病毒感染。其诊断主要依靠超声以及磁共振检查。

(一)超声检查

超声检查胎儿脑积水具有快捷、简便、准确及无损伤的优点,较之其他方法如血清 AFP、羊水 AFP 及胆碱酯酶的测定,具有不可替代的优越性,因而可以做到早期诊断。医学普遍认为,一侧或双侧的侧脑室≥10mm 即为侧脑室扩张。

传统应用超声波可测量脑室的大小。超声诊断依据:妊娠 20 周后,侧脑室积水:侧脑室无回声区增宽,侧脑室比值>0.5,重度脑积水时,胎头增大,脑室更加扩张,脑中线偏移,脑实质被压缩贴近颅骨,脉络丛漂浮在液暗区内。第三脑室扩张:宽度>3.5mm;小脑延髓池扩张:小脑蚓部至枕骨内缘的最大距离>10mm。胎儿双顶径较同孕龄儿明显增大,且头周径大于腹周径。颅内正常结构消失,可见广泛或分隔的液性暗区。综上所述,妊娠中晚期超声诊断胎儿脑积水并不困难,产前检查很有必要,超声是筛查胎儿畸形首选的检查方法。

在进行胎儿脑积水超声诊断时,需注意以下几个问题:

(1)胎儿在 20 周前,因发育早期脑内含水量较多,诊断脑积水需谨慎,因为此时侧脑室可有暂时性失调现象,即在 20 周前发现脑室扩张,不一定有临床意义。

(2)中期妊娠时,正常胎头远场颅内常可见钩状液性暗区。此现象易误诊为侧脑室积水。但仔细观察,这种液性暗区有其特点:紧贴远场颅骨,形态呈钩状,钩端向内弯。而侧脑室积水时侧脑室扩张,贴近大脑中线,形态呈新月形或椭圆形。

(3)透明隔腔是位于丘脑前方的液性腔隙,易误诊为第三脑室扩张。根据位置及形态,两者是不难区分的。在丘脑水平切面上,第三脑室位于两丘脑间,无扩张时呈一裂隙样回声,较难显示,扩张后,第三脑室呈类圆形而透明隔腔位于丘脑前方,显示全貌时,呈心形,心尖朝向枕部。

(4)小脑延髓池扩张应与 Dandy-Walker 综合征相鉴别。Dandy-Walker 综合征除了小脑延髓池扩张外,还伴有小脑蚓部的缺失,小脑半球向左右侧分开。

(5)诊断脑积水不可单以 BPD 增大为唯一的诊断依据,脑室的扩张先于颅骨的扩张,此时过量的脑脊液产生高压先使脑组织受压变薄,到积水量很多时颅骨的径线才会变大。

(二)胎儿磁共振检查

近来,磁共振(magnetic resonance imaging,MRI)在胎儿脑部影像学中开始应用,MRI 能更准确地反映脑的解剖结构,有助于诊断脑部畸形。MRI 具有良好软组织对比,没有电离辐射,能够观察脑组织的病理变化,准确判断胎儿脑积水的程度,排除是否合并有其他先天性畸形,同时对预后做出一定的判断。有研究表明,磁共振检查的时间最好选择在妊娠中晚期(妊娠 20 周后)。

单侧或双侧的侧脑室分离≥10mm,即可诊断脑室扩张,根据侧脑室前后角的形态及皮层萎缩的程度来区别脑发育不良引起的脑室扩大和脑积水。侧脑室前后角圆钝判断为脑积水,反之,侧脑室前后角锐利则为脑发育不良引起的脑室扩大。根据脑室分离的程度,脑积水分为:轻度:10～15mm;中度:15～20mm;重度:>20mm。

尽管超声可以显示脑室形态的变化,但确定其原因或判断预后常较困难,此时有必要进行 MRI 检查。约 50%以上超声显示脑室扩张的胎儿,MRI 检查能明确病因或显示更多的发育畸形,而且 MRI 有助于分析脑室周围白质病变及诊断脑室内出血等。超声显示胎儿脑室扩张比较容易,但确定扩大的原因以及判断预后常较难,MRI 对超声有很好的补充(图 1-4),其 T2WI 能较好的显示脑室的轮廓、大小和结构以及脑实质结构,有助于了解脑室扩大的原因。因此,对于胎儿脑室扩张,尤其对于中重度以及合并其他异常的脑室扩张,进行胎儿 MRI 检查时十分有必要的。

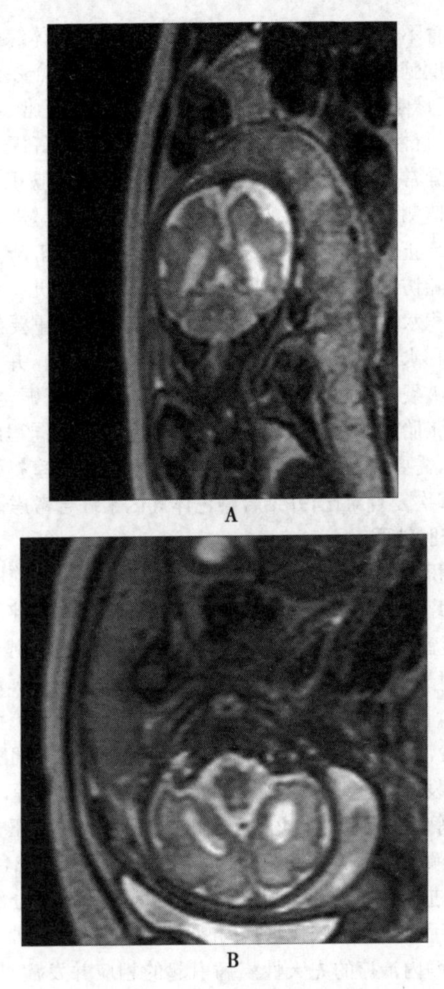

图 1-4A,B 胎儿双侧脑积水的 MRI 图像

四、围产管理

(一) 孕期管理

临床对于不同程度的胎儿脑积水的处理不同,重度的脑积水可危及胎儿的生命和智力发育,不建议继续妊娠。因为少数存在脑及

神经系统发育不良以及染色体异常的可能，如21-三体综合征有部分仅表现为轻度脑室扩张。所以，轻中度脑积水患儿合并其他畸形的胎儿，在明确诊断后，应行染色体检查。若染色体正常，且多次复查脑积水，无进行性加重，其预后一般较好，主张继续妊娠。如果染色体检查提示异常者应尽早终止妊娠。单纯性轻中度脑积水若继续妊娠则应严格监测胎儿脑积水的变化，如果脑室分离呈进行性增加者仍建议尽早终止妊娠；若脑室分离基本不变或存在缩小趋势者，生后应继续密切随访，早期发现、早期干预发育落后的婴儿。可见准确的反映胎儿脑积水的程度是保证干预措施正确与否的重要前提。

重度脑积水威胁着胎儿的生命，影响其智力发育，并可增加孕妇难产及子宫破裂的风险，所以及早诊断、及早终止妊娠至关重要，但轻度脑室扩张胎儿大多预后较好。所以临床对于不同程度的脑积水胎儿的处理，需要紧密结合超声检查结果，对轻度脑室扩张的胎儿更需谨慎，要多次复查对比，并结合染色体等因素综合考虑。

（二）产时处理

胎儿脑积水宫内治疗，国外有此方面的报道。目前胎儿脑积水宫内手术治疗主要有胎儿头颅穿刺放液术、脑室-羊膜腔引流术和持续性体外引流术。1981年Bimho LZ等首次报道超声引导下对一例妊娠24周时诊断为进行性胎儿脑积水的病例进行6次定气微创脑积液引流术，直至妊娠32周剖宫产分娩，成功地使其扩大的脑室缩小，在胎儿娩出后又施行脑室-腹膜腔分流术，但是远期随访该患儿患有胼胝体发育不全、后颅窝囊肿及智力发育迟缓等，预后较差。Cavalheiro等曾将重复性胎儿头颅穿刺放液的宫内减压方法用于诊断为先天性颅内肿瘤的5例胎儿，手术时间不足妊娠34周，成功遏制了脑积水进一步发展，使胎儿得以保持良好状态至分娩和接受出生后的脑部手术。可见脑积水宫内减压术可缓解颅内肿瘤等一些暂时无法进行颅内治疗的先天性疾病引起的相应并发症，尽量延长妊娠周数，改善胎儿预后。考虑到重复脑室穿刺会增加出血、感染、脑穿通畸形等风险以及降低颅内压的疗效是暂时性的等缺点，有学者选择施行持续性减压术。1982年，Clewell等通过B超引导下指针技术在胎儿左脑室放置一根硅胶引流管及一单向活瓣组成的分流装置实现分流。该病例在妊娠21周诊断为X连锁导水管狭窄引起的脑积水，妊娠23周时施行脑室-羊膜腔引流术，术后9周导管闭合，在此期间脑室扩大有所缩小。1985年，Clewell又报道了4例脑积水胎儿施行脑室-羊膜腔引流术的结果,其中2例出现分流管脱落而重新放置,另2例分流管维持开放。所有胎儿都顺利娩出并存活,随访发现2例生长发育情况大致正常,另2例则有严重的发育迟滞,分别明确诊断为X连锁脑积水和横膈疝合并呼吸系统缺陷。1996年,Ammar等报道了1例长时间利用体外引流系统治疗进展性胎儿脑积水和脊髓脊膜膨出的病例,该胎儿在妊娠35周时进行了长达53小时的经腹壁脑脊液体外引流,并在娩出1周后又进行了持续性脑脊液引流。

上述方法都具有可行性,对改善脑积水患儿的神经发育预后有一定作用,但治疗效果明显受到脑积水相关畸形的限制。因为宫内手术疗效的不稳定性及相关并发症引起的胎儿死亡,脑积水宫内治疗的远期效果难以确切评判,各种治疗方法尚欠成熟。脑积水宫内治疗一直受到医学伦理学方面的质疑,也是近年临床应用无较大发展的重要原因。

(三) 产后处理

对新生儿脑积水,程度轻的新生儿在1～6个月左右80％～90％积水都能自行吸收。对中、重度的脑积水复查后无减少者,可行引流术。新生儿常规进行脑发育水平的测评及行为能力的测评,一旦发生异常,则需进行功能锻炼及康复治疗。

(四) 临床遗传咨询

临床医师应尽力明确它可能是由哪种遗传方式造成的。应给患儿作染色体检查(核型分析)和脊柱检查,以确定是否合并囊肿性脊柱裂;脑室造影确定中脑导水管的状况。其次,进行侧颅骨X线摄影,可以证实枕骨和枕骨后隆凸变薄变低,或证实Dandy-WalK综合征患儿头颅过长。

要调查有无感染性畸形发生的可能和是否采取适当的治疗。应检查母亲和患儿血清中的抗弓形抗体和抗巨细胞病毒性抗体的滴度。如果妊娠的妇女曾生育有一名男性脑积水患儿,应考虑很可能是X连锁性中脑积水管狭窄性疾病。X连锁隐性遗传的脑积水预期儿子有1/2发病,因此要考虑进行羊水穿刺以判断胎儿性别。事实上,这种做法并非完全令人满意,因为有1/2男性胎儿是正常的。如果双亲已有过一个伴有染色体异常的脑积水患儿,应进行羊水穿刺并对胎儿细胞和双亲血液进行染色体分析,如果染色体核型正常,就可以排除了。

五、预　　后

胎儿脑积水的预后由病因决定。一系列文献数据显示胎儿脑积水合并颅内外畸形的发生率高达54%~84%。其中有超过36%的病例合并染色体异常；胎儿死亡率(不包括足月妊娠者)为8%~81%。而存活者中认知行为能力正常者仅占16%~68%。一般认为侧脑室扩张>15mm为明显脑室扩张，即传统意义上的脑积水，其预后不良是毋庸置疑的。而>10mm且<15mm的称为轻度的侧脑室扩张，这部分胎儿前景如何目前仍有争议。Eizenberg等研究234例轻度侧脑室扩张患者后认为：大多数病例无不良的后果，但出生后发生脑及神经系统发育不良以及染色体异常的危险性较正常者大为提高，尤其是>12mm或妊娠中期即发现脑室轻度扩张患者。

而另有学者认为轻度脑积水可能是其他各种神经系统异常在产前的表现，因此其预后很难判断。比如说认为脑室的轻度扩张是Kartagener综合征的一种标志。侧脑室的扩张以双侧居多，但是也有部分患者为单侧性的。Senat等在随访了14例单侧侧脑室扩张患者后得出结论，无合并其他畸形、轻度稳定的单侧侧脑室积水无明显意义，但快速进展的或合并其他神经系统畸形的病例则预后较差。关于侧脑室扩张的胎儿出生后的预后，Futagi等在随访长达11年后认为，其预后与产前发现脑积水的时间、侧脑室扩张的程度及首次手术的时间密切相关，因此妊娠晚期出现的轻度侧脑室扩张其预后相对较好。

对于轻中度脑积水患儿，若染色体正常，且多次复查，无进行性加重，其预后一般较好。若脑室分离基本不变或存在缩小趋势者，生后应继续密切随访，早期发现、早期干预发育落后的婴儿。可见准确地反映胎儿脑积水的程度是保证干预措施正确与否的重要前提。需注意，32孕周前发现的轻度脑积水要警惕生理性蛛网膜下腔增宽，常可在妊娠晚期自行吸收，预后较好。

随着胎儿医学的迅猛发展，手术技术、影像学及促进胎肺成熟药物、保胎药物的发展，胎儿脑积水手术治疗的疗效将逐步提高，我们期待胎儿脑积水的诊断及治疗在不久的将来得到进一步的发展。

(陈 静)

参考文献

1. Diana WB, Timothy MC, Mary ED, et al. Fetology: diagnosis and management of the fatal patient. McGraw-Hill Professional, 2010, 135-142

2. 严英榴，杨秀雄，沈理著. 产前超声诊断学，北京：人民卫生出版社，2002：179-182
3. 贺晶，夏雅仙，应伟雯，等. 产前超声诊断胎儿颅后窝积液的临床意义. 中华妇产科杂志，2002，37(5)：281-283
4. Wang GB, Shan RQ, Ma YX, et al. Fetal central nervous system anomalies: comparison of magnetic resonance imaging and ultrasonography for diagnosis. Chinese Medical Journal, 2006, 119(15): 1272-1277
5. Merzoug V, Ferey S, André CH, et al. Magnetic resonance imaging of the fetal brain. Journal of Neuroradiology, 2002, 29(2): 76-90
6. Guo WY, Wong TT. Screening of fetal CNS anomalies by MR imaging. Childs Nerv Syst, 2003, 19(7-8): 410-414
7. Cassart M, Massez A, Metens T, et al. Complementary role of MRI after sonogragpy in assessing bilateral urinary tract abnomalies in the fetus. Am J Roentgenol, 2004, 182(3): 689-695
8. Cavalherio S, M oron AF, HisahaW, et al. Fetal brain tumors. Childs Nerv Syst, 2003, 19(7-8): 529-536

第四节 脊 柱 裂

一、概 述

脊柱裂(spina bifida)是一种神经管发育不全的出生缺陷。它是指脊椎的内容物从椎骨开放的缺损处突出。胚胎期神经管缺陷可导致先天性的脊柱畸形，并造成不同程度的脊髓畸形或脊髓发育不良，80%的脊柱裂发生在脊柱的腰部、胸腰部或腰骶部，很少发生在颈部。

脊柱裂的发病率和活产的患病率与种族和地理因素有关。在英国、爱尔兰、阿拉伯、埃及、巴基斯坦，神经管缺陷的发病率最高；在芬兰、日本和以色列，发病率则最低。即使在美国，神经管缺陷的发病率也是有地理分布的，在东部和南部最高，西部最低。根据我国1986～1987年29省市自治区出生缺陷监测资料显示，总出生缺陷发生率为103.07/万，其中神经管畸形率最高，为0.274%，其中开放性脊柱裂占30.9%。按全国每年2300万出生数推算，其中约32万～

35 万婴儿患出生缺陷，而神经管畸形儿则高达 8 万～10 万例。我国北方比南方发病率高，农村比城市发病率高，秋冬季出生的婴儿比春夏季出生的婴儿发病率要高，女性比男性发病率高，男女比例大概为(0.6～0.9)∶1。脊柱裂患儿有一部分在未出生前发生宫内死亡，还有一部分虽能存活下来，但在出生后不久就因继发感染而死亡；一部分严重的患儿虽花费了大量的金钱进行外科手术治疗，但术后仍可遗留有严重的后遗症，如下肢瘫痪和大小便失禁等，生活不能自理，终身残疾。

二、病理生理与病因

全世界各国从 20 世纪 60 年代开始就陆续开展对脊柱裂等神经管畸形的病因研究，20 世纪 70 年代，各国学者通过一系列动物实验、临床观察和流行病学调查等综合性研究普遍认为神经管畸形是先天性和后天性即遗传因素和环境因素共同作用的结果，其中环境因素包括妊娠早期接触如放射线、毒物、激素类药物及缺氧、酸中毒等不良因素。孕产妇患有糖尿病、心脏疾病、肺部疾病以及使用利尿剂、抗组织胺药或磺胺类药物均可增加神经管缺陷的发病风险。同时使用抗惊厥药丙戊酸和卡马西平还与神经管缺陷的发病有关。同样，增加酒精的摄入量、营养不足以及使用叶酸抑制剂氨基蝶呤的母亲也可增加神经管缺陷的发生率。此外，妇女两次妊娠的间隔过短，也可增加神经管缺陷的发生率。大多数情况下，神经管缺陷是一个孤立的畸形。20 世纪 80 年代的研究结果表明，妇女怀孕早期体内维生素缺乏可能是神经管畸形发生的主要原因，他们观察发现处于贫困和营养不良状态的妇女怀孕后神经管畸形的发生率较富裕和营养状态良好的妇女要高很多。20 世纪 90 年代最新的研究结果表明，妇女怀孕早期体内叶酸缺乏是神经管畸形发生的主要原因。遗传因素也是神经管畸形发生的原因，有人统计有 8%～20%的患儿父母患有隐性脊柱裂。有神经管畸形家族史的家庭或夫妇，具有不明原因流产、早产、死产及死胎的家庭或夫妇，有致畸或放射线毒药物接触史的夫妇，近亲结婚的夫妇、已确定或可能为遗传病致病基因的携带者等，他们的后代发生神经管畸形的可能性明显增大。在一般情况下，女性往往受影响比男性要大。

目前关于脊柱裂的发病机制尚不清楚，对其有很多解释，但根本原因在于先天性或后天性因素使神经管的形成、腔化、变性和分化过程受到损害而产生神经管缺陷。人的中枢神经系统，即脑和脊髓，在胚胎的第1个月开始发育，在胚胎第2周背侧形成神经板，神经板两侧凸起，中间凹陷，两侧的凸起部分逐渐在顶部连接闭合，在胚胎第3～4周时，形成神经管，神经管形成从中部开始(相当于胸段)，再向上下两端发展。如果神经管的闭合在此阶段被阻断，则造成覆盖中枢神经系统的骨质或皮肤的缺损。神经管的最前端大约在胚胎第24天闭合，然后经过反复分化和分裂最终形成脑，神经管尾端后神经孔的闭合发生于胚胎的第27天而分化发育成脊椎的腰骶部，神经管及其覆盖物在闭合过程中出现的异常成为神经管闭合不全，其最多发生在神经管的两端，但也可能发生神经管两端之间的任何部位。如果发生在前端，则头颅裂开，脑组织被破坏形成无脑畸形，如果发生在尾端，则脊柱出现缺陷口，脊髓可以完全暴露在外，也可能膨出在一个囊内，称之为脊柱裂和脊膜膨出。动物实验发现某些基因突变，如 *Cart I* 基因突变及F52缺失能产生动物脑脊膜膨出。

脊柱裂可分为完全性脊柱裂和部分性脊柱裂，部分性脊柱裂又有显性脊柱裂和隐性脊柱裂之分。显性脊柱裂又称囊性脊柱裂是指伴有椎管内容物膨出者，脊膜或脊髓通过脊椎裂孔突出于椎管外形成一个囊性隆起，其周边被皮肤组织覆盖，正中部为一层透明的薄膜。据不完全统计，显性脊椎裂中主要为发生在腰部，其次为腰骶部，然后为胸腰部、骶部和胸部，较少发生在颈部。

也有极少发生在头及鼻根部，个别位于脊柱的腹面，突入咽后壁、胸腔、腹腔及盆腔。

显性脊柱裂按病理类型可分为：

(1)脊膜膨出型。是畸形最轻的一型，以腰部及腰骶部多见。其病理改变是脊膜通过缺损的椎板向外膨出达到皮下，形成背部正中的囊性肿物，囊壁有疤痕样改变，多由残余的硬脊膜与蛛网膜组成，其内部充满脑脊液，无脊髓及马尾神经，因此透光度良好，压之有波动感，重压时有根性症状。患儿哭闹或增加腹压时，此囊性肿物张力增加。囊性肿物的皮肤表面色泽大多属正常，少数质地脆硬，变薄，并与硬脊膜粘连。

(2)脊髓脊膜膨出型。较前者少见，此类比较严重，伴有脊髓发育异常，多发生于腰骶部，也可见于背部。病理改变为脊膜通过较大的椎管缺损处向后膨出，膨出的脊膜囊内除了含有脑脊液外，还含有神经组织、软脊膜、蛛网膜，该神经组织包括脊髓、马尾神经及畸形神经分支。神经组织受累的程度差异较大，可有少数神经纤维进入囊内或粘连终止于囊壁，或脊髓连同神经根呈弓形粘连于囊壁，严重时，脊髓下端缺如而呈片状与囊壁融合，由于神经组织受累的不同产生或轻或重的神经症状，严重者甚至神经功能完全的丧失。在个别膨出的囊内可含有几个小囊，考虑与蛛网膜下腔发育异常有关，同时个别病例也有囊壁恶性变的可能。膨出物基底较宽，透光度差，用手压迫囊性肿物可出现脊髓症状，多伴有下肢神经障碍症状。

(3)伴有脂肪组织的脊髓脊膜膨出。此型较少见，可发生在脊柱任何节段，多见于腰骶、腰部或胸腰段。表现形式多样。可分为两个亚型。Ⅰ型为突出于皮肤表面的囊肿，表面皮肤完整，内含有脑脊液、脊髓、马尾神经及畸形神经分支，部分神经可与囊壁粘连，囊肿表面含有皮下脂肪或脂肪瘤，但可以不进入囊肿内。Ⅱ型外观与Ⅰ型相似，但背侧局部膨出的硬脊膜被皮下脂肪瘤完全侵蚀，失去了正常的结构，大量脂肪通过椎管缺损处涌入椎管腔内，与脊髓粘连、混合生长，导致该处的脊髓发育畸形，失去正常的圆锥结构，变得细长，位于椎管腔内，其末端位于腰骶部甚至骶尾部，并且背侧裂开，脂肪瘤或脂肪组织长入到裂开的脊髓内。由于长入脊髓内的脂肪与皮下脂肪相互连接，脊髓因而受到牵拉。临床上可表现为不同程度的下肢瘫痪、足畸形、步态异常及膀胱肛门括约肌功能障碍。

(4)脊髓囊状突出型。此型好发于腰骶部，膨出物实质为囊性扩大的中央管，并且由硬脊膜、脑脊液以及发育不良的脊髓组成。若表面无皮肤覆盖，称脊髓囊状突出，若有皮肤及脂肪覆盖，称脂肪脊髓囊状突出，该处的脂肪组织仅位于皮下，不进入囊肿内，与囊肿壁有一明显分界。临床上表现有下肢运动感觉障碍，括约肌功能障碍，可同时合并有消化道系统、泌尿生殖系统、脊柱椎体畸形等。

(5)脊髓外翻型。此型最为严重，最少见。即脊髓中央管完全裂开，呈外翻状暴露于体表，并且伴有大量的脑脊液外溢，表面可形成肉芽面。临床上多伴有下肢或全身其他畸形，死亡率极高。

隐性脊柱裂是指腰骶部的脊椎管缺损，有皮肤覆盖表面，脊髓和脊神经正常，无神经症状。常常累及的是第五腰椎及第一骶椎。隐性脊柱裂在体表无椎管内容物的膨出，绝大多数的隐性脊柱裂终身不产生症状，也没有任何外部表现。偶尔腰骶部皮肤有色素沉着、有脐形小凹、毛发过度生长或者合并脂肪瘤。少数隐性脊柱裂患者可有腰痛、轻度小便失禁和遗尿。有神经损害症状者，常有局部皮肤改变伴椎管内皮样囊肿。

隐性脊柱裂按病理类型可分为：

(1)脊髓纵裂：此类型多见于胸、腰段，可同时伴有脊髓积水、终丝牵拉征及硬脊膜内脂肪瘤等。

(2)脊髓积水：脊髓积水即脊髓中央管扩大，可局限性地单独存在，也可多发，也可与脊髓脊膜膨出、脊髓纵裂等伴发存在。

(3)终丝牵拉征：正常的终丝由室管膜和胶质细胞组成，从脊髓末端发出，向下走行，穿过硬脊膜囊底部，固定在骶骨上。成人终丝直径＜2mm。当终丝受到脂肪纤维组织浸润而变性甚至增粗时(直径可大于 2mm)，将牵拉脊髓，引起神经症状，此时脊髓可低位，也可在正常位置。

(4)硬脊膜内脂肪瘤：是指硬脊膜下腔内局限性的脂肪堆积，与背部皮下脂肪组织不相连。硬脊膜内脂肪瘤通常在脊髓表面生长，也可浸润到脊髓内，对脊髓造成压迫和牵拉。

(5)脊索裂隙综合征：是指胚胎期的中肠与背部皮肤有一管道连接，此连接可以从食管、胃、小肠及大肠背侧发生，向不同方向经过腹腔或胸腔、后纵隔、穿过脊髓到达背部皮肤。此管道可中断于任何位置，形成囊肿、憩室、瘘管或纤维束带。根据病变所在不同部位而命名，如腹腔肠源性囊肿、肠憩室及纵隔肠源性囊肿等，如果囊肿在椎管腔内，则称椎管内肠源性囊肿。

(6)皮样囊肿或表皮样囊肿：此型好发于腰骶部，囊壁为鳞状上皮，含较多皮脂腺和毛囊，囊内含有较多油状液体，为汗腺、皮脂腺和毛囊的分泌物或分解产物。40%的囊肿在髓内，其余在髓外硬脊膜下。囊肿出生时即存在但多数未发现，由于增长缓慢，一般到儿童时期才有症状表现出来。

(7)尾部退化综合征：是指脊柱末端的发育障碍，可同时伴有肾发育不良、外生殖器畸形、神经性膀胱、肛肠畸形、并肢及足畸形等。根据缺损节段的高低不同表现有不同程度的临床症状，缺损节段越高临床症状越重。此类型还可同时合并脊髓脊膜膨出、脊髓纵裂、终丝牵拉征等。

(8)背部皮下窦道：此型可发生在脑脊髓轴背侧，由枕部到骶尾部之间的任何部位，其中以骶尾部多见。位于骶尾部窦道很少进入椎管腔内，若位于骶尾部水平以上，窦道可穿过硬脊膜进入椎管腔内或沿脊髓表面走行,50%的窦道终端为一皮样囊肿,可位于椎管腔末端或脊髓表面,脊髓因此被压迫或牵拉。在相应部位可有颅骨或椎管缺损。

三、诊　断

脊柱裂的产前诊断则主要依赖于超声诊断,孕中期间筛查孕妇的 AFP 值也有助于诊断。

1. 病史诊断　既往妊娠孕育过一个患脊柱裂的患儿,下次妊娠胎儿发生脊柱裂的风险明显增加,在孕 16～20 孕周进行常规胎儿发育检查以发现胎儿是否异常,最早可于 12～14 周进行筛查。

2. 超声诊断　超声诊断脊柱裂,尤其是脊髓脊膜膨出的敏感性为 80%～90%,在观察脊柱时必须应用三个切面:在矢状位可以看到胎儿脊柱的不连续,胎儿背部轮廓有突出或者胎儿皮肤轮廓有明显的缺损;在横轴位或横断面可以看到胎儿脊柱开放呈"U"字形;而在冠状切面可以看到胎儿脊柱的椎弓呈分叉状而不是正常时的平行线。确定脊柱缺损的部位及大小对判断胎儿的神经系统发育的预后很重要,越高部位或病灶越大则预后越不好。

在过去的十年中,脊柱缺损的产前诊断通过识别特定的大脑异常已得到增强,一般先检测脊髓病变,中枢神经系统(CNS)异常已被描述为神经管缺陷,包括小头畸形、脑室增宽、额骨异常和闭塞的小脑延髓池(具有明显缺失的小脑或异常凹陷的小脑半球),后面的这些研究结果已被称为"水果"征,包括柠檬征和代表脑积水的香蕉征。柠檬征代表额骨变形(图 1-5),而香蕉征是由于形状异常的小脑半球阻塞小脑延髓池导致的。

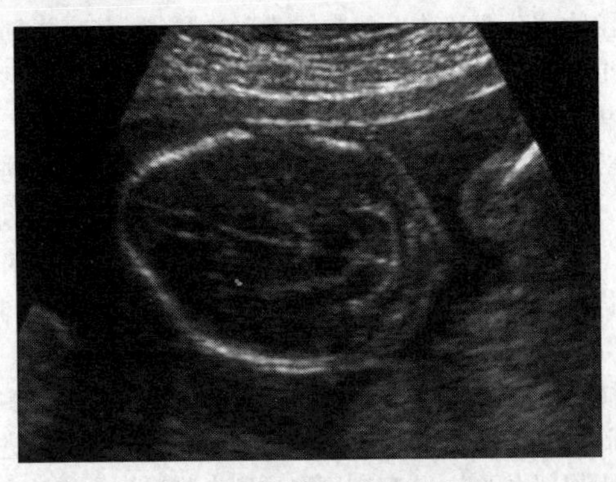

图 1-5　柠檬征:颅骨变形

应用柠檬征及香蕉征可以在妊娠12～17周时诊断神经管缺陷。人们发现最早在妊娠14周时就可以出现柠檬征及香蕉征，所有这些妊娠中期的间接颅骨征象均可以支持开放性神经管缺损的诊断。如果在妊娠14～15周征象较细微，可以在妊娠中期随访检查以便确认。柠檬征大多在患儿16～24周时出现，24周后其可信度下降，此时只有13％～50％的患儿出现该征象。约有95％～100％的脊柱神经管闭合不全可以看到由于小脑异常导致小脑延髓池阻塞，但是妊娠24周后小脑缺失较香蕉征更常见。

3. AFP检测 通过产前超声检查，90％～95％的脑脊膜膨出患儿能够被诊断出来，而母体血清AFP值检查能够检测出50％～90％的患儿，但有5％的假阳性率。脊膜膨出胎儿在孕4个月后就有可能通过胎儿超声及母体血AFP值检测出来，如果上述检查提示胎儿患有脊膜膨出，需进一步做羊水穿刺检测羊水中AFP值及乙酰胆碱酯酶的水平，因为这两项指标能够使脊膜膨出诊断的准确率上升到97％。

4. 脊柱裂的鉴别诊断 包括孤立半椎体，柠檬征的影像，也可见于脑膨出、致死性的发育不良、囊状水瘤和颅缝早闭。胎儿骶骨附近的巨大肿块还包括骶尾部的畸胎瘤，骶尾部畸胎瘤是从尾骨产生的巨大囊性或实性肿块，这些肿块可能合并有胎儿水肿或羊水过多。如果胎儿骶骨不能显示，在鉴别诊断上的考虑还包括尾部退化综合征和并腿畸形。

四、围产管理

1. 孕期管理 母体的检查，定期产检：包括血压、心率、体重等正常生命体征的监测，还包括血尿常规、血糖等化验指标的监测，以评估母体是否存在相关妊娠并发症。胎儿的检查：孕11～13^{+6}周完善胎儿NT检查，孕22～26周完善胎儿系统彩超检查，明确是否有其他系统畸形。孕期还要完善染色体检查，孕18～24周完善羊水穿刺染色体检查，孕24周后可行脐血穿刺的染色体检查及羊水STR检查，以明确有无染色体异常。同时还要监测胎儿血流，如脐血流S/D、PI值及大脑中动脉血流等，及时向患者及家属告知脊柱裂对胎儿的影响及新生儿的远期预后，包括感染和肢体活动异常等。孕期定期监测胎儿发育情况及除外是否合并其他系统发育异常。

2. 产时管理 术前需行充分的评估及会诊决定手术方式，对于宫内手术，研究发现宫内治疗后胎儿后脑疝及脑积水等严重并发症的发生率明显降低，在孕20～30周选择进行，注意术中运用抑制子宫收缩的药物来抑制子宫收缩，防止出血，建立羊水循环，实施胎儿手术。但对于宫内手术，提出3点要求：①具有支付手术及后期相关费用的经济能力；②保证患者在完全自愿的原则下选择进行宫内手术；③有证据显示患儿出生后将存在严重残疾、导致生存的痛苦大于死亡者，不予进行宫内手术治疗。对于剖宫产术中及产房外科手术，在不断脐带的情况下采用EXIT，然后断脐，行产房外科手术。注意预防感染，并进行充分的术前评估。分娩时需有新生儿科医生和小儿外科医生在场，以利于及时抢救新生儿及进行初步的病情评估。

3. 产后管理 产后对于孕妇，常规进行生命体征及化验指标的监测，主要为产后出血及发热的监测，症状及体征平稳后可出院，常规产后42天门诊检查，评估产褥期恢复情况。宫内手术需抑制宫缩和预防感染。对于产时及产后接受手术的新生儿需监测术后的生命体征及感染情况。行新生儿脑发育测评，早期发现异常，早期干预，定期复查肢体活动功能。

五、胎儿处理

1. 胎儿期手术即宫内手术 选择宫内手术的最大前提为母体的安全性，如果母体安全得不到保证，那么宫内手术就该被考虑放弃。对于胎儿手术部分而言，Meuli-Simmen等人在1995年应用背阔肌肌皮瓣在人工制备的脊髓脊膜膨出的7只胎羊模型上成功进行修补术，术后3个胎羊存活并继续妊娠，在长期预后上，幸存的羊皮肤伤口愈合良好和有正常的后肢功能。这些作者得出的结论是：背阔肌瓣修补术适合胎儿手术，并提供有效的覆盖。合并有开放性脊柱裂的胎儿伴有神经缺陷，部分原因是因为慢性机械性损伤和由于接触羊水引起的化学损伤，宫内手术能建立有效的皮肤覆盖，进行神经管缺损的修复，恢复神经功能。并不是所有怀有脊柱裂胎儿的孕妇均可进行宫内手术，胎儿染色体核型必须是正常范围并且不合并有其他的多发器官及系统畸形。宫内手术需在术前用抑制子宫收缩的药物来有效降低子宫敏感性，并行硬膜外置管以备术后镇痛。术中采用吸入性全身麻醉药氟烷对胎儿和母体麻醉，术中给予抑制子宫收缩的药物抑制宫缩，多巴胺维持血压，颈静脉置管监测中心静脉压。取下腹部横切口，术中用消毒超声探头探测胎盘及胎儿位置，切口至少距胎盘 6cm。用脑外科手术头皮夹或 Lactomer 子宫 U 形针将胎膜固定于子宫肌层，用无创性子宫夹拉开子宫暴露胎儿手术部位。切开子宫后需收集羊水并保温，建立羊水循环，术中持续温盐水灌注或温纱布保持胎儿体表温度及皮肤黏膜湿润，防止胎盘剥离。在完成胎儿手术后，回输羊水或替代液（37℃的生理盐水），其内放入万古霉素 1.0g 预防感染，放回胎儿，安放好脐带防止脐带受压，子宫肌层分两层缝合：可吸收线连续缝合胎膜及内层，涂以纤维蛋白胶，外层间断缝合，再涂以纤维蛋白胶以防止羊水漏出，术中监测包括胎儿及母体心电监测、血氧监测、温度监测、血气监测及母体宫内压力监测。术后需抑制子宫收缩及监测感染指标，预防感染。

2. 产后处理 宫内手术的并发症很多，目前为止，除终止妊娠（引产）、死产或死胎外，大部分怀有脊柱裂的孕妇一般选择在出生后进行治疗。新生儿的脊髓脊膜膨出应以无菌的方式处理。病变部位应立即用温暖的生理乳酸林格液或生理盐水覆盖，无菌敷料应放在膨出物的周围，膨出物应覆盖非黏性敷料，如果新生儿需要插管，这应该是在俯卧或侧卧位置进行，在任何时候，常温必须得到维护。应由新生儿科和小儿神经内科或神经外科医生进行一个初步的身体检查，以评估神经的功能和神经功能缺损的程度。进行脊柱检查，如有早期脊柱侧弯或后凸畸形的证据，应考虑进行 CT 和（或）MRI 扫描检查，提供给神经外科医生可以计划手术方式。家长应被告知，即使产前不存在脑积水，那么神经管修复后也可能出现脑积水。

显性脊柱裂应行囊壁切除及修补手术。一般手术的进行应越早效果越好。手术的目的是切除膨出的囊壁，松解脊髓和神经根粘连，将膨出的神经组织回纳入椎管，修补软组织缺损，避免神经组织遭到持续性牵扯而加重症状。单纯的脊膜膨出患儿而无明显瘫痪及脑积水发生时，手术时机的选择可等到新生儿黄疸期过后，体重逐渐增加时，通常在出生后 1～2 周后即可进行，膨出物覆盖的皮肤完整，膨出无明显增大者，手术延至出生后 2～3 个月内进行更为安全。脊髓脊膜膨出患儿应于出生后 12～24 小时内接受手术治疗，这样有利于减少或防止脊髓功能障碍的加重和脑积水的发生。如果膨出物的囊壁厚,为减少手术的死亡率,患儿可年长后(1 岁半后)手术,如果膨出物的囊壁很薄或破裂,同时有潜在感染的可能者,应行急诊手术治疗,囊壁已发生感染、破溃或已有脑脊液漏者,应先积极抗感染治疗,争取在创面清洁或接近愈合后再考虑接受手术治疗。如果囊肿周边软组织缺损过大,可行整形修补,不能列为手术的禁忌。也有部分人强调脊髓脊膜膨出者应于出生后立即进行手术治疗,可使神经功能得到改善,但如果因某些原因而在 12 小时内仍不能接受手术时,局部可用 0.25%～5%的硝酸银溶液连续湿敷,可以用于保持局部病灶的无菌环境,同时防止继发的感染发生。保护神经组织未曾显露的创面,可加速伤口的愈合,有利于尽快接受手术治疗。如果显性脊柱裂的患儿表现有两下肢弛缓性瘫痪,大小便失禁,同时有进行性脑积水者以及脊髓膨出或脊髓外露导致严重脊髓功能障碍者,均是手术的禁忌证。

隐性脊柱裂仅有局部皮肤的异常表现而无症状者,不需进行手术治疗。症状轻微者,应加强腰背肌或腹肌锻炼。如果出现神经系统症状如下肢肌力逐渐减退、排尿失常、夜间遗尿等表现,并且随着年龄的增长逐渐加重,或通过脊髓造影检查发现有梗阻或充盈缺损者,应接受手术治疗。手术的目的是切除压迫神经根的纤维和脂肪组织。

六、预　　后

隐性脊柱裂本身并不妨碍健康。有脊髓脊膜膨出时囊肿大都不断增加,囊壁过薄时容易破裂而继发脑膜炎,有时细菌通过囊肿壁而形成感染。如果囊肿内无神经组织,囊肿切除以后此病可完全治愈,遗留的脊柱裂不产生任何症状。有神经系统症状者预后多不良,切除囊肿后症状很难改善,而且往往加重。小脑扁桃体下疝畸形是最常见的死亡原因;后脑功能障碍导致出生后第一年就死亡的患儿有 10%～15%。约 1/4 的患者智商低于 50,50%的患儿有学习障碍。

长期以来,一直提倡宫内修补脊髓脊膜膨出即脊髓脊膜膨出的宫内治疗,以减少羊水成分对膨出物内神经组织的毒性以及降低脑积水的发生率。美国一所研究机构发表了一项非随机性的调查报告,总结了 1990～1999 年间所做的宫内脊髓脊膜膨出修补术的效果,包括是否需要脑室腹腔分流术、产科并发症、分娩时的孕期和新生儿体重，与出生后行脑脊髓膜膨出修补术的患儿比较，得出的结论为宫内修补术可减少后脑疝的发生率，从而减少了需要分流术的脑积水的发生；但是却增加了如下风险，如羊水过少、需住院治疗的产前子宫收缩、早产（32 周至 36 周）及低体重儿（2171g 至 3075g）。在孕 24 周行宫内脊髓脊膜膨出修补术后曾发生胎儿早产，孕 32 周分娩时而发生致死性的肺发育不良，同时宫内修补术对远端感觉运动功能及泌尿系统恢复几乎没有帮助，由于样本量小、随访期短，所得结果的评价受到一定限制。因此，脊髓脊膜膨出宫内修补术这一方法是否可行，尚需要经过长期的随机调查研究才能得出结论。

其实无论治疗的方法有多少，手术的治疗一直以来都是效果最明显的，由于手术治疗的主动性，所以手术治疗的效果总是非常的稳定的，康复也会非常的不错。

新生儿需到发育儿科进行新生儿脑发育测评及功能锻炼等，术后随访是必需的，一直要持续到幼儿甚至成人阶段。

（周阳子）

参考文献

1. Lei Y，Zhu H，Duhon C，et al. Mutations in Planar Cell Polarity Gene SCRIB Are Associated with Spina Bifida1. PLoS One，2013，26：8(7)：e69262
2. Dandale A，Dhurat R，Ghate S. Perianal pseudoverrucous papules and nodules. Indian J Sex Transm Dis，2013，34(1)：44-46
3. Benedum CM，Yazdy MM，Mitchell AA，et al. Risk of Spina Bifida and Maternal Cigarette，Alcohol，and Coffee Use during the First Month of Pregnancy. Int J Environ Res Public Health，2013，10(8)：3263-3281
4. Safra N，Bassuk AG，Ferguson PJ，et al. Genome-Wide Association Mapping in Dogs Enables Identification of the Homeobox Gene，NKX2-8，as a Genetic Component of Neural Tube Defects in Humans. PLoS Genet，2013，9(7)：e1003646.
5. Ponte SF，Rondon A，Bacelar H，et al. Anthropometric measurements as an indicator of nutritional status in spina bifida patients undergoing enterocystoplasty. Einstein(Sao Paulo)，2013，11(2)：

168-173
6. Tamura A, Shida D, Tsutsumi K. Abdominal cerebrospinal fluid pseudocyst occurring 21 years after ventriculoperitoneal shunt placement：a case report. BMC Surg，2013，13；1：27.
7. Ausili E，Paolucci V，Triarico S，et al. Treatment of pressure sores in spina bifida patients with calcium alginate and foam dressings. Eur Rev Med Pharmacol Sci，2013，17(12)：1642-1647
8. Chua X，Mohamed J，van Bever HP. Prevalence of latex allergy in spina bifida patients in Singapore. Asia Pac Allergy，2013，3(2)：96-99
9. 段涛，胡娅莉，吕时铭. 产前诊断. 北京：人民卫生出版社，2010.
10. DianaW. Bianchi/TimothyM. Crombleholme/MaryE. D′ Alton/FergalD. Malone. FETOLOGY
11. 赵定麟. 脊柱外科学. 上海：上海科学技术文献出版社，1996.
12. 贾连顺，李家顺. 现代腰椎外科学. 上海：上海远东出版社，1995.
13. 胡亚美，江载芳. 诸福棠实用儿科学. 第8版. 北京：人民卫生出版社，2015

第五节 骶尾部畸胎瘤

一、概 述

骶尾部畸胎瘤(sacrococcygeal teratoma，SCT)被定义为由三种原始胚层(内胚层、中胚层及外胚层)的胚细胞异常发育而形成的一种新生肿瘤组织或多个缺乏器官特异性的外源性组织，是较常见的胎儿先天性肿瘤之一，发生率为 1/40 000～1/20 000。女性发病率是男性的 4 倍，但是，发生在男性的畸胎瘤更容易恶变。组织学上绝大部分为良性(约占 80%)，恶性者仅占 12%。骶尾部畸胎瘤，可表现为实体瘤，或以囊性为主，或囊实混合性畸胎瘤。骶尾部畸胎瘤伴双胞胎家族史的比例显著高于正常人群。骶尾部畸胎瘤主要影响胎儿的泌尿系统及直肠肛门的功能。

二、病理生理与病因

骶尾部畸胎瘤的发病原因尚不清楚。骶尾部畸胎瘤以前被认为是源于生殖细胞或原始胚胎细胞，然而，最近，骶尾部畸胎瘤已被认为是一个起源于亨森(Hensen)结的一个全能性的体细胞。由于尾骨的亨森结是多能细胞集中部位，因此骶尾部畸胎瘤最为常见，卵巢和睾丸有始基组织，也是畸胎瘤的常见部位。如果分化成胚外结构则形成胚窦瘤，属于恶性肿瘤的一种。人体胚胎发育过程中，有一种具有多能发展潜力的多能细胞，正常胚胎发育情况下，发展和分化成各胚层的成熟细胞。如果在胚胎不同时期，某些多能细胞从整体上分离或脱落下来，使细胞基因发生突变，分化异常，则可发生胚胎异常。一般认为，这种分离或脱落如果发生于胚胎早期，则形成畸胎；而如果发生于胚胎后期，则形成了具有内胚层、中胚层和外胚层三个胚层的异常分化组织，即形成了畸胎瘤。发生部位为从骶尾部至颅内的中线部位，身体中线组织可发生畸胎瘤的部位为松果体、颈前部、前纵隔、膈下、腹膜后、盆腔及骶前直到尾骨部。在骶尾部畸胎瘤患儿家族中，双胞胎的发生率明显增高，因此部分学者认为肿瘤可能源于异常发育的双胞胎。

畸胎瘤的病理特征为肿瘤组织由外、中、内三个胚层组织构成，组织来源广泛，常含有成熟或未成熟的皮肤、牙齿、骨、软骨、神经、肌肉、脂肪及上皮等组织，少数也可含有胃黏膜、肝、肾、肺、胰、甲状腺及胸腺等组织成分。畸胎瘤的内部结构也有很大差异，可为囊性、实性或混合性。

畸胎瘤的病理分类为：①成熟型畸胎瘤：即良性畸胎瘤，由已分化成熟的组织构成，囊性部分常多于实性部分，皮肤及附件、皮脂腺、汗腺、毛发、汗腺为主要成分。实性部分常含有器官样组织，如脂肪组织、骨组织、软骨、肌肉、神经组织包括脑组织、神经元及神经胶质等，临床上提示有恶性变化；②未成熟型畸胎瘤：即恶性畸胎瘤，由胚胎发生期的未成熟组织结构构成，实性部分常常多于囊性部分，多为神经胶质或神经管样结构，常有未分化、有丝分裂增多的恶性病理表现。临床上有不同组织学类型的恶性畸胎瘤，在同一肿瘤中可存在不同恶性程度和不同组织类型的成分，肿瘤组织的主要成分决定恶性畸胎瘤的类别。恶性畸胎瘤分期：Ⅰ期，肿瘤完整切除，淋巴结无转移；Ⅱ期，肿瘤切除后，镜下残留肿瘤组织，淋巴结无转移；Ⅲ期，肿瘤切除后残留肉眼肿瘤组织，淋巴结有转移；Ⅳ期有远处转移。

根据肿瘤与骶尾骨的关系，骶尾部畸胎瘤可分为四大类型：①Ⅰ型：显著外露型，肿瘤体积绝大多数突出于骶尾部，仅有极小部分位于骶前，约占总数46％；②Ⅱ型：瘤体骑跨于骶骨前后，主要部分位于骶骨外，骶前部分未进入腹腔，占34％；③Ⅲ型：原发于盆腔和腹腔瘤体骑跨于骶骨前后，以骶前瘤体为主，并可由盆腔延伸至腹腔，约占总数9％；④Ⅳ型：肿瘤多位于骶前，较少见，没有外露的表现。恶性成分发生率不仅与解剖类型有关，也与诊断时的年龄与性别有关，而与肿瘤的大小无关。肿瘤恶性变在年龄稍大的婴儿和儿童中明显高于肿瘤显著外露的新生儿。而且恶性变在男孩中更为常见。

骶尾部畸胎瘤的临床表现：在胎儿期，骶尾部畸胎瘤可形成巨大的动静脉瘘，使远端主动脉血流增加，较多的血流远离胎盘向肿瘤分流，即“盗血”现象，其结果能引起胎盘厚度增加。胎儿贫血、水肿或因肿瘤而生长迅速。大量血液分流造成胎儿高排性心衰甚至死亡。有巨大肿瘤者可影响孕妇的自然分娩。

三、诊　　断

超声及核磁共振检查是早期发现和诊断先天性胎儿骶尾部畸胎瘤的重要检测手段，是产前诊断骶尾部畸胎瘤的首选方法。在骶尾部畸胎瘤的产前诊断中，结合超声与磁共振检查可以更准确、更全面反映肿瘤的质地、部位及性质，为产前产后的治疗提供详尽的依据。

（一）病史诊断

既往妊娠有孕育过一个患骶尾部畸胎瘤胎儿的病史，则在本次妊娠的相同孕周应详细的进行胎儿发育的检查，常见于妊娠16～22周首次发现，有利于此次妊娠的诊断及排除。但大部分孕妇无既往病史。

（二）超声检查

对肿瘤可精确定位，明确肿瘤大小、结节、囊实性、附近组织侵犯程度以及与邻近组织器官的关系，对诊断及鉴别诊断有重要价值，具有实用、有效、价廉、应用广泛及无创无痛等优点。由于骶尾部畸胎瘤成分复杂，可以来自三个胚层的各种组织，以外胚层和中胚层组织最多，少部分为内胚层，超声表现为内部回声多种多样：

1. 良性者形态规则，多呈囊性，有特异性征象如脂液分层征、面团征、瀑布征或垂柳征、星花征等。

(1)由胎儿骨底尾部突出一囊性包块，有光滑囊壁，囊肿似深入盆底，关系密切。

(2)囊内含液性暗区，可见反光强的光条或光块。

(3)注意脊柱的尾端是否合拢，有时不易分辨，这关系到与尾椎部的脊膜膨出的鉴别，后者尾尖部不合拢。

2. 恶性者形态不规则，多为实性或囊实性的团块，实质部分多，内部结构杂乱。

(1)胎儿骶尾部突出一大实性包块，边界清楚，有包囊壁。

(2)内为实性为主回声，有反光强光条、光团，有骨骼样回声，有衰减的实性区及部分囊性区。

(3)脊柱尾端未见分开，但尾尖部较紊乱，肿瘤巨大者常可合并巨大胎盘、羊水过多及胎儿水肿。

(三) MRI 检查

囊性区呈均匀长 T1 长 T2 信号，部分呈等 T1 长 T2 信号，囊壁及间隔呈等 T1 等 T2 信号，脂肪呈短 T1 长 T2 信号，钙化或骨化呈长 T1 短 T2 信号。MRI 弥补超声的某些缺陷，如视野较大，软组织对比度高，不受羊水过少或胎位不正的影响，且目前未发现 MRI 对胎儿的生长发育有放射性损害。MRI 为多参数扫描，在肿瘤组织及肿瘤与盆腔、腹腔及脊柱关系的分辨方面具有优越性，以囊性为主的骶尾部畸胎瘤有时易与脊膜脊髓膨出混淆，可通过 MRI 来区别。

(四) AFP 与 hCG 的检测

考虑恶性畸胎瘤可能者，均应检测患儿血清的甲胎蛋白(AFP)和绒毛膜促性腺激素(hCG)水平。AFP 是一种 α 球蛋白，主要由胎儿肝脏分泌，也可由早期胎儿卵黄囊及肠道产生，对诊断和预后判断有指导作用，新生儿 AFP 高于正常值，6 个月时逐渐降低，接近正常水平。恶性畸胎瘤 92%有甲胎蛋白增高，而良性畸胎瘤也有 4%有 AFP 异常，并发现良性畸胎瘤 AFP 增高者术后复发率明显增高。胎盘产生人绒毛膜促性腺激素(hCG)，这种糖蛋白激素由 α 和 β 亚单位组成，胚胎癌及多胚瘤 hCG 呈阳性反应。

鉴别诊断：骶尾部畸胎瘤的鉴别诊断包括腰骶部脊髓脊膜膨出，两者均展示了脊髓缺陷。脊髓脊膜膨出是囊性或是半囊性的改变，而不是实型，而且没有钙化。胎儿脑部检查对于明确诊断是有帮助的，因为大多数胎儿腰骶部脊髓脊膜膨出有特别的颅脑改变征象。有一些与骶尾部畸胎瘤很像的罕见的肿瘤包括成神经细胞瘤、胶质细胞瘤、血管瘤、淋巴瘤、平滑肌瘤、脂肪瘤及黑色素瘤等。生化指标，如α-胎儿蛋白（AFP）和乙酰胆碱酯酶对于从其他异常病变中区分出骶尾部畸胎瘤是不可靠的，因为脊髓脊膜膨出的患儿也可伴有AFP的增高。然而，曾有人建议，AFP可以用来区分良性和恶性肿瘤，但是，由于正常胎儿体内AFP水平是非常高的，所以就限制了此项应用。

四、围产管理

我们认为产前诊断骶尾部畸胎瘤，做好产前随访与咨询，让孕妇及家属充分了解该疾病的诊治经过及预后，确保患儿尽早接受规范化治疗，是改善预后提高生存质量的重要步骤之一。孕期动态监测瘤体增长的速度及胎儿心功能，注意有无胎儿水肿；对实性为主的瘤体快速增长或出现心功能异常的胎儿，应给予高度重视，告知孕妇及家属胎儿所处风险，同时给予相关处理。

1. 孕期管理 母体的检查，定期产检：包括血压、心率、体重等正常孕期检查指标的监测，还包括血尿常规、血糖等化验指标的监测，以评估母体是否存在相关妊娠并发症，孕有骶尾部畸胎瘤胎儿的孕妇可能并发有子痫前期的症状，比如有母体镜像综合征，即母亲出现与胎儿相仿的一些症状和体征，表现为呕吐、高血压、外周水肿、蛋白尿及肺水肿等类似子痫前期的临床征象，其原因不清，可能与水肿胎盘释放血管活性物质有关。当母亲出现此现象时，即使宫内纠正胎儿畸形，也不能逆转母亲的症状，尽快结束妊娠是唯一的治疗途径，所以当孕妇出现母体镜像综合征时不考虑行宫内手术。胎儿的检查：孕11～13^{+6}周完善胎儿NT检查，孕22～26周完善胎儿系统彩超检查，明确是否有其他系统畸形。确定骶尾部畸胎瘤后，每周都应该进行超声检查，监测羊水指数、肿瘤的生长速度及早期胎儿水肿的表现。早期心衰的表现是胎盘水肿和/或胎儿水肿，往往进展很快而且有时预示着胎儿即将死亡。建议在孕36周以后，每周行羊水穿刺来评估胎儿是否肺发育成熟，一旦确定胎儿肺发育成熟，建议立即终止妊娠。但是许多妊娠合并胎儿骶尾部畸胎瘤的孕妇却不能妊娠到这个孕周，由于孕期检查、治疗及活动受限等都将导致早产的发生。孕期还要完善染色体检查，孕18～24周完善羊水穿刺染色体检查，孕24周后可行脐血穿刺的染色体检查及羊水STR检查，以明确有无染色体异常。同时还要监测胎儿血流，如有S/D、PI及大脑中动脉血流异常等，及时向患者及家属告知，定期监测，如大于28孕周则需及时终止妊娠。孕期行囊肿穿刺减压可解决孕妇的不适感，同时对于一些因肿瘤压迫所致的膀胱出口梗阻可行囊肿羊膜腔分流术。

2. 产时管理 分娩方式的选择取决于肿瘤的大小，一些合并有小的肿瘤的患者可进行阴式分娩，但阴式分娩的并发症包括由于肿瘤破裂、撕裂造成的新生儿窒息或死亡。阴式分娩的患者有6%～13%可发生难产，目前可尝试用经腹或经阴道的方式穿刺一些大囊肿来避免难产的发生。对于合并胎儿骶尾部畸胎瘤的患者，建议行剖宫产终止妊娠，因为它可以避免由于机械性创伤引起的出血及难产，尤其是在一些肿瘤直径＞5～10cm的患者上。肿瘤的大小还决定剖宫产切口的选择，一些大的肿瘤尤其是同时合并早产，需要做一个经典的剖宫产切口。孕妇常合并羊水过多，分娩时需预防产后出血及做好抢救产后出血的准备。

3. 产后管理 产后对于孕妇，常规进行生命体征及化验指标的监测，主要为产后出血及发热的监测。症状及体征平稳后可出院，常规产后42天门诊检查，评估产褥期恢复情况。对于产时及产后接受手术的新生儿需监测术后的生命体征及感染情况，最主要是新生儿的心脏功能及排尿排便情况。

4. 临床遗传咨询 一些胎儿骶尾部畸胎瘤的病例都是家族性的，属于常染色体显性遗传。对于非家族性的病例只有10%发生在骶前，而对于家族性的病例100%都发生在骶前，家族性病例中男女比例为1∶1，而非家族性病例中男女比例为1∶3，家族性病例可伴有肛门直肠畸形，最常见的是肛门狭窄，家族性病例经常合并“弯刀骶骨”，而且通常是良性的。在胎儿骶尾部畸胎瘤的病例中，有一些罕见的染色体异常被报道，包括远端10q三体综合征，1号染色体长臂的马赛克三体综合征，以及2号和7号染色体的重新移位等。

五、胎儿处理

骶尾部畸胎瘤可合并羊水过多、巨大胎盘和胎儿水肿。存在巨大胎盘和胎儿水肿者围产儿病死率高。孕30周以后诊断者，如果不合并巨大胎盘和胎儿水肿，可择期行剖宫产术。合并巨大胎盘和胎儿水肿者在促胎肺成熟后尽早行剖宫产术终止妊娠，在新生儿期手术。孕周小于30周的骶尾部畸胎瘤合并巨大胎盘和胎儿水肿，可选择宫内手术治疗。随着胎儿医学的发展，对一些胎儿结构性畸形进行胎儿外科手术成为现实，骶尾部畸胎瘤是已经开展的手术之一，术前确定肿瘤在腹腔或盆腔的范围很重要，以指导胎儿手术途径，治疗方式有开放式切除骶尾部畸胎瘤、胎儿镜下血管结扎、胎儿镜下激光血管烧灼、射频消融及电凝法等。虽然目前胎儿手术技术尚未普及，但随着产前诊断水平、产科及儿科等多学科的快速发展，宫内治疗也将走向成熟。

1. 胎儿期手术 由于骶尾部畸胎瘤可形成巨大的动静脉瘘，即"盗血"现象，大量血液分流可造成胎儿高排性心衰甚至死亡，所以早期的宫内干预能逆转胎儿心衰。宫内干预的指征是：小于30孕周，已出现巨大胎盘和胎儿水肿，无母体镜像综合征(MMS)，即母亲出现与胎儿相仿的一些症状和体征，表现为呕吐、高血压、外周水肿、蛋白尿及肺水肿等类似子痫前期的临床征象，其原因不清，可能与水肿胎盘释放血管活性物质有关。手术方式：①开放性手术：切除肿瘤或激光阻断肿瘤的血供；②经皮超声引导下射频阻断肿瘤血供；③胎儿镜下激光阻断肿瘤血供。术中运用抑制子宫收缩的药物，防止出血，建立羊水循环，实施胎儿手术，术后抑制子宫收缩，防止感染。

2. 出生后手术 新生儿出生后应尽早尽快进行手术以免发生恶性变，外科手术为首选疗法，以避免良性畸胎瘤因耽搁手术而导致肿瘤恶变，同时可预防肿瘤感染、破裂、出血及并发症的发生。骶尾部畸胎瘤的手术要点是完整迅速地切除肿瘤，骶尾部畸胎瘤强调务必将尾骨一并切除以防肿瘤复发，尾骨上常常有肿瘤细胞，若切除不彻底，即使畸胎瘤是良性也会复发。控制肛直肠的肌肉重建，恢复会阴部和臀部的外观。手术中要特别注意骶前动脉的处理，以防出血引起危险。手术时要注意有无淋巴结的转移。手术切口要远离肛门，以防粪便污染伤口。

3. 术后放化疗 骶尾部恶性畸胎瘤若仅用手术切除则无治愈希望，必须给予放射治疗和化学疗法。放射治疗要根据肿瘤的范围和淋巴管造影所见。有时可参考静脉肾盂造影结果。放射治疗剂量加大时必须给予10～14天的休息。注意放射线对于肛门、膀胱及皮肤的损伤。可能发生直肠或膀胱的缩窄。对手术切除完整者，近年主张以化疗为主，放疗慎用，以避免放疗时生殖器官及骨骼发育的延迟损害。恶性畸胎瘤巨大或广泛浸润、临床判断不能切除者,可应用术前化疗或放疗,使肿瘤缩小后再予延期手术,对提高手术切除率及保留重要脏器有积极意义。对晚期病例,应用术前化疗或放疗也可达到解除肿瘤压迫、控制转移灶和争取再次手术机会的治疗目的。

六、预　　后

诊断时的年龄是骶尾部畸胎瘤的主要预后因素。妊娠 30 周后诊断出的骶尾部畸胎瘤胎儿比更早期被发现的畸胎瘤胎儿更倾向于有更好的预后。出生 2 个月后做出诊断或 4 个月后进行肿瘤切除的患儿,其恶性率是 5%～10%。畸胎瘤的预后与肿瘤部位、恶变发生率及治疗结果等因素密切相关。完整切除肿瘤、减少术后复发和恶变是畸胎瘤的另一主要预后因素,即使是恶性畸胎瘤,完整手术切除仍是长期生存的基本保证。目前恶性畸胎瘤完整切除后综合治疗的三年生存率可达 50%,五年生存率为 35%,而术中残留或复发者的生存率仅 3%。隐性骶尾部恶性畸胎瘤的预后最差,生存率仅 8%。不论何种病理类型的畸胎瘤,手术都存在复发可能,复发与诸多因素有关,新生儿必须到发育儿科进行新生儿脑发育测评,如有异常则进行相应的功能锻炼及恢复等。术后肿瘤的定期随访是必需的,有文献报道新生儿生后 17 个月肿瘤复发。建议新生儿产后需定期进行体格检查、B 超及相应部位的 MRI 检查,间隔 6 个月～1 年,一直要持续到幼儿甚至成人阶段。

(周阳子)

参考文献

1. Ninagawa NT, Isobe E, Hirayama Y, et al. Transplantated mesenchymal stem cells derived from embryonic stem cells promote muscle regeneration and accelerate functional recovery of injured skeletal muscle. Biores Open Access, 2013, 2(4): 295-306
2. Hakiman H, Margulis V, Kapur P, et al. Rapid progression of a germ cell tumor encasing the inferior vena cava and aorta following a radical orchiectomy. Rare Tumors, 2013, 5(2): 79-82
3. Gaur A, Ambey R, Sharma A, et al. Abscess mimicking pre-cervical and submandibular cystic hygroma in a newborn. Australas Med J,

2013,6(6):318-320

4. Ram H,Rawat JD,Devi S,et al. Congenital large maxillary teratoma. Natl J Maxillofac Surg,2012,3(2):229-231
5. Subitha K,Thambi R,Sheeja S,et al. Role of imprint cytology in intra-operative diagnosis of an unusual variant of teratoma. J Cytol,2013,30(2):148-149
6. Jeroudi A,Kadikoy H,Gaber L,et al. Profound nephrotic syndrome in a patient with ovarian teratoma. Saudi J Kidney Dis Transpl,2013,24(4):777-782
7. Aggarwal SK,Keshri A,Agarwal P. Immature teratoma of the nose and paranasal sinuses masquerading as bilateral nasal polyposis:A unique presentation. J Postgrad Med,2013,59(2):138-141
8. DianaW. Bianchi/TimothyM. Crombleholme/MaryE. D′Alton/FergalD. Malone. FETOLOGY
9. 吴晔明. 小儿外科学. 北京:北京大学医学出版社,2009.

第二章 颈面部疾病

第一节 唇腭裂

一、概述

唇腭裂是口腔颌面部最常见的先天性畸形，严重影响面部美观，还因口、鼻腔相通，直接影响咀嚼、呼吸及发音，导致上呼吸道感染，诱发中耳炎。患儿常因吮奶困难导致严重营养不良，故危害较大。唇腭裂在世界范围内广泛发生，发生率约为1‰～2‰。以黄种人发病率最高，白种人次之，黑种人发生率最低。我国为唇腭裂高发国家，发病率为0.182%，全国现有患者170多万，属于多因素遗传性疾病。根据近几年的出生缺陷监测资料统计，唇腭裂畸形已上升到第二位，仅次于先天性心脏病。长期以来，唇腭裂的治疗与外科手术关系最为密切，外科手术对唇腭裂某些阶段的治疗起着重要作用，同样新生儿期的喂养指导，语音、听力功能的评估与治疗，心理治疗等都起着非常重要的作用。

唇裂俗称兔唇、缺嘴或豁嘴，是口腔颌面部常见的先天性发育畸形，因腭突联合和融合障碍而形成唇部和腭部裂隙。研究发现胎儿唇腭裂的发生是由于胚胎期的上颌突、鼻突融合障碍以及外侧腭突、正中腭突融合障碍所致。

二、病理生理与病因

口腔颌面部的发育开始于胚胎第3周，至第8周胎儿面部初步完成。人类颜面部的形成基于5个隆起。胚胎第4周时，原始口周围有5个突起：1个鼻腭突，位于上方正中；2个上颌突，居于上方两侧；另外2个是下颌突，占据下方全部。2个下颌突形成不久即有一部分在中线彼此连接，形成下唇、下颌骨和舌的前2/3部。鼻腭突形成后随即在下端分为1个鼻中突和2个鼻侧突。胚胎第6周时，鼻中突下段分化出2个小球突。胚胎第7周时，上颌突在上方与鼻侧突相连形成鼻侧部，在中线与小球突相连形成鼻孔底部和上唇，2个小球突在中线相连，形成鼻小柱、唇人中和前额。小球突自前向后生长，形成前额的鼻中隔，而上颌突从牙槽嵴向中线生长，形成左右2个腭突。胚胎第8周时，双侧腭突与前额相连形成牙槽嵴。胚胎第9周时，两侧的腭突先在中线相连，以后又在上方与鼻中隔相连形成硬腭。胚胎第12周时构成软腭的2个突起在中线相连，形成软腭。胎儿唇腭裂的发生是由于胚胎期的上颌突、鼻突融合障碍以及外侧腭突、正中腭突融合障碍所致。如在胚胎第6～7周时上颌突与球状突未融合则发生唇裂。若在妊娠9周，中腭突与侧额突未能融合则形成腭裂，所以唇腭裂是胚胎突起融合发育障碍所致。但具体病因如何导致融合发育障碍，目前并不十分明确。

唇腭裂的确切病因目前尚未完全明确，大量的研究实验和流行病学调查结果提示可能为多因素所致，可概括地分为遗传因素和环境因素两大类。

1. 遗传因素 遗传学研究表明，唇腭裂属于多基因遗传性疾病，亲属患病率高于群体患病率，亲属关系愈密切患病率愈高。唇腭裂一级亲属(父母、子女及兄弟姐妹)的患病率为4%，二级亲属的患病率为0.7%，三级亲属的患病率为0.3%。父母双方都患有唇腭裂者，患病率为25%，生过唇腭裂患儿的父母，以后子女的患病率明显高于群体患病率，当家庭中已有一个患儿时，其以后子女患病率明显增高，约为2.69%；有两个患儿，以后子女的患病率约为8.31%；有三个者为15.05%。唇腭裂患者男性多于女性，男女之比约为2∶1，但不伴有唇裂或硬腭裂的单纯软腭裂患者则女性多于男性。患病率与种族也有关系，唇腭裂在黑人中患病率最低，约为0.4‰；白种人次之，国人的患病率为1.3‰～1.8‰，日本人则更高，为3‰。此外，同一种族，不同地区的患病率也有差异。另外，有学者认为少数唇腭裂与可识别的染色体畸变有关。常见的染色体变异包括13、18、21及22号三体和在3、4、5、7、10、11、13、18及21号染色体上存在不同程度的缺失和重复。

2. 环境因素 妊娠3个月之内，胚胎发育受母体的生理状态所影响，这些影响发育环境，导致发育异常的因素可称为环境因素。①营养缺乏：在妊娠3个月内，因妊娠性呕吐或偏食，引起明显的钙、磷、铁及维生素B、C、D等营养物质缺乏致生产唇腭裂患儿的几率明显增加。②病毒感染：目前已知的多种孕期致畸病毒包括风疹病毒、流感病毒、巨细胞病毒、疱疹病毒及柯萨奇病毒等，其中风疹病毒与唇腭裂的发生密切相关。尤其在妊娠期前3个月，致畸作用明显。③内分泌因素：实验证明，在小鼠妊娠第11～14天内注射可的松，可使幼鼠腭裂发生率达100%。妊娠早期妇女应用激素、过度紧张或明显的精神创伤，可增加唇腭裂的患病率。④药物和化学因素：母亲妊娠期间用药或接触毒物对胚胎发育有很大影响，如激素、苯妥英钠、苯巴比妥、烷化剂、酒精和汞等均可影响胚胎发育而造成畸形，导致先天性唇腭裂的发生。⑤吸烟与饮酒：研究表明，妊娠期母亲吸烟、饮酒，能引起胎儿基因的变化而导致唇腭裂。⑥季节与胎次：临床统计学研究发现季节与唇腭裂的发生明显有关，2～4月份最高，5～7月份最低。且分娩次数越多，唇腭裂发生概率越大。

三、诊 断

(一) 分类

唇裂多发生于上唇，有单侧、双侧及正中裂。单侧或双侧唇裂根据唇裂程度分为Ⅰ度唇裂（裂隙只限于唇红部），Ⅱ度唇裂（裂隙达上唇皮肤，但未达鼻底），Ⅲ度唇裂（从唇红至鼻底完全裂开），Ⅰ、Ⅱ度唇裂为不完全唇裂，Ⅲ度唇裂为完全唇裂。不完全性唇裂仅在唇缘缺损，完全性唇裂从唇红至前鼻孔底部裂开并多伴有鼻中隔偏曲，鼻柱偏移及短缩，鼻翼扁平塌陷并且鼻部畸形。单纯腭裂也可分为单侧及双侧。根据腭裂程度可分为Ⅰ度腭裂（腭垂裂或软腭裂）、Ⅱ度腭裂（全软腭裂及部分硬腭裂，裂口未达牙槽突）及Ⅲ度腭裂（软腭、硬腭全部裂开并达牙槽突），Ⅰ、Ⅱ度腭裂为不完全腭裂，Ⅲ度腭裂为完全腭裂，前者一般单独发生，不伴唇裂，仅偶有伴发唇裂者，后者常伴有同侧完全唇裂。腭裂也可分前腭裂、软硬腭裂、后腭裂和完全腭裂四型。亦有分为单纯软腭裂或悬雍垂裂、不完全和完全腭裂（图2-1见文末彩插，图2-2见文末彩插，摘自Fetology）。

(二) 影像学检查

唇腭裂畸形危害较大，近年来其发病率有上升趋势。因此，早期产前诊断该病具有十分重要的意义。目前超声检查是胎儿产前诊断的主要手段，超声技术及磁共振技术的应用使胎儿畸形的产前诊断率不断提高。

1. 超声诊断 超声检查是唇腭裂产前诊断的首选手段。国外资料显示孕13～14周经腹超声可较准确地诊断唇腭裂。一般情况下,我们选择轴面对胎儿腭板进行观察,在冠状面观察唇部。最早在超声下显示的胎儿正常唇声像图为17周,但至孕20周均可显示,采用横断面和冠状面同时检测。唇腭裂的诊断均与孕周有关,一般孕20周以前均难以诊断,20周后诊断符合率提高,而且随着孕周的增大,检出率一般逐渐提高。唇裂多发生于上唇,下唇少见。正常上唇、鼻及上下牙槽的声像图,向上连续完整的弓形高回声带为唇弓,中央处见略向下凹陷呈"V"形的切迹,切迹下方见高回声的上唇结节,闭口时呈"桔瓣状",张口时呈"O"形。鼻尖及鼻小柱居中,两侧鼻翼、鼻孔对称,大小相等。上、下牙槽表现为弯曲自然并且连续的"C"字形强回声带,牙槽突内外表面为强回声带,排列整齐的乳牙低回声位于其中间。

唇腭裂的声像图:唇弓连续中断,裂隙较窄时呈线样,较宽。时呈"八"字形,三维超声影像显示胎儿的面部,唇裂胎儿上唇和鼻间有豁口,上唇的裂隙相当清晰(图2-3,图2-4见文末彩插)。鼻畸形的声像图:鼻翼平塌,鼻孔扩大。裂隙愈宽,鼻翼愈平塌,鼻孔愈大,鼻小柱及鼻尖向健侧移位,双侧同时发生时还有鼻小柱过短,鼻尖平塌,严重时鼻结构完全丧失。完全腭裂声像图:上颌骨牙槽突回声连

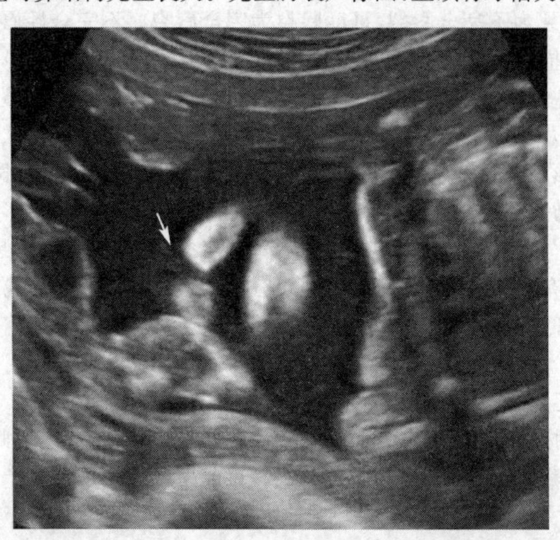

图 2-3 孕中期正中唇裂冠状面超声图像

续性中断，正常弧形消失，在裂口中线侧牙槽突常向前突出，而裂口外侧牙槽突则相对后缩，在横切面上可见“错位”征象。乳牙列在裂口处排列不整齐，乳牙发育可正常，也可伴邻近乳牙发育异常，如乳牙缺如或乳牙增多。牙槽突裂的裂口处一般在侧切牙与犬牙之间裂开。单纯性腭裂不易诊断，尤其是不完全性腭裂，唇裂合并腭裂时，往往伴有上牙槽裂开并向上延伸至腭裂，横切面超声显示上唇及上牙槽的裂口，裂口起自唇裂处，向内上向上牙槽延伸至上腭，鼻结构紊乱，鼻尖偏斜，鼻翼不对称，鼻孔显示不清。不完全性唇裂无鼻畸形，完全性唇裂多伴有鼻畸形。悬雍垂裂及不完全腭裂不伴有唇裂及鼻畸形，完全性腭裂多伴有唇裂及鼻畸形。故临床超声中唇裂及唇裂合并腭裂超声容易显示，单纯腭裂（悬雍垂裂及不完全腭裂）难以显示，这是因为硬腭及软腭正好处于牙槽突后方的声影区内。

2. 磁共振诊断 不完全唇裂者 MRI 征象为唇部软组织不完全离断，尚有部分组织相连续。完全唇裂的 MRI 征象为唇部软组织连续性完全中断，断端间有一定距离，其内填充以羊水，T2WI 显示为高信号，T1WI 显示为低信号。腭裂的 MRI 表现为胎儿腭部组织信号不连续、局部被长 T2 高信号中断，口腔与鼻腔直接相通。以轴面 T2WI 显示最佳、最直观。磁共振成像（magnetic resonance imaging，MRI）并非胎儿唇腭裂诊断首选手段，但相对于超声检查，有其自身优势。检查时不受羊水量、胎儿体位和母体体型的影响，对于超声检查难以检出的唇腭裂病例特别是软腭裂胎儿，MRI 具有明显优势。

3. 鉴别诊断 正中唇裂首先应与正常人中相鉴别。其次，由于大多数的唇裂发生在左侧或者单侧，正中唇裂还应除外口面指综合征Ⅰ型及额鼻发育不良。另外，需注意是否存在颌骨前缺失，以排除前脑无叶无裂畸形。双侧唇腭裂中出现的鼻窦部回声团，应与血管瘤、脊膜前突出、畸胎瘤、增大的舌和鼻相鉴别。其中，只有双侧唇腭裂中前颌骨前突，由于前方上颌骨和咽骨迁移，团块呈骨性。一旦确定唇腭裂，应考虑是否存在其他畸形，以进一步明确诊断。

四、围产管理

1. 孕期 母体定期产前检查，包括血压、化验及体重监测等等，注意母体是否有并发症等；胎儿的检查，注意胎儿生长发育情况、除外是否有其他系统发育异常及染色体异常等。

2. 分娩方式的选择 应首选阴式分娩为宜，只有在具有产科指征时方可选择剖宫产。

3. 产后 母体按正常分娩产妇管理。新生儿的处理：对于唇腭裂的患儿来说，因为缺少腭部的密封性，使得吸吮过程中口腔内部难以建立有效的内部压力而吮奶。而且，唇腭裂患儿口腔与鼻腔相通，吸吮过程中不但容易吞咽过多的空气，而且易于把牛奶通过腭部裂隙自鼻中呛出。所以新生儿的喂养很重要。产后新生儿择期手术治疗。

4. 临床遗传咨询 唇腭裂有遗传因素的影响，大部分也是环境作用的结果，是可以手术矫正的一种胎儿发育畸形，但需要多次整形手术才完成。

五、预　　防

研究唇腭裂发生的原因，目的就是为预防唇腭裂的发生。由于影响其发病的因素很多，婚前应进行遗传度的测定，以决定能否通婚和生育。在妊娠前 3 个月应注意食物营养成分的合理组成，如有孕吐或偏食，应补充适量的维生素 A、复合维生素 B、泛酸，以及钙、磷、铁等矿物质。怀孕早期要避免一切不良精神刺激，避免频繁接触放射线和微波，避免到高原缺氧地区旅行，避免感染病毒性疾病。若患病，应禁止服用激素等易致胎儿畸形的药物。此外唇腭裂畸形的发生与许多因素有关，是多种因素在同一或不同时期综合作用的结果，应加强妊娠期卫生健康教育宣传、普及卫生保健知识、倡导良好的生活方式和卫生习惯、搞好孕产妇卫生保健及提供充足的营养，避免一切不良刺激，采取综合性的预防措施以最大限度地减少唇腭裂畸形的发生。

六、治　　疗

长期以来，唇腭裂治疗的结果都被认为与外科关系最为密切。唇腭裂手术效果的好坏，受唇腭裂分型、手术方法、手术时机及手术医师的技能或经验等因素影响。

1. 唇裂修补术 目前，对唇裂手术的年龄国内外同行的观点都比较接近，患儿全身情况良好的前提下，主张单侧唇裂 3 个月以上，双侧唇裂在 6 个月即可进行唇裂修补术。不在新生儿完成唇裂修补术是因为唇裂手术属整形手术，必须在安全的前提下进行，而且，新生儿的唇白线、唇峰等解剖标志还不十分明显，术中难以有效地辨认。主张在全麻气管内插管下完成各类唇裂修补术。

单侧唇裂修补术目前国内外广为应用是以 Millar 和 Tenniso 法。单侧唇裂以 Millard Ⅱ式为主，最大限度地保存了患侧唇部的组织；较好的恢复唇部解剖形态，切口线与患侧人中嵴重叠或在隐蔽区；唇裂修复同时，延长了患侧鼻小柱；在侧唇皮瓣向前推进的同时，外展的鼻翼基足也得到内收的矫正。但此式患侧唇白线难以恢复至健侧的水平。双侧唇腭裂的修补方法很多，其报道的结果也因人而异，但目前国内外在临床上普遍采用的即是"原长整复术"，手术短期内，虽上唇短，但随着唇功能的恢复和年龄的增长，上唇的长度可逐渐趋于正常。

2. 唇裂术后继发畸形和二期整复术 唇裂术后继发畸形往往是针对第一次唇裂整复术时，因设计不当、操作不熟练或术后感染等原因所遗留未完全矫治的原畸形或造成新的畸形而言，对属于阶段性治疗的一些原有畸形如牙槽骨裂及鼻软骨畸形等不能称之唇裂术后畸形。二期整复术的年龄国内外无明确的规定，但原则上仍以尽早施行为好。造成唇裂术后畸形的原因是极其复杂的，因此，医生必须认真检查，具体情况具体处理。

3. 腭裂整复术 腭裂整复术的年龄在国内外学者间几乎无差异，一般认为 1.5 岁左右完成腭裂整复术比较理想，优点在于：

(1)恢复语言功能。

(2)避免中耳感染。

(3)有利于软腭的生长发育，使其在学习语言前有较为正常的腭部解剖生理结构。

但缺点是手术创伤和腭部裸露的骨面形成的瘢痕，影响上颌骨发育导致牙颌畸形。在我国根据具体国情如经济发展状况、医院水平及麻醉和术前后护理等现状，公认为 2 岁前后较为符合我国实际的施术年龄。

现代腭裂手术方法大致分为两大类：其一是封闭裂隙、保持和充分延长软腭，从而恢复其生理功能为主的腭成形术(palatoplasty)；另一类手术是缩小咽腔，改善腭咽闭合功能为主的咽成形术(pharyngoplasty)。后者是前者的辅助术式。腭裂整复术在临床上应用最广泛的有单瓣法、传统的 Langenbeck 术式及以两瓣法为基础的后推手术。单瓣法又称后推或单瓣后推术，主要以(push-back)为基础，此术式仅适用于软腭裂或部分不完全性腭裂的患者。

4. 语音治疗 如何有效地提高腭裂术后患者语音清晰度，被认为是腭裂综合序列治疗中的重要一环。腭裂语音主要为腭咽闭合功能不全和非腭咽闭合功能不全二大类造成，前者语音障碍的程度及语音清晰度都较后者严重，同时可伴有不良发音习惯。据国外学者报道，小年龄腭成形术后患者出现非腭咽闭合功能不全型异常语音者达42%～82%，这些患者的异常语音完全不同于传统的腭裂语音，学龄前完成语音治疗是最佳的时间，语音康复治疗于术后一个月开始。对于存在明显的腭咽闭合不全，任何形式语音训练都是徒劳的，对于这类患者需考虑咽成形术或腭咽阻塞器恢复发音所需的生理条件，只有这样语音训练才有可能取得良好的效果。

5. 腭裂患者中耳功能障碍及听力治疗 腭裂患儿软腭肌肉的不正常，使得咽鼓管咽口，不能正常开放，中耳无法与大气相通，中耳腔呈负压，导致阻塞性中耳炎。如果中耳腔长期不能与大气相通，黏膜产生病理改变，黏液分泌，集聚在中耳腔，则为分泌性中耳炎，这些都影响来自外耳道的声波在中耳的传导，表现出传导性听力下降，直接影响正确语音的学习，进一步导致社交困难和心理障碍。改善中耳功能，提高听力水平已成为腭裂患者综合治疗的一个重要方面。目前，对腭裂患者常规开展中耳功能检查及治疗。对分泌性中耳炎的治疗通过鼓膜采用鼓室置管，术中吸出中耳腔的黏稠分泌物，用PE管代偿闭塞的咽鼓管，使得中耳腔与大气相通。中耳腔负压的解除有利于减轻中耳腔黏膜肿胀及减少杯状细胞的数目，减少分泌物产生，能提高声音传入的效果，可以迅速改善患者的听力，且维持较短的压力平衡，并发症较少。

6. 建立正常的亲子关系与心理康复治疗 唇腭裂儿童在心理上比正常儿童更倾向于不稳定、自卑、社交困难及缺乏自信，表现为不稳定。因此对唇腭裂患儿要早期手术修复畸形，积极防治各种疾病，教育父母增强爱心，建立正常的亲子关系，积极进行各阶段的儿童教育及心理疏导。全社会都要对他们关心、爱护，使其身心健康成长。

七、产前干预及展望

由于在胎儿期皮肤伤口可完全修复，因此曾有人提倡宫内修复面裂。一般认为，在唇腭裂宫内修复后，手术瘢痕形成可引起面中部后缩和下颌骨发育不全，进而影响胎儿面部和下颌生长。而在小鼠和实验羊中，现已证实可在产前完全修复唇裂；由此，有人提出，只要功能发育正常的胎儿，在孕期在不影响面部发育的前提下，宫内修复可以达到完全修复唇裂的目的。至今，多数研究仍集中在动物模型研究。有报道在先天性腭裂山羊中，可完成宫内完全修复腭裂。胎儿镜用于治疗唇腭裂也将被尝试。另外，Papadopulos 等报道应用胶原冻干粉类骨再生埋植剂可以弥补腭裂引起的牙槽齿裂。基因治疗及干细胞治疗也是目前一大热点讨论，有待于进一步研究。

（李　欢）

参考文献

1. VanderasA P. Incidence of cleft lip, cleft palate, and cleft lip and palate among races: a review. Cleft Palate J, 1987, 24(3): 216-225
2. Sommerl ad BC, Mehendale FV, Birch MJ, et al. Palate repair revisited. Cleft Palate Craniofac J, 2002, 39(3): 295-307
3. Sommerlad BC. A technique for cleft palate repair. Plast Reconst Surg, 2003, 112(6): 1542-1548
4. CockellA, LeesM. Prenatal diagnosis and management of orofa-cial clefts. PrenatDiagn, 2000, 20(2): 149-151
5. ChungKC, KowalskiCP, KimHM, et al. Maternal cigarette smoking during pregnancy and the risk of having a child with cleft lip/palate. Plast Reconstr Surg, 2000, 105(2): 485-491
6. Gon alvesLF, LeeW, Espinoza J, et al. Three-and 4-dimensional ultrasound in obstetric practice: does it help. J Ultrasound Med, 2005, 24(12): 1599-1624
7. CampbellS, LeesC, MoscosoG, et al. Ultrasound antenataldiagnosis of cleft palate by a new technique: the 3D "reverse face" view. Ultrasound Obstet Gynecol, 2005, 25(1): 12-18
8. Kazan-Tannus JF, LevineD, McKenzieC. Real-timemagnetic resonance imaging aids prenatal diagnosis of isolated cleftpalate. UltrasoundMed, 2005, 24(11): 1533-1540
9. Papadopulos NA, Papadopoulos MA, Kovacs L, et al. Foetal surgery and cleft lip and palate: current status and new perspectives. Br J Plast Surg, 2005, 58: 593-607

10. Cash C,SetP,ColemanN. The accuracy of antenatal ultrasound in the detection of facial clefts in a low risk screening population. Ultrasound Obstet Gynecol,2001,18(5):432-436

第二节 鼻缺失

一、概 述

外鼻由内侧鼻突和外侧鼻突发育而来,因遗传因素或其他原因导致这一过程发育障碍,可以形成各种各样的外鼻畸形。胚胎时期额鼻突未发育或发育不全可导致无鼻畸形,常伴有鼻腔、鼻窦等缺如,眼距过近或独眼,主要存在于全前脑。先天性缺鼻畸形即完全鼻缺失是一种病因不详的罕见畸形,通常是指鼻子软组织缺失,和嗅觉系统的缺失相关。鼻缺失通常合并小眼畸形,鼻后孔闭锁以及腭裂。Cohen 曾将鼻缺失扩展分为完全鼻缺失及部分鼻缺失。前者指全鼻及嗅球全部缺失,而后者指至少一个鼻孔和嗅神经存在。鼻缺失病例散发。报道的病例并不多。鼻缺失对新生儿近期及远期预后有着重要的影响,它是一个潜在的威胁生命的畸形,主要问题是气道阻塞、呼吸困难及喂养困难。

二、病理生理与病因

鼻子的发育在胚胎的第 3~8 周,由第一对鳃弓发育而来。额鼻突在胚胎的第 3~4 周开始出现,在第 5 周,额鼻突下缘两侧外胚层增生,形成两个椭圆形的增厚区,称鼻板(nasal placode)。第 6 周时,鼻板中央向深部凹陷为鼻窝(nasal pit),其下缘以一条细沟与口凹相通。鼻窝的内外侧缘高起,分别称为内侧鼻突(median nasal prominence)和外侧鼻突(lateral nasal prominence)。第 6 周,左右内侧鼻突向中线生长并相互融合,形成鼻梁和鼻尖,其上部则发育为前额。外侧鼻突参与组成鼻外侧壁与鼻翼。随着鼻梁、鼻尖等鼻外部结构的形成,原来向前方开口的鼻窝逐渐转向下方,即为外鼻孔。第 6 周末鼻窝向深部扩大形成原始鼻腔。起初,原始鼻腔与原始口腔之间隔以很薄的口鼻膜(oronasal membrane),该膜于第 7 周破裂,形成原始鼻后孔,原始鼻腔便与原始口相通。

因为鼻缺失的病例散发,报道的病例不多,其具体发病机制尚不明确，并且致病原因也不确定。鼻缺失的大部分病例是散发的，也有部分有家族性，有报道可能是常染色体显性遗传。有研究结果表明，遗传因素在鼻缺失中发挥作用，与 3 号及 12 号染色体异位有关，也有研究结果显示与 9 号染色体异常有关。有研究提出几个基因已被提议作为鼻缺失的候选基因，例如 *PAX6* 和其下游的靶基因，如 MSX1、NRP2、GSC、ALX3 和 ALX4 等成纤维细胞生长因子信号。

三、诊　断

许多国外报道鼻缺失大部分在生后诊断，也有报道产前超声可发现。产前超声一般表现为在胎儿面部中线矢状切面上可见上唇突出，侧面轮廓平坦(图 2-5，图 2-6)。在胎儿上唇及前额之间没有鼻的软组织结构显现。在冠状面上原本正常鼻子的区域显现一个小凹，无正常鼻结构出现(见图 2-5 及图 2-6)。如伴有其他畸形超声同时会显现唇腭裂、小眼或眼距过近等。已有人证实在孕早中期超声发现胎儿鼻骨缺失，可作为唐氏综合征风险增加的一个敏感指标。所以在孕期超声中对胎儿面部的观察尤为重要。

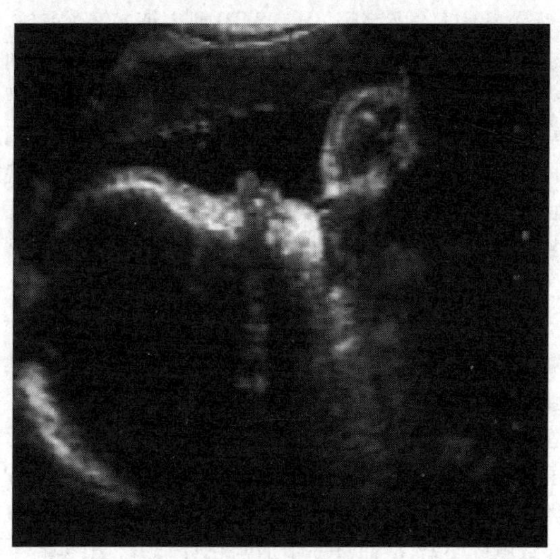

图 2-5　胎儿鼻缺失

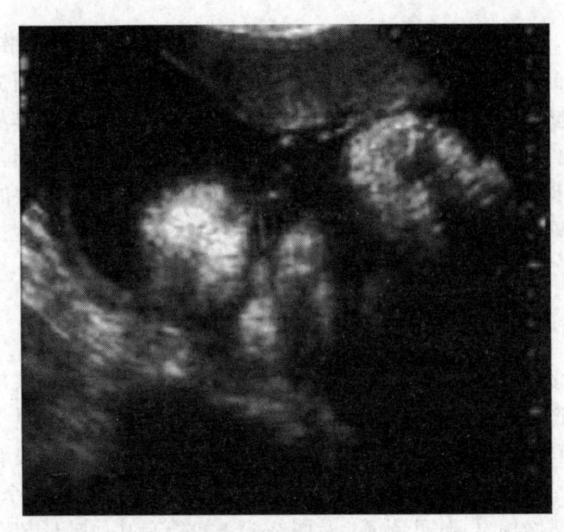

图 2-6 胎儿鼻缺失

生后检查胎儿通常提示鼻梁及外鼻孔消失，没有明显的梨状隐窝。生后 CT 可提示鼻骨、鼻中隔及鼻甲的缺失，也可伴随其他表现，如上颌骨发育不全及高腭弓等。MRI 研究证实 CT 表现，发育欠发达的鼻窦内充满脂肪组织，有时 MRI 可显示肿胀的泪囊内充满泪水，这是由于眶内侧的鼻泪管阻塞。生后 CT 和 MRI 检查可以排除其他相关畸形及制定手术计划。鼻缺失对新生儿近期及远期预后有着重要的影响，它是一个潜在的威胁生命的畸形，需要在分娩时存在一个高度熟练的新生儿复苏团队。家长的咨询是至关重要的，并需要一个多学科康复小组使新生儿预后完善。

四、围生期处理

出生时新生儿需要立即复苏及气道管理，比较常用的是气管造口术，应做好紧急情况下气管切开的准备，因此需要在分娩时有一个高度熟练的新生儿复苏团队及新生儿颅面专家团队。在生后鼻缺失的管理主要是气道阻塞的治疗及喂养困难。新生儿的吸吮和呼吸的要求与鼻缺失同时存在，导致呼吸困难。吸气和呼气通过口腔通道可能会导致胸廓回缩，从而进一步加剧呼吸窘迫。根据新生儿呼吸窘迫严重程度可能需要鼻道渠化或气管切开术。患儿应在婴儿期及儿童期对呼吸困难的任何证据进行仔细评估，应完善心脏、肾及颅部超声排除其他相关异常。

五、治 疗

宫内手术未见报道。大多数国外报道的整形手术(内外鼻重建术)被推迟到学龄前完成,因为此时面部发育基本完成,在这一发展时期,儿童不进行气管切开术,往往适应口呼吸和进食。然而,有些家长因为此种身体畸形的社会影响,选择要较早的年龄进行重建手术。也有报道在生后20周完成手术,并且达到了美容及功能效果。理想的治疗鼻缺失要达到以下几个目标:重建一个将发生最小的变形或瘢痕挛缩的外鼻,创建一个新的气道,使其以尽可能避免晚期狭窄的风险,并且在一个成长中的孩子,避免伤害坐落在很高的位置中的发育不全的上颌骨的齿芽。国外有报道一个6岁的女患者,进行内部和外部的鼻再造,一个分阶段的过程:鼻气道获得通过上颌骨截骨术和截骨,内衬用局部皮瓣与中厚皮肤移植;外鼻重建用自体肋骨框架,以扩大的额部皮瓣覆盖。

国内也曾报道外伤致鼻缺失再造手术1例。用额部扩张皮瓣行全鼻再造术是目前整形外科施行全鼻缺损修复的首选术式,它的主要优点是皮肤颜色、韧度及感觉好;供瓣区能直接拉拢缝合。全鼻缺损的修复与再造操作比较复杂。手术需注意以下几点:

(1)皮瓣的选择:前额正中皮瓣应是首选方法;

(2)皮瓣的设计:鼻部远端设计成三叶状,中间一叶形成鼻小柱,两侧叶形成鼻翼;在设计皮瓣位置时,用透光试验了解额部血管位置,提高皮瓣的成活率;

(3)支撑组织:选用硅橡胶材料术前精心雕琢成形,术中适当修整植入;

(4)衬里:以缺损的边缘为中转,以鼻根部和鼻翼两侧切开剥离,翻转至缺损的部位,将翻转的周边皮肤缝合做成内衬,保持固定好鼻孔大小及外形;

(5)为防止鼻孔狭窄和变形,术后备置鼻管。

(李 欢)

参考文献

1. 高英茂. 组织学与胚胎学. 北京:人民卫生出版社,2004:343-344
2. Cohen D, Goitein K. Arhinia revisited. Rhinology, 1987, 25:

237-244
3. Graham JM, Lee J. Bosma arhinia microphthalmia syndrome. Am J Med Genet, 2006, 140A: 189-193
4. Hou JW. Congenital arhinia with de novo reciprocal translocation, t(3;12)(q13.2;p11.2). Am J Med Genet, 2004, 130A: 200-203
5. Cusick W, Sullivan CA, Rojas B, et al. Prenatal diagnosis of total arhinia. Ultrasound Obstet Gynecol, 2000, 15: 259-261
6. Sato D, Shimokawa O, Harada N, et al. Congenital arhinia: molecular-genetic analysis of five patients. Am J Med Genet A, 2007, 15; 143: 546-552
7. Cicero S, Curclo P, Papageorghiou A, et al. Absence of nasal bone in fetuses with trisomy 21 at 11-14 weeks' gestation: an observational study. Lancet, 2001, 358: 1665-1667
8. Malone F, Ball R, Nyberg D, et al. First-trimester nasal bone evaluation for aneuploidy in the general population. Am J Obstet Gynecol, 2004, 104: 1222-1228
9. Feledy J, Goodman C, Taylor R, et al. Vertical facial distraction in the treatment of arhinia. Plast Reconstr Surg, 2004, 113: 2061-2066

第三节 颈面部肿瘤

胎儿肿瘤较为少见，有文献统计，其发生率为1.7/10万～13.5/10万活产儿，虽然少见，但种类繁多，目前多数学者根据肿瘤所在的解剖部位进行分类，主要分为胎儿颅内肿瘤、颜面部及颈部肿瘤、胸部（包括心脏和纵隔）肿瘤、腹部肿瘤、肢体肿瘤、生殖道肿瘤和胎儿附属物肿瘤等。胎儿肿瘤发生的可能机制及分类、胚胎期和胎儿期发生肿瘤的具体机制目前尚不清楚。一种假说认为，由于某种原因在某一器官或组织形成过程中导致细胞增生过多，超过这种器官和组织的正常需要量，使过多的胚胎细胞异常增长成为胚胎性肿瘤。另一种假说认为，胚胎性肿瘤是遗传物质发生二次突变的结果。随着超声诊断技术的不断提高，胎儿肿瘤的产前诊断率逐渐升高，为提高胎儿肿瘤诊断的准确性及临床围产期治疗或终止妊娠提供了可靠的依据，也为改善胎儿预后及产后新生儿的监护和处理等创造了有利条件，具有重要的临床价值。

胎儿颈部肿物以水囊状淋巴管瘤最常见，其他肿瘤较少见，如畸胎瘤、甲状腺肿和血管瘤等。面部肿瘤最常发生于眼眶、鼻旁窦、舌、鼻咽以及口咽。面部畸胎瘤虽罕见，但它是胎儿面部最常见的肿瘤类型，发生在面部及颈部的畸胎瘤约占所有胎儿畸胎瘤的5%。胎儿面部和颈部其他肿瘤罕见，文献报道的有成肌细胞瘤、脂肪瘤、先天性牙龈瘤、转移性肿瘤、舌囊肿及面部囊肿等。本章将具体介绍几种常见胎儿颈面部肿瘤。

淋巴管瘤

一、概　述

胎儿颈部水囊状淋巴管瘤（fetal nuchal cystic hygroma，NCH），又称胎儿颈部淋巴水囊瘤或胎儿颈部淋巴囊肿，是一种淋巴系统发育异常，是胎儿颈部最常见的异常，其发病率约为1∶6 000，占胎儿异常的2%～3%。在出生的婴儿中发病率为0.7%，在自然流产胎儿中发病率为1∶750，在进行产前诊断的高危妊娠妇女中，其发病率可达到6.8%。

二、病理生理

目前胎儿NCH病因未明，根据其出现的时间和好发部位推测NCH是一种淋巴管源性的“错构瘤”，胎儿淋巴系统从孕10周开始发育，孕14周发育完全，全身淋巴回流至颈部的胸导管和右淋巴导管，再回流至静脉系统，因此，各种原因引起的胎儿静脉压升高及淋巴回流障碍均可以引起胎儿颈部直至全身的水囊样改变。淋巴管瘤是起源于胚胎期异常淋巴组织的先天性良性肿瘤，由间叶组织的原始淋巴囊和淋巴管发育而成，属错构瘤，具畸形和肿瘤双重性。淋巴管瘤依据临床及组织结构可分为单纯性淋巴管瘤、海绵状淋巴管瘤和囊状淋巴管瘤，以囊状淋巴管瘤多见。

三、诊　断

对于此病的早期诊断，国内外报道：最早可在孕10～14周B超检查胎儿颈项皮下透明层厚度（NT）大于3mm，则发现胎儿颈部囊性淋巴瘤；也有报道经阴道超声可在孕9周初步诊断。胎儿淋巴管瘤有80%左右是胎儿染色体异常，其中最多的是Turner综合征，其次是21-三体综合征、18-三体综合征及13-三体综合征，其余为克氏征、部分三体、部分单体、染色体易位及嵌合等。胎儿淋巴水囊瘤已经成为染色体异常的超声标志之一。对此问题还可根据细胞遗传学及分子生物学知识，运用灵敏度及特异性高FISH技术，确定胎儿染色体是否异常，来进一步确诊胎儿畸形及胎儿淋巴管瘤。也有学者发现，在颈部水囊瘤胎儿，最常见的结构畸形是心脏畸形，因此推测NCH的发生可能与心功能衰竭有关。有研究发现，胎儿NCH时母血清或羊水中甲胎蛋白(alpha-feto-protein, AFP)升高或多项母血清标志物升高，这可能与胎儿NCH时21-三体高发有关。

1. 超声 超声波声像：一般表现为颈项部明显增粗，胎儿头颈部围绕一较大囊肿，内为网状间隔，呈多房性无回声囊腔，囊壁较薄、光滑，向前可延伸至胎儿面部，引起面部皮肤高度肿胀，典型者头部外周呈“茧”状。有时胎儿颈部及颈后区可见多房型囊肿，囊壁均匀性较厚，表面光滑，包膜完整；囊内见菲薄强回声间隔，呈放射状排列，无乳头无移动性，有时水囊瘤很大甚至大于胎头；水囊状淋巴管瘤的大小、结构均有很大的差异，其囊壁可厚可薄，内有分隔或无分隔两种(图2-7)。颈部肿块可以扫描中发现局部肿块影和周围组织被压迫致变形、移位，如颈部淋巴瘤或血管瘤可压迫气管、食管，常伴羊水过多，但判断来源不易。

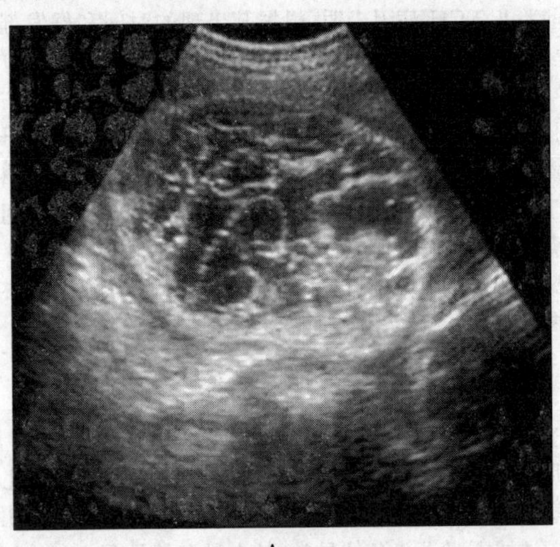

A

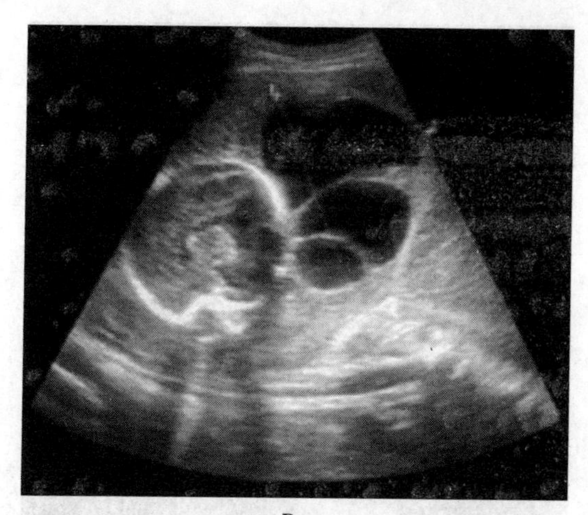

B

图 2-7A,B 胎儿颈部淋巴瘤的超声图像

2. 磁共振 MRI 能清晰显示囊状淋巴管瘤的位置、范围以及与周围脏器的关系。FIESTA 及 SSFSE 序列获得图像为类 T2 图像,两种序列上囊状淋巴管瘤均表现为边界清晰的均一高信号(图 2-8),能清晰显示病变和周围组织结构的关系,并能显示病变内部细节,为诊断的主要检查序列。FIRM 序列获得图像为 T1 图像,该序列上囊状淋巴管瘤呈低信号,虽然显示病变不及上述两种序列,但可对病变内部是否出血、病变与囊性畸胎瘤的鉴别提供一定信息。对于产前 US

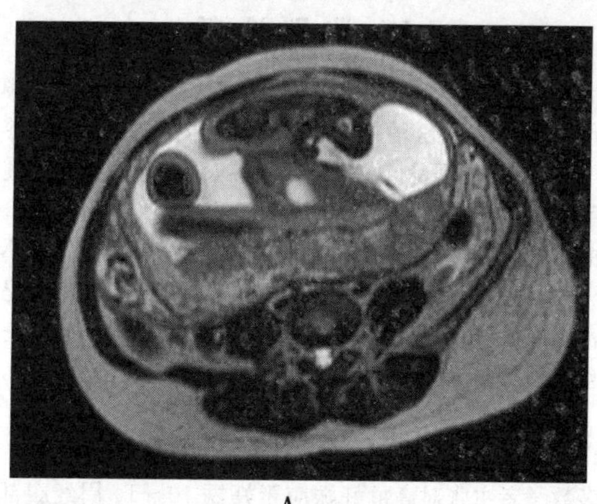

A

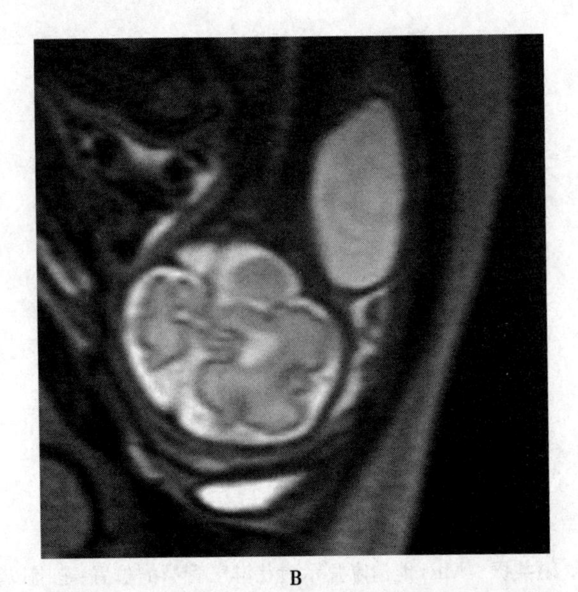

B

图 2-8A,B 淋巴瘤的 MRI 图像

筛查可疑囊状淋巴管瘤胎儿,建议行 MRI 检查确诊。

3. 染色体检查 主要技术包括羊水穿刺或脐血穿刺行染色体核型分析、绒毛活检、FISH 及母体外周血检测胎儿游离 DNA 等。主要目的是排除胎儿染色体异常。

四、鉴别诊断

胎儿头颈部水囊状淋巴管瘤与其他原因造成的胎儿头颅增大的各种畸形鉴别,超声能够清晰显示颅骨及颅内脑实质结构,鉴别诊断不难;胎儿淋巴管瘤还需与脑膜瘤膨出、脑脊膜瘤膨出及胎儿体表海绵状血管瘤等相鉴别。胎儿水囊状淋巴管瘤与脑膜瘤膨出、脑脊膜瘤膨出相比:前者颅骨脊柱完整,脊柱排列整齐,后者颅骨不完整有缺损,脊柱连续中断,横切椎体呈"V"或"U"裂开。胎儿淋巴管瘤与胎儿体表海绵状血管瘤,单从黑白声像图无法鉴别:彩超对海绵状血管瘤可监测到有血流信号,淋巴管瘤没有彩色血流信号。

五、孕期管理

大多数学者主张对高危妊娠应于妊娠 10～14 周经腹部超声检

测胎儿 NT 厚度，筛查胎儿畸形，当 NT≥3mm 时，及早进行介入性产前诊断，并且每 4 周复查 1 次超声。如产检诊断为胎儿淋巴管瘤的孕妇，即按“高危妊娠”管理，除定期监测胎儿发育及宫内安危情况外，应密切监测肿物的生长速度及羊水量等。肿物较小时对胎儿发育无明显影响。较大时压迫颈部气管和血管，影响胎儿血液循环。如为单纯淋巴管瘤不合并其他畸形及染色体异常，可选择保留胎儿。如为妊娠 20 周后合并其他畸形或染色体异常，可考虑终止妊娠。如果淋巴管瘤不大，不阻碍产道，可选择阴式分娩；对于较大淋巴管瘤，阴式分娩有发生难产可能，并且分娩过程中有发生肿瘤破裂可能，建议剖宫产分娩。

六、治　　疗

淋巴管瘤的治疗方法多种多样，早期治疗淋巴管瘤是以手术、放疗及硬化剂注射等方法，其中以手术治疗效果较好，由于瘤体边缘与正常组织相移行，边界不清，且常围绕血管神经等重要结构，大大增加了手术的难度和危险性，术后易复发，相当一部分患者术后局部并发淋巴积液，部分患者尚未出院瘤体即已复发，常需经常穿刺或重新手术。关于淋巴管瘤的手术时机，有学者认为对于病灶局限和体腔深部、诊断不确定的病灶，宜早期手术；而对有广泛浸润、无呼吸道等压迫症状的病例可予以适当观察，然后选择注射或手术治疗。一般多房囊性包块时常合并染色体的异常、心血管畸形及胎儿水肿，预后差，孕期病死率高，一般选择及早终止妊娠。单房囊性包块不合并其他畸形，包块较小无压迫症状的，可在孕期连续超声观察，待产后处理。

1. 宫内治疗　目前由于 NCH 染色体异常和胎儿结构异常高发，选择终止妊娠的报道较多，进行宫内治疗的较少。宫内治疗常用的方法有两种，一种是超声介导下穿刺放囊液，该方法在妊娠中期可以减少羊水过多的形成，缓解压力，延长妊娠期，在妊娠晚期还可以减少新生儿产伤、难产及新生儿窒息的发生，其缺点是易复发。另一种是在穿刺抽液的基础上向囊内注入药物，使囊肿的内壁发生炎性细胞浸润及结缔组织增生，最后形成瘢痕性粘连闭锁，使瘤腔逐步缩小甚至吸收消失。向囊内注入的药物最常用的是 OK-432、博来霉素和争光霉素。

2. 产时或产后介入治疗　平阳霉素配成 1mg/ml 的浓度，以

0.8mg/kg 的剂量在超声引导下作瘤内多点注射(注射前先尽量抽尽囊内淋巴液),尽量做到各个房内注射,以便使药物与瘤壁充分发挥作用,保证治疗效果,然后适当加压使囊壁内皮与药液充分作用。一般生后需连续注射 3～5 次。介入治疗优点:局部无创伤,无手术瘢痕,易被患者家属接受,可减少或消除家长精神痛苦;避免对瘤体周边或包裹其中的重要神经血管的损伤,同时也降低治疗后复发率。注射疗法较手术治疗有众多的优点,创伤小、无副损伤、治疗费用低以及能最大程度保持颜面美容等。

3. 产时手术(子宫外产时处理-EXIT 联合产房外科手术) 取下腹部低位横切口,暴露子宫(步骤同子宫下段剖宫产术),超声定位胎盘及胎位。子宫切口选择应尽可能远离胎盘,便于暴露胎儿操作部位。根据需要可选择横切口或纵切口,甚至可以选择子宫后壁的切口。切开子宫后,暴露胎头,行气管插管术,确定插管成功后,娩出胎儿,结扎脐带。然后,按常规剖宫产手术步骤关腹。新生儿由新生儿外科医生行产房外科手术(in house surgery)。产时手术相对于传统的新生儿手术及开放式胎儿宫内手术有其独特的优势,我院决定行产时手术的原因是除了解除呼吸道梗阻,更主要的是极早去除疾病,终止病理的进一步发展,减少切口瘢痕形成,解除家庭的精神负担。

对于瘤体大,压迫气管,会造成新生儿窒息的实体性肿瘤(包括海绵状淋巴管瘤),可选择产时手术治疗。对于包绕重要血管神经的囊性淋巴管瘤,介入治疗为其首选治疗方法,创伤性小,无瘢痕,可减轻或消除家长的心理负担。

4. 淋巴管瘤切除术

(1)手术适应证:

1)囊性淋巴管瘤一般多主张在生后半岁切除;

2)若肿物压迫气管引起呼吸困难或窒息,须立即抢救,行囊肿穿刺减压或气管切开,待一般情况稳定后尽早手术切除;

3)囊性淋巴管瘤囊内出血、感染及肿瘤迅速增大,在控制感染后及早手术。

(2)手术禁忌证:

1)肿瘤与邻近重要组织结构关系紧密,预计切除手术会带来严重功能障碍;

2)囊肿感染未经控制。

(3)手术步骤:

1)切口:肿瘤较小时,可沿皮纹做横切口或弧形切口;大的肿瘤可做梭形切口,两端达肿瘤边缘,切除部分皮肤,即可充分完整地暴露瘤体,同时还可避免瘢痕挛缩。

2)分离囊肿:肿瘤常有完整包膜与皮肤无粘连,切开皮肤后要紧贴囊肿进行分离,沿包膜外分离,结扎进入囊肿的小血管。囊肿壁薄,不要钳夹囊壁,以免剥破,使囊液外溢增加剥离难度,可用纱布将囊壁推开,辨认界限,尽量保留囊壁完整性。如发生破裂,可立即缝合后,继续手术操作。肿瘤组织伸入颈部血管神经间隙时,应将颈总动脉、颈内静脉和副神经、迷走神经解剖出来,如肿瘤的指突与胸锁乳突肌深面的颈动脉鞘或后侧的副神经粘连,必要时牵开或切断胸锁乳突肌,将颈动脉鞘切开,认清结构,小心分离,将肿瘤组织完全切除。囊肿包绕气管、食管时,注意保护迷走神经及喉返神经。在颈后区要注意向下斜行进入斜方肌的副神经,在下颌缘及下颌后窝处应将面神经及其有关分支解剖出来加以保护。当瘤体组织与颈内静脉难以分离时,可结扎并切除颈内静脉。囊肿累及腮腺,须避免损伤面神经造成永久性面部畸形。当瘤体过大,波及腋下、肩背部及胸部时,一次难以切除,可分次切除。如肿瘤与正常组织无明显分界,尤其是深层,常向深层组织扩展,侵入肌层和神经、血管组织周围,很难做到全部切除,可保留少许囊壁,用2%碘酊涂擦或电灼、缝扎,以破坏其内皮层,形成瘢痕粘连,减少或延缓复发或后续行介入治疗。

3)缝合与引流:逐层缝合颈阔肌及皮肤,术后放置引流装置,可放置乳胶管负压吸引,以免积液和积血,引起感染。另外,需适当加压包扎。

4)术后处理:术后严密观察患儿呼吸情况,保持呼吸道通畅;注意引流是否充分,保持引流管通畅,及时处理积液或血肿;拔管后局部有淋巴积液者,可穿刺抽液;如有复发,可选择平阳霉素注射治疗,应注意以防其引起的肺纤维化反应。

七、预　　后

胎儿颈部水囊状淋巴管瘤的预后与其超声表现密切相关。水囊瘤检出较早,持续时间短,消失快,则预后相对较好,如有分隔NCH多在妊娠10周检出,无分隔NCH多在妊娠13周检出,于妊娠16周左右消失,预后较好。无分隔型主要表现为单房性囊性包块,如果不伴有其他畸形且染色体核型正常，预后较好；有分隔水囊瘤内部常长有多个分隔带，呈放射状排列，常合并染色体畸形、心血管畸形及胎儿水肿，预后较差，孕期死亡率高达96.5%，一般选择及早终止妊娠。有学者报道，无分隔的NCH 98%可自行消退，也有44%有分隔的NCH自行消退，一般认为，妊娠20周前NCH消退，且无染色体异常和胎儿畸形的发生时，预后良好。因此，在检查中尽早确诊，可为临床进一步治疗及胎儿预后提供可靠的依据，对降低围产儿死亡率也有较大意义。

畸胎瘤

一、概述

畸胎瘤是在胚胎早期发育过程中由具有多能发展潜力的生殖细胞发育而成的胚胎性肿瘤，含有3个胚层的结构，如毛发、牙齿、软骨及腺体等。畸胎瘤是胎儿头颈部较常见肿瘤，常为良性，多起源于胚胎的甲状腺组织，肿瘤常较大，约5～12cm，常致胎儿呼吸道及食道梗阻，所以常出现羊水过多，新生儿时期易出现呼吸衰竭。颈部畸胎瘤多位于颈前方或颈前外侧，基底宽，位于一侧者常越过中线，当肿瘤较大时，常引起颈部过度仰伸。肿块常向上延伸达面部，引起面部结构移位。肿瘤可累及口底、突入口腔(上颌寄生胎)，并可延伸入上纵隔。颈部畸胎瘤可为囊性或实质性。

二、诊断

声像图特征为：囊实相间的肿块，液性暗区内可见分隔，囊内可见点状回声，可疏可密；或为囊实混合性或实性肿物，可见钙化所致强回声，大小不一，可巨大，边界清，形态欠规整，CDFI示其内可见条状血流信号(图2-9)。超声检查因无创性、费用低及连续性等特点成为首选检查手段，对肿块的性质、来源、鉴别诊断及手术方案的选择提供重要的依据。但因胎儿体位及邻近组织阻挡等原因也有局限性。

MRI分辨率更高，可清楚的显示肿瘤与周围组织结构的关系，还有助于排除颅内病变。AFP异常升高对胎儿畸胎瘤诊断有一定的参考意义，对术后监测意义较大，可连续监测其水平以判断肿瘤是否未切尽或复发。

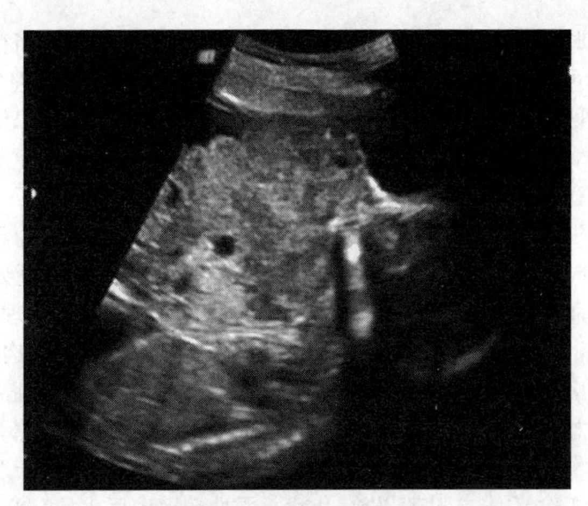

图 2-9　颈部畸胎瘤图像

三、鉴别诊断

胎儿面颈部畸胎瘤需与胎儿颈部淋巴水囊瘤、脑膜膨出及脑膜脑瘤相鉴别,还应与血管瘤及甲状腺肿大相鉴别。颈部淋巴水囊瘤是一种淋巴系统的发育异常,表现为厚壁囊肿,内部可见放射状网状分隔,一般无实体回声,不会导致胎儿颈部的过度仰伸(但与囊性畸胎瘤区别非常困难)。而脑膜膨出多可见颅骨缺损,囊内为脑脊液或脑组织,一般无带状分隔。脑膜脑瘤属神经管发育畸形,是一种复杂的畸形,其发生率为 1∶10 000～4∶10 000,有 3/4 发生在枕后,其余在额部和顶部;脑膜脑瘤声像图为明显的囊性肿块与颅骨相连,局部可显示颅骨的回声缺损,肿块内见盘曲状实质低回声,为脑组织。颈部血管瘤多表现为实质性均质回声区,富含血管。甲状腺肿大相对较小,横切胎儿颈部表现为两侧对称的均质回声区,中央有峡部相连,在矢状面上,甲状腺肿大处皮肤仅略向前突出。

四、治　　疗

虽然颈部畸胎瘤多为良性,但易引起气道阻塞,且手术残留易复发,可恶变,因此早期手术根治切除是唯一治疗方法。畸胎瘤一旦确诊,必须争取早期手术切除,以避免良性畸胎瘤因耽搁手术而导致肿瘤恶变,同时可预防肿瘤感染、破裂、出血及并发症的发生。治疗的效果受肿瘤的性质、体积和肿瘤与周围组织关系的影响。当存在气道受压可能时，胎盘支持下分娩方式即分娩期中行宫外处理（EXIT步骤）可供选用。通过吸入麻醉保持子宫松弛，胎盘血流得以继续为患儿供氧约60分钟。此时胎头和肩已经子宫切开娩出，而躯干和脐带尚留存于宫内，给患儿行气管插管后再结扎脐带娩出躯干。须做好插管失败时行紧急气管切开术的准备。若气道安全则肿瘤在分娩后被及时切除。畸胎瘤的手术要点是完整地切除肿瘤，以免残留多能细胞而导致肿瘤复发。切除前考虑的重点问题是气道管理，因肿瘤较大，常需气管切开。手术多选择颈部横切口，相连的肌肉、腺体及导管应一并切除，表现为瘘管者应彻底切除瘘管及深部囊腔，手术中应注意避免损伤颈部大血管、喉返神经、甲状腺及甲状旁腺等。常见的手术并发症包括神经损伤及甲状腺功能低下等。但对于恶性者应扩大切除范围，并可辅以放、化疗。恶性畸胎瘤巨大或广泛浸润、临床判断不能切除者，可应用术前化疗或放疗，使肿瘤缩小后再予延期根治手术，对提高手术切除率、保留重要脏器有积极意义。对晚期病例，应用术前化疗或放疗也可达到解除肿瘤压迫、控制转移灶和争取再次手术机会的治疗目的。

五、预　后

肿瘤较小，且能为外科手术完整切除者，预后良好；肿瘤巨大，压迫呼吸道者，预后不良，但近来EXIT的应用，巨大畸胎瘤预后有改善。其预后取决于肿瘤大小、部位及手术能否完整切除，羊水过多及胎儿胃泡缩小常示预后不良。

六、围产期处理

胎儿巨大畸胎瘤的若处理不及时，往往引起呼吸道梗阻，危及患儿生命，处理要点：产前宫内影像学检查早期发现肿物，并监测肿物生长；分娩时仔细操作以免肿物撕裂，引起大出血；患儿分娩后在维持母婴胎盘循环的情况下立即行气管插管术，插管失败则行气管切开术；呼吸道建立后切断母婴循环并将患儿送入新生儿监护病房；呼吸道情况稳定后行各项辅助检查，了解肿物范围，排除颅内病变；早期切除肿物；术后呼吸道管理；预防口底、咽部水肿及继发性出血。

血 管 瘤

一、概　　述

血管瘤是常见的良性脉管肿瘤，新生儿的发病率为2%～3%，出生后1年的发病率为10%。早产儿的发病率较高，在低于1000g的早产儿和低体重新生儿中，发病率可达22%～30%。因此推测，子宫内及宫外因素与血管瘤的发生有关。血管瘤多见于女婴，女性与男性之比约为3∶1～5∶1。病变可见于全身各处，但60%～70%发生于头颈部。

二、诊　　断

血管瘤是较常见的新生儿出生缺陷，胎儿时期多数血管瘤不易被超声所发现，范围较大的海绵状血管瘤可以被超声检查所发现。血管瘤多为良性，产前检出的血管瘤多为海绵状血管瘤，由大量充满血液的腔隙和囊组成。腔隙是由纤维结缔组织间隔分开的血窦，血窦形状、大小不一，窦内充满静脉血，并彼此交通，呈蜂窝状。大部分为单发，部分可以多发。CDFI可在肿瘤内部探及丰富的血流信号，为静脉频谱。超声表现多为混合性实质肿块，其图像特征与胎盘实质回声较相似，内部可有扩张的静脉瘘形成的偏囊性低回声，彩色多普勒可以检测出动静脉瘘形成的五彩血流信号。颈部血管瘤可发生在颈部的任何部位，表现为均质性或囊实混合性包块，彩色多普勒超声在肿块内可检测到血流信号。

三、预　　后

一般没有压迫症状，预后多良好。血管瘤可以在整个妊娠过程中大小保持不变，也可以逐渐长大，其预后良好，但是大面积的血管瘤易发生致命性的并发症，有些血管瘤可累及头、颈、面、胸腹部及四肢的大部分区域，并形成较多的动静脉瘘，引起患儿高输出量性心衰而死亡；血管瘤常因并发胎儿宫内心衰导致死胎或产后即刻死亡，有的可以发生溶血性贫血及弥散性血管内凝血等，围生儿预后差，所以在产前和产后应对胎儿和新生儿进行密切监测。

四、治　疗

大多数血管瘤能够自行消退，病程分为：①增殖期。表现为瘤体出现后迅速增大，短时间内成倍数增长，可以引起功能障碍。②消退期。表现为瘤体停止增长，逐渐缩小，变软，颜色变浅。③消退完成期。表现为瘤体部分或完全消退，局部由纤维结缔组织代替。血管瘤的临床治疗应针对其不同的生长阶段，采取不同的治疗方法。临床上选择治疗方法时，需结合具体情况，根据血管瘤的大小、部位、发展阶段以及生长趋势等，采用相应的治疗方法。但目前已用的任何一种方法，都不能成为治疗所有血管瘤的金标准。

1. 根据生长分期　快速增殖期——药物、激光；稳定期、消退期——随访观察。

2. 根据病变深度和大小选择治疗方法　深度＜2mm、直径＞1.5cm——染料激光；面部、深度＞2mm——Nd：YAG 激光；多发性——药物治疗。

3. 根据病变部位选择治疗方法　面部——激光、二期手术；眼睑、头皮——手术、激光；四肢、躯干——压迫治疗。

4. 治疗的紧迫性　6 个月内——非常迫切，6 个月以上——择期治疗。

5. 累及重要器官或危及生命　全身药物治疗。

患儿出生后即发现皮肤小范围红色病变，应尽早采取药物（普萘洛尔，皮质类固醇激素，干扰素 α，抗癌药物，咪喹莫特等）、激光（氩离子激光，闪光灯泵脉冲染料激光，Nd：YAG 激光，KTP 激光，CO_2 激光等）及手术等治疗手段，阻止其进入增殖期。对于增殖期血管瘤，不应该仅仅选择观察，而应该选择早期干预性治疗。因为颌面部血管瘤影响外观，对患儿及家属的身心健康影响较大，心理因素对患儿身心发育的影响也越来越受到重视。儿童在 18～24 个月时开始出现自我意识，完整的自我身体形象意识在 3 岁时形成，早期适当治疗，可以缓解患儿及家属的心理压力。另外，早期进行干预性治疗可以防止瘤体变大，限制其增生，使外观影响降至最小，并且可以使其消退期提前。早期干预性治疗方法的选择：一般选择系统的激素治疗，包括口服泼尼松及瘤体内注射激素和平阳霉素。各种方法都有各自最佳适应证，临床医生应根据瘤体的生长速度、部位及患儿年龄综合考虑选择治疗方法。

甲状腺肿

一、概　　述

甲状腺是胚胎期最早出现的内分泌腺体，大约于受孕后 24 天开始出现，妊娠 7 周完成分化。胎儿甲状腺于妊娠 11 周时开始发育。早期发育的甲状腺体积极小，超声无法分辨探测。妊娠 28 周左右，胎儿甲状腺发育体积相对较大，上下径约 10mm，前后径约 4mm，左右径约 5mm。从理论上讲，超声能分辨、检查测量，但在实际工作中，胎儿正常甲状腺超声显示图像几率极少，测量受到限制，主要受胎儿姿势、超声切面、探查时间、图像深度及探头频率等因素制约。

二、病　　因

胎儿甲状腺肿指胎儿甲状腺弥漫性肿大，常表现为胎儿甲状腺功能减退。先天性甲状腺功能低下症的患病率，约为 1/4000～1/5 000。大约 80%的病例是由于甲状腺发育不全，仅 10%～20%属于甲状腺激素合成障碍，由于下丘脑-垂体疾病者在 5%以下。胎儿甲状腺肿罕见，早期诊断和治疗十分重要。可能发病机制：①母体孕期（尤其是 10～16 孕周）服用可通过胎盘的抗甲状腺药物，导致胎儿甲状腺肿大并甲状腺功能减退；②母体缺碘或接触/摄入碘过量；③母体 Graves 病和桥本甲状腺炎；④某些与先天性甲状腺代谢有关疾病。少数原因不明。

三、诊　　断

超声显示胎儿颈前区双侧对称性、均质性的实性中低回声肿块，胎儿头颈部多呈被动仰伸状态；羊水不同程度增多。少有巨大者，常因胎儿颈部过度后仰，食管受压，影响胎儿吞咽羊水而致羊水过多；可伴有胎儿心动过缓，IUGR 及胎儿水肿，出现相应的超声表现。B 超检查作为胎儿结构筛查的首选方式，几乎对 95%以上的形态结构异常可以进行宫内诊断。但由于存在一定的局限性，如母体肥胖、羊水过少、成像区气体较多及胎位不理想等情况下，超声难以做出肯定的结论。而 MRI 具有高软组织分辨力及图像质量不受气体骨骼影响等优点，可以清楚地显示胎儿结构，在很大程度上弥补超声的不足。由于邻近骨组织的伪影，胎儿颈部解剖结构的超声显像存在一定局限性，MRI 的高软组织分辨力，对于胎儿颈部结构及包块定位有一定优势。胎儿甲状腺肿常合并甲状腺功能减退或甲状腺功能亢进，产前三维超声可根据血管生成情况、骨成熟、胎心率及运动情况等进行鉴别：合并甲状腺功能亢进时肿大甲状腺呈外周型血供分布，胎心率加快，骨化中心生成加快；甲状腺功能减退时呈中心型血供，胎儿运动增加，骨化中心生成延迟，部分胎儿颈部血流速度峰值增高。胎儿血标本，羊水 TSH 分析可协助诊断宫内胎儿甲状腺功能低下。

四、治疗及预后

及时治疗预后常良好。甲状腺功能减退为多发，且严重影响儿童智力和体格发育，如果早期诊断，及时治疗，就能避免不可逆的脑损害。甲状腺肿大，新生儿期及时发现并治疗者，效果良好。也有学者提出将甲状腺素注入羊膜腔内可治疗甲状腺功能减退。

（李 欢）

参考文献

1. Woodward PJ, Sohaeg R, Kennedy A, et al. From the archives of the AFIP: a comprehensive review of fetal tumors with pathologic correlation. Radiographics, 2005, 25(1): 215-242
2. Marwan A, Crombleholme TM. The EXIT procedure: principles, pitfalls, and progress. Sem Pediatr Surg, 2006, 15(2): 107-115
3. Uba AF, Chirdan LB. Management of cystic lymphangioma in children: experience in Jos, Nigeria. Pediatr Surg Int, 2006, 22(4): 353-356
4. Chen M, Chen CP, Shih JC, et al. Antenatal treatment of chylothorax and cystic hygroma with OK-432 in nonimmune hydrops fetalis. Fetal Diagn Ther, 2005, 20(4): 309-315
5. Sichel JY, Udassin R, Gozal D, et al. OK-432 therapy for cervical lymphangioma. Laryngoscope, 2004, 114(10): 1805-1809
6. Sasaki Y, Chiba Y. Successful intrauterine treatment of cystic hygroma colli using OK-432. A case report . Fetal Diagn Ther, 2003, 18(6): 391-396
7. Jordan RB, Gauderer MW: Cervical teratomas: An analysis, litera-

ture review and proposed classification. J Peddiatr Surg,1988,23:583-591

8. Bruckner AL,Frieden IJ. Hemangiomas of infancy. Am Acad Dermatlol,2003,48(4):477-493
9. Muir T,Kirsten M,Fouie P,et al. Intralesional bleomycin injection (IBI) treatment for haemangiomas and congenital vascular malformations. Pediatr Surg Int,2004,19(12):766-773
10. Orgiazzi J. Ant i-T SH recept or ant ibodies in clinical pract ice . Endocrinol Met ab Clin North Am,2000,29:339-355
11. Langer JE, Eh rlich LJ, Colem an BG. Extensive fetal abdominopelvic lymphangioma. Ultrasound,2008,24:115-119.

第三章 胸部疾病

第一节 先天性膈疝

一、概　　述

先天性膈疝(congenital diaphragmatic hernia,CDH)是由于膈肌发育缺陷导致的一种先天性畸形,腹腔器官可经缺损的膈肌疝入胸腔,引起一系列病理生理变化。根据病变部位不同膈疝又分为胸腹裂孔疝、食管裂孔疝和胸骨后疝。胸腹裂孔疝最为多见,约占CDH的85%~90%,且病变严重,多在出生后立即出现明显的呼吸道及消化道症状,是新生儿较为常见的外科危重症之一。CDH发病率国外报道1∶5000~1∶2000,我国发病率略低。本症通常为散发,家族性发病率不到2%,男女发病比例约为1∶2。因左侧膈肌发育较晚,故左侧膈疝明显多于右侧。先天性膈疝约有80%发生于左侧,20%发生于右侧,仅2%为双侧,同时合并相关畸形的发生率较高,合并畸形发生率为30%~70%,以心脏畸形最为多见。

二、病理生理与病因

先天性膈疝的病因尚在探讨之中,如同其他的胚胎性疾病一样,不断有证据表明先天性膈疝可能是由于遗传学上有发病倾向或者遗传易感性的个体暴露于环境因素中所导致。一般认为先天性膈疝是由于胚胎期膈肌发育缺陷,腹腔器官通过膈肌缺损疝入到胸腔,并对胸腔内正在发育的肺产生压迫。一般于妊娠第10周中肠通过脐带基底返回腹腔时,因胸腹裂孔的存在,肠管可经胸腹裂孔进入胸腔,甚至缺损大至连胃、脾、结肠及肝左叶等均一同带入到胸腔内。约25%的横膈疝伴有肠旋转不良。10%~20%病例膈疝带有疝囊。除患侧肺组织直接受压外,纵隔和心脏也受压移向对侧,继而挤压对侧肺，最终导致双侧的继发性肺发育不良。肺发育不良与膈疝有密切关系，肺发育不良的严重程度与内脏疝形成的时间和程度有关，不同程度的肺发育不良系由于内脏嵌入使支气管生长停滞，数量减少，肺泡总量减少，肺泡壁增厚，间质组织增加，肺泡容气量及气体交换的表面积减少等，常同时伴有肺血管数目减少、肺小动脉中层肌壁肥厚及血管间质增生等肺血管结构异常肺动脉分支总数量也减少，且肺小动脉肌层增厚，阻力增加，造成新生儿肺高压，肺高压导致卵圆孔和未闭动脉导管的右向左分流，出现低氧血症和高碳酸血症，由此又促使肺血管痉挛，形成恶性循环，临床上称为新生儿持续肺高压(PPHN)。肺发育不全致使肺通气功能和肺血流动力学的改变，如患膈疝的新生儿出生后开始呼吸，吞咽空气进入胸腔内至胃肠道，加重对肺的压迫，肺血管阻力增高经未闭的动脉导管和卵圆孔产生自右向左分流，这一切从根本上形成氧合作用不足的恶性循环，即顽固性胎儿循环，当然包括酸中毒刺激肺气管痉挛，更导致肺气管阻力增高、肺高压，纵隔和心脏移位可影响胎儿静脉回流及羊水吞咽，严重者可导致胎儿水肿，并可能出现胸腔积液、腹水和羊水过多等。

随着研究的深入，有学者对先天性膈疝的病因和病理提出了新的观点，认为先天性膈疝的肺发育不良可能是原发性，而膈肌缺损可能是并发甚至继发于肺发育不良。部分学者提出了“双重打击”的假说，认为在先天性膈疝的动物模型中，肺发育不良是原发性的，腹腔器官通过膈肌缺损疝入胸腔压迫肺脏，则进一步影响了肺的正常发育，以上双重因素，导致了最终的肺发育不良。

近年来对先天性膈疝的病理生理学研究越来越深入，特别强调了细胞因子在病理生理变化中的作用，认为胎儿窘迫和缺氧可能导致正常的肺泡上皮和平滑肌细胞产生一些细胞因子，细胞因子互相作用促成了肺动脉肌层的增生和肺高压。这些细胞因子有胃泌素释放多肽、铃蟾肽、钙调素基因相关多肽、血管内皮生长因子及依赖内皮细胞的因子等等。

膈疝根据好发部位分为：

1. 胸腹裂孔疝 双侧肋骨后缘与腰部肋弓外缘之间各有一个三角形小间隙，称胸腹裂孔(Bochdalek 孔)，此处可形成后外侧疝，即胸腹裂孔疝或 Bochdalek 疝，先天性膈疝中 85%～90%是胸腹裂孔疝，其中左侧占 80%，右侧占 15%，少于 5%是双侧性，发病率 1∶10 000～1∶3000，男性略多于女性。28%～31%伴随畸形，以心血管系统畸形多见，主要症状是呼吸窘迫，新生儿期出现症状者多为此型。近年在治疗观念上明显改进，疗效有所提高。

2. 食管裂孔疝 食管裂孔呈梭形，周缘与食管壁之间有较坚韧的结缔组织连接，其前后壁连接紧密而两侧较弱，如有缺损，称食管裂孔疝。本病发病率特别是小儿目前无确切的统计数据。过去一直认为欧洲较为常见，而北美少见。近年来国内外由于检测技术的提高，特别是有了儿科专业X线医师，使本病的检出率逐年上升，在我国并非少见。

3. 胸骨后疝或Morgagni疝 胸骨外侧缘与双侧肋骨内侧缘之间各形成三角形小间隙，称Morgagni孔。正常有结缔组织充填，此孔发生膈疝称胸骨后疝或Morgagni疝。在临床上比较少见。

三、诊 断

1. 宫内诊断

(1)常规影像学诊断：随着围产医学的发展，越来越多的先天性膈疝已经可以在宫内得到诊断，产前超声检查目前仍是首选的影像学检查手段，准确率为40%～90%。随着检查仪器性能的提高和技术进步，在早孕期，即可能通过超声检查显示膈肌影像，但超声检查显示膈肌的完整性则比较困难，因而也难以识别膈肌缺损。另一方面，由于扫描切面不同，即使超声影像能够显示完整膈肌也不能完全排除膈疝的可能性。超声检查对于先天性膈疝的宫内诊断一般是通过超声发现胸腔内存在腹腔器官影并伴有纵隔、心脏移位等间接征象推测而来。①左侧膈疝超声影像：在胸部四腔心切面左侧肺结构未显示或显示肺径线小；心脏向右侧移位；左胸腔内见胃泡结构、多囊状小肠结构，动态观察有蠕动现象；腹围小，腹腔内无胃泡影。②右侧膈疝超声影像：未能显示正常右肺结构或肺径线小；心脏小、向左侧移位；若右胸腔内疝入组织为肝脏，则呈实性不均质结构，彩超显示其血流供应来自肝脏。右侧膈疝的诊断时间通常比左侧膈疝稍晚。双侧膈疝非常少见，并常伴发多种畸形。有个别病例，疝内容物可能一过性自行回复到腹腔，甚至有的在产时因子宫收缩致胎儿腹压增高、腹腔器官疝入胸腔后才能诊断。故在不同时期检查结果不一致时应进行随访。对先天性膈疝的宫内诊断除了确定膈疝的存在外，同样重要的是在诊断后进一步评估疾病的严重程度、预后，并尽可能为宫内及在生后采取何种治疗和处置方案提供依据。

超声可以显示胎儿膈肌，正常膈肌的超声表现为圆顶突向胸腔的薄带状低回声结构，位于胸腔与腹腔之间，紧贴肺与心脏的下面，肝脏的上面。在胎儿矢状及冠状切面显示最清楚。但是超声评价整个膈肌的完整性较困难，只有当腹腔内脏器进入胸腔内，才可能被检出膈疝，所以典型的胎儿先天性膈疝超声声像图表现为正常胎儿左、右肺环绕四腔心切面特征消失，胸腔内发现占位病变，以左侧多见，病变多为混合性回声，内以胃泡回声最具有特征性，为一个较大囊性结构，若为小肠，则显示为不规则的肠管断面内含液体，肠梗阻时可有肠管扩张，仔细观察胃泡或肠管均可见有变形或蠕动现象。右侧膈疝，突入胸腔器官多为右肝叶，由于肝实质回声与肺回声接近，二维图像较难鉴别，应用彩色多普勒超声追踪显示门脉走行若超过膈肌水平，则可确定胸腔内实质性回声为疝入的肝。心脏及纵隔可表现出不同程度的向对侧胸腔移位，同时伴有左心房与降主动脉及脊柱分离征象。由于部分腹腔内脏器突入胸腔内，胎儿腹围缩小，腹腔内容物随胎儿呼吸样运动而运动，吸气时，受累侧腹腔内容物向上(胸腔方向)运动，而正常侧腹内容物向下运动。

本症预后与下列一些超声检查征象相关：膈疝发现的孕周、膈肌缺损的部位和大小、腹腔内器官疝入胸腔的多少、有无肝膈疝、肺脏发育不良的程度、有无明显心脏结构和功能异常、是否合并其他严重畸形、是否出现胎儿水肿及羊水量多少等。如在孕早期发现膈疝伴颈后透明层增厚，说明胸腔压力升高，肺发育受损，预后不良；孕中晚期发现的膈疝预后相对好。肝膈疝，即肝脏疝入胸腔的膈疝预后较差。胎儿超声心动图可观察肺动脉高压情况。先天性膈疝合并严重畸形及染色体异常者预后不良。如超声发现胎儿出现水肿、胸腔积液、腹水及羊水过多时，提示胎儿心功能不全，预后极差。

近年，MRI 检查已逐步用于对胎儿结构异常的宫内诊断。MRI 检查视野大，能在同一平面显示胎儿胸腹部情况；软组织分辨率高，基本能够显示膈肌是否完整；在测量胎儿肺容积、评估肺发育不良程度等方面也具有优势，但由于客观条件所限，MRI 检查目前还不能作为产前筛查结构异常的主要手段，仅用于个别医院及个别病例。MRI 与超声检查联合应用更能进一步提高先天性膈疝宫内诊断的检出率和影像学检查的临床价值。

(2)肺发育程度的评估：在诸多影响先天性膈疝预后因素中，肺发育不良程度可以视为核心因素。目前的研究与临床实践证明，采用高分辨率的二维、三维超声及MRI检查已经可以进行胎儿肺发育程度的定量分析，直接或间接评估肺循环阻力，并作为预测胎儿预后的指标。①超声检查：通过二维超声测定肺/头比值是宫内评估先天性膈疝肺发育程度的最常用指标，肺/头比值为在二维超声平面中健侧肺面积与胎儿头围的比值。测量方法：在四腔心平面测量健侧肺脏两个互相垂直的长径，其乘积作为肺面积；在标准的双顶径平面测量头围；肺面积除以头围即为肺/头比值。有报告产前超声测定肺/头比值＜0.6者无存活、＞1.4者经手术治疗全部存活，肝脏疝入胸腔者预后差，存在肝膈疝胎儿的存活率为50%，其中肺/头比值1.0～1.6者存活率为66%，而肺/头比值＞1.6者存活率为83%，由此可见，上述两个指标联合应用可以增加预测的准确性。在评价肺的发育程度方面，可能三维的肺容积测定比二维的肺面积测量更有意义，但目前尚没有足够资料证明三维超声检查的实用性，临床应用较少。除了形态学检测，也有报告通过超声心动图观察胎儿肺动脉高压情况，在监测胎儿心功能方面超声多普勒甚至优于MRI。目前，肺/头比值和是否存在肝膈疝仍被认为是通过超声检查、在宫内预测先天性膈疝预后比较可靠和最常用的两个相关联的指标。②MRI检查：MRI检查视野大，软组织分辨率高，三维空间测定的可操作性强，因此在测量胎儿肺容积、评估肺发育不良程度方面与超声检查相比具有一定优势。部分研究者通过MRI测量了宫内已诊断为先天性膈疝胎儿的肺容积，证明其与生存率有明显相关性。检测部位的肺容积与同部位正常胎儿的预期肺容积比值，称为实测肺容积与预期肺容积比值。部分学者通过MRI预测了部分孕24～37周先天性膈疝胎儿的围产结局，当实测肺容积与预期肺容积比值＜25%时存活率为19%。若不考虑孕周因素，其比值的预测敏感度为79%，特异度为64%。实测肺容积与预期肺容积比值与胎龄和胎儿身体的体积具有相关性，在预测生存率方面，参照胎儿身体体积的比值测定更具意义。

2. 新生儿期诊断 新生儿出生后有明显缺氧、呼吸困难、患侧胸部闻及肠鸣音，心界向健侧移位，应首先考虑有先天性膈疝可能。

(1)胸腹裂孔疝 出生后呼吸窘迫，患侧胸腔膨隆，呼吸音减弱，闻及肠鸣音，腹部呈舟状。婴幼儿反复呼吸道感染或者呕吐。胸腹部X线片，可见胸腔内见肠管充气影，心脏和纵膈移位，膈影消失，腹部胃泡影缩小或者消失，肠管充气影减少。钡餐造影等检查也可进行，但较少应用。

(2)食管裂孔疝　呕吐和反复呼吸道感染，消化道梗阻、便血、贫血等。胸腹部X线检查和上消化道钡餐造影可明确分型诊断、合并症和肺部感染。CT及MRI检查对诊断也有帮助。必要时可行食管镜检查、食管测压和24小时食管pH动态监测。

(3)胸骨后疝　有呼吸道症状或胸骨后疼痛，极少数病例有疝入器官绞窄表现，特别是胃全部疝入时，可出现胃翻转或者呕血。CT检查在心膈角、脊柱旁见软组织影。

在鉴别诊断时先天性膈疝可能与其他许多先天性胸部疾病相混淆，包括膈膨升、先天性肺囊性疾病、原发性肺发育不全、先天性心脏病、胸腔积水和肺部炎症等相区别。膈膨升有许多原因，但可见于有产伤或者Werdnig－Hoffmann病的新生儿中。膈膨升中的横膈可以抬高至第三肋间隙的高度，具有与先天性膈疝一样的生理结果，它也可以完全没有症状。膈膨升可以通过荧光透视或者实时超声检查来显示膈肌的矛盾运动。MRI也可用于确定膈肌的结构。

四、围产管理

正确的先天性膈疝产前诊断非常重要，其可给医务人员及家长提供参考信息，越早诊断越有更多的选择；如：胎儿外科、终止妊娠、出生后外科矫治及体外膜肺氧合治疗等等。

1. 孕期管理　母体的检查，定期产检：包括血压、心率及体重等正常生命体征的监测，还包括血尿常规、血糖等化验指标的监测，以评估母体是否存在相关妊娠并发症。胎儿的检查：产前诊断方法一般采用无创性的超声波检查，诊断先天性膈疝在妊娠早期15周即可检测到，当超声发现胎儿胸腔内有肿物表现为肝、肠或胃时即诊断先天性膈疝，同时可发现重心移位到对侧，腹腔内容物减少。但在诊断中需与下列疾病相鉴别：先天性肺叶气肿、先天性肺囊性腺瘤样畸形及纵隔肿物如：支气管源性、神经源性或胸腺肿物。产前诊断发现有肝或胃疝入胸腔的先天性膈疝患婴成活率低。在产前诊断中对预后评估研究较集中的是肺组织大小。有学者提出超声检测胎儿肺面积与胎儿头围之比，在妊娠期的各个不同阶段均有一定大小的肺范围，如果此比率＜0.6，则婴儿预后差，比率在0.6～1.35成活率在61％，比率＞1.35成活率高达100％。心脏两个心室不对称也是预后差的指标之一，心室不对称表现在右心室内径与左心室内径的比率增加，这往往是因膈肌缺损,腹腔内容物疝入胸腔内,引起血流动力学改变所致,这些发现是出生后评估预后及选择治疗方法的重要判断依据之一,在超声产前诊断中还可进一步了解是否合并其他器官畸形。产前干预促进胎儿期的肺发育可提高出生后的生存率,是目前研究的热点,已发现产前应用某些药物,如糖皮质激素和汉防己甲素等可促进先天性膈疝胎鼠的胎肺发育。

2. 引产建议 孕26周前诊断先天性膈疝,若有严重畸形和染色体异常可以终止妊娠,若胎儿形态基本正常可以采取期待治疗,待分娩后再治疗新生儿。

五、胎儿处理

胎儿期诊断膈疝者:应由产科超声专家及胎儿超声心动图专家检查有无其他畸形和心脏异常,是否合并染色体异常,特别是18-三体综合征,须经围产医学专家讨论,决定是否终止妊娠、是否进行胎儿宫内手术或待出生后再手术。

1. 宫内治疗 最佳的宫内治疗候选者应是经标准的出生后处理仍难以存活者,所以有必要在产前做准确的预后判断,由于在严重程度上差异很大,对肺发育不良程度的评估可有助于选择处理方法,即前面提到的肺头比。

先天性膈疝的宫内干预在不同时期逐渐演化,大致可以分为以下几类:

(1)剖宫膈肌缺损修补术:即剖宫直视下进行手术修补膈肌缺损。在理论上,胎儿期手术还纳腹腔器官、修补膈肌,可使胎肺获得足够的生长发育空间,手术通常在孕24～26周实施。手术步骤:母体麻醉后开腹并切开子宫,暴露胎儿患侧,直视下手术将疝入胸腔的腹腔器官复位,缝合修补膈肌缺损。膈肌缺损较大或腹腔容积较小者也可用Gortex片修复或成型。而且肝脏大部分被挤压进入胸腔的膈疝无法进行宫内治疗,因为肝脏回复腹腔可以导致脐静脉回流的急性梗阻和胎儿死亡。此类手术母婴承担风险较大,可能出现胎儿术中死亡、术后早产及孕妇胎膜早破、胎盘早剥、胎膜早破、感染、肺水肿等并发症,在回顾分析中,认为并未取得满意效果,目前已很少进行此类手术。

(2)剖宫气管结扎和(或)气管夹闭术:研究表明胎肺内液体动力学改变可影响胎肺发育,肺内液体流出过多将导致肺发育不良,在胎羊膈疝模型中，通过闭塞气管的方法阻断胎羊肺内液体流出可使肺体积膨胀，促进肺发育，并可能使疝入胸腔的腹腔器官还纳。20世纪90年代有学者在动物实验基础上，开始在临床上尝试剖宫直视下行胎儿气管结扎或夹闭术，通过增加肺实体重量、DNA及蛋白含量，促进异常的肺泡支气管和血管发育，从而改善胎儿出生后肺功能障碍程度。此治疗方案虽然使手术范围较以往缩小，但母胎的并发症并无明显减少，故很快过渡到胎儿微创手术方面的研究与实践。

(3)胎儿镜气管夹闭和(或)气管封堵术：通过胎儿镜实施气管夹闭或封堵术是在剖宫直视手术基础上发展起来的治疗方法，治疗机制与前者相同。最初的直视下气管结扎和(或)气管夹闭术胎儿生存率很低，胎儿镜下气管夹闭术使生存率得以提高，但仍有较多并发症。Deprest等于1998年提出了在胎儿镜下应用气囊进行胎儿气管封堵术(fetoscopic endoluminal tracheal occlusion，FETO)，并于2004年报道了世界上首次成功实施FETO并存活的病例。有学者通过MRI在实施FETO前后进行实测肺容积与预期肺容积比值测定。未行FETO时，肺容积比值无明显变化，而实施FETO后，其比值明显升高，胎儿的生存率也相应提高。总的来说，由于FETO不必切开子宫即完成胎儿气管球囊封堵操作，与以往的手术相比可以缩短时间、降低喉神经和气管损伤的风险，且不易发生出血、肺水肿、胎盘早剥及感染等孕妇并发症，已有临床资料证明其改善了部分严重先天性膈疝胎儿的预后，从而成为目前最值得期待的一种宫内干预方式。

1)FETO的适应证：有报道，经积极的常规治疗，肺/头比值1.0～1.4的先天性膈疝胎儿存活率可达80%，而不需要行FETO。肺/头比值<1.0的先天性膈疝胎儿预后差，实施FETO将可能改善预后。因此，实施FETO的指征为：严重先天性膈疝的单胎妊娠、胎儿无明显合并畸形及染色体核型异常、有肝膈疝且肺/头比值<1.0者。

2)FETO的时机：有研究证明在肺小管形成晚期至囊泡形成早期实施FETO可产生明显的肺反应。因此，目前临床多选择在孕25～29周实施。

3)FETO的步骤：该手术可在全身麻醉或局部麻醉下实施。主要步骤为：超声定位、经皮穿刺、进行胎儿麻醉，采用特制的套管针经腹壁羊膜腔穿刺，置入胎儿镜，再将胎儿镜置入胎儿口部，经喉至气管隆突，放置气囊并使其充盈膨胀。

4)FETO气囊的取出:主要有两种方式。①宫外法:在胎儿分娩过程中,通过气管镜取出气囊或行气管穿刺将气囊刺破。此项技术称为子宫外产时处理(ex-utero intrapartum treatment,EXIT)。②宫内法:在分娩前(孕34周)通过胎儿镜将气囊取出,或在超声引导下刺破气囊,宫内法取囊避免了剖宫产,有人认为新生儿存活率较高,也有人对FETO持保留态度,有学者指出到目前为止的随机试验结果表明,进行过宫内干预和未进行宫内干预但生后经规范治疗的先天性膈疝患儿的预后并无明显差异,因此认为对先天性膈疝的宫内干预不应广泛应用,除非有随机试验证明它的优势。

胎儿期治疗增加了许多复杂的、伦理的、个人的和社会的问题。对胎儿来说,评估胎儿手术的风险时必须衡量潜在使胎儿致残或致死的缺陷的风险。通过适当的选择,对胎儿的益处应明显超过风险。由于胎儿先天性膈疝并不威胁母亲安全,所以必须将外科手术风险与可能获得的益处一起衡量,包括挽救她未出生的孩子,或减轻她抚养一个存在严重畸形的孩子的负担。我们相信对胎儿手术而言,母亲的安全和权利必须始终置于胎儿之上。所以,任何对母亲生命、功能或未来生育存在显著风险的胎儿治疗措施都是不被接受的。

2. 子宫外产时处理 子宫外产时处理(EXIT)是指分娩过程中,在保持胎儿-胎盘循环的同时进行胎儿手术或实施干预措施的方法。EXIT技术由治疗先天性膈疝发展而来。EXIT使存在气道梗阻或通气障碍的胎儿在完全脱离母体前接受解除气道阻塞或建立有效通气道的处置,有望改善预后。对先天性膈疝实施EXIT的步骤:在剖宫产时切开子宫,暴露胎儿上半身,取出气道金属夹或封堵球囊、解除气道阻塞,待患儿能够充分氧合后再结扎脐带,使胎儿与母体完全分离。

3. 出生后治疗 本症确诊后,均应及早手术治疗,对症状严重,病程急的婴幼儿应急诊手术,目前国际倡导对于先天性膈疝患儿可采取出生后治疗,世界少数几个有条件的医疗中心采用体外膜肺氧合(ECMO)治疗配合成活率改进到60%～80%,ECMO可限制在1～2周内,可能对病情较轻的婴儿有效果,但显然无法抢救病情严重的婴儿,他们出生后可能需要长期的肺功能支持,或通过人工胎盘或新生儿肺移植来实现肺功能替代。新生儿期手术成活的儿童常有正常的生长与发育。

六、预　　后

宫内手术并顺利度过以后的妊娠期是一个非常艰巨的挑战。解决宫内手术后刺激性早产的病理生理问题和发展微创外科技术将会促进先天性膈疝宫内治疗的成功。出生数小时内出现症状的先天性膈疝患儿，总成活率低于50%。

一般来说，在膈疝手术后长期随访肺功能的回复尚满意，在6～21岁患者观察结果肺容量、弥散容量与MEF值均为正常。大多数病例有病侧肺血流减少，研究中观察到是因病侧支气管动脉分支数减少及气道发育比健侧差之故。

先天性膈疝合并神经、精神症状需要监护、观察，其中最主要是与用体外膜肺氧合治疗有关，治疗后3～4周进行头CT扫描，需要每隔3个月、1年、3年和更长时间的常规动态观察脑发育情况。体外膜肺氧合治疗期间每日进行脑部超声检查主要是了解脑出血、缺血性神经性坏死、局灶性脑梗死和脑室周围病变，少部分由于脑积水需做分流术。

（周阳子）

参考文献

1. Michel F, Baumstarck K, Gosselin A, et al. Health-related quality of life and its determinants in children with a congenital diaphragmatic hernia. Orphanet J Rare Dis, 2013, 8:89
2. Zhang Q, Macartney J, Sampaio L, et al. High Frequency Jet Ventilation during Initial Management, Stabilization, and Transport of Newborn Infants with Congenital Diaphragmatic Hernia: A Case Series. Crit Care Res Pract, 2013, 937871
3. Khemakhem R, Haggui B, Rahay H. Congenital diaphragmatic hernia in neonate: a retrospective study about 28 observations. Afr J Paediatr Surg, 2012, 9(3):217-222
4. Stathakis PCh, Kouroumpas E, Laparoscopic repair of congenital diaphragmatic hernia complicated with sliding hiatal hernia with reflux in adult. Int J Surg Case Rep, 2012, 3(12):597-600
5. Grzenda A, Shannon J, Fisher J, et al. Timing and expression of the angiopoietin-1-Tie-2 pathway in murine lung development and?

congenital diaphragmatic hernia. Dis Model Mech，2013，6（1）：106-114
6. Yap KH，Jones M. Late presentation of congenital diaphragmatic hernia after a diagnostic laparoscopic surgery（a case report）. J Cardiothorac Surg，2013，14：8
7. 乔宠，刘子建，Jani J，等. 先天性膈疝及其相关异常的产前诊断. 中华围产医学杂志，2010，13(2)：98-101.
8. 董素贞，朱铭，钟玉敏，等. 胎儿先天性膈疝 MRI 诊断的探讨. 中华放射学杂志，2009，43(11)：1148-1151
9. 段涛，胡娅莉，吕时铭. 产前诊断. 北京：人民卫生出版社，2010.
10. 谢宁. 妇产科超声诊断学. 北京：人民卫生出版社，2011.
11. 吴晔明. 小儿外科学. 北京：北京大学医学出版社，2009.
12. 王果，李振东. 小儿外科手术学. 北京：人民卫生出版社，2010.

第二节 先天性囊性腺瘤样畸形

一、概 述

先天性肺囊腺瘤样畸形（congenital cystic adenomatoid malformation，CCAM），也称先天性肺气道畸形（congenital pulmonary airway malformation，CPAM），是一种发育异常的肺肿瘤，以末端细支气管的过度发育和肺泡数量的减少为特征。CCAM 的首次提出是在 1949 年，是非常少见的先天性畸形，发生率为 0.3/10 000～0.94/10 000 活产数。同时，它也是最常见的胎儿肺部畸形，占所有先天性肺部畸形的 25%。男性患儿略多见。

80%～95%的 CCAM 是单侧的，通常只累及一个肺叶，以左侧为多见。只有少于 2%的病例累及双侧。双侧病变很可能与细胞信号问题引起的遗传倾向有关，而且可能增加 CCAM 继发恶变的倾向。

CCAM 的分型包括病理分型和超声分型，分述如下：

（一）病理分型

对于 CCAM 的病理分型，采取的是 Stocker 的方法，将其分成 3 型：

1. Stocker Ⅰ型（大囊性 CAM） 占 50%，表现为大的囊性肿物，

直径通常>2cm,囊壁有一层被纤维弹性组织和少量平滑肌覆盖的呼吸道上皮,通常只影响一个单叶,与近端气道和远端肺间质相交通。超过25%的病例有相关的体循环动脉血供。该型一般预后很好,很少与水肿、肺发育不全或者胎儿死亡有关,但可以通过进展的气体潴留和纵隔移位出现囊肿膨胀,从而导致新生儿呼吸窘迫。

2. Stocker Ⅱ型(微囊性CAM) 占40%,是发育过程中气道梗阻的结果。病变包含多个直径<1cm的小囊肿,表现为微囊性发育不良代替了远端局部的肺实质。肺的实性部分充满了伸长的细支气管和肺泡物质。Ⅱ型合并先天畸形的发生率较高,最常见的包括泌尿生殖道畸形,例如肾发育不全或者不孕不育;心脏,包括永存动脉干和法洛四联症;空肠闭锁;膈疝;脑积水以及骨骼畸形。它的预后经常依赖于相关畸形的严重度。

3. Stocker Ⅲ型(实性CAM) 只占10%,包含了一个几乎全部由细支气管成分组成的,由部分纤毛立方上皮和一些肺泡成分覆盖的实性的无气包块。这个包块影响了单个或者多个肺叶的整个部分,引起纵隔移位。该型的预后更差,容易引起宫内非免疫性水肿和新生儿心肺受累,是引起死胎的最常见的原因。

虽然Stocker分型应用最广,但是有致命的缺点:①它是根据组织学数据来分类,不能用于产前超声技术;②评估其预后和结局的数据来源早已过时。

(二)超声分型

随着产前影像学的进展,人们对CCAM的自然病程有了更深的了解。病变的超声表现可以从实性为主变化到纯囊性包块。根据超声所见,依据病变的最主要成分(囊性或实性),将其分成两个主要类型:大囊性包含单个或多个直径≥5mm的囊肿(一般在2~10cm之间),其内充满无回声的液性区。囊肿之间不相通,但是通常只有一个囊肿能被看到;微囊性肿物直径<5mm,实性成分为主,看不到液性区,体积更大。有一个介于大囊性和微囊性之间的分类,用于囊肿中等大小(<2cm),与无回声区临近的病变。超声下可以见到病变的动脉和静脉血运都来自肺循环。

这个分类是宫内CCAM诊断和预后的金标准。大囊性预后良好。微囊性病变体积较大,继发的并发症多,例如纵隔移位,肺发育不良,羊水过多和非免疫性水肿,死亡率高。

目前,人们进行更多的尝试来更新分类,以便更好地推断预后,从而对产前产后的处理有明确的指导作用。但是,至少在目前,这是件非常困难的事。

二、病理生理与病因

CCAM是发生在细支气管水平的病变,其特点为:细支气管因为生长失控而过度生长,呈腺瘤样生长,并损害了肺泡的生长。确切病因目前尚不完全清楚,主要的假说包括过度生长,增生和错构瘤。有学者认为是末端细支气管的管道化的失败和继发的气道和气体交换组织间的连接的失败。此外,也有研究提示了CCAM中细胞增殖上调和凋亡下调的不平衡现象。

也有研究认为与影响肺形成和异常肺发育的遗传学基础有关。一个影响发育障碍的潜在的基因是$HOXB_5$,它的表达被保持在一个典型的早期肺发育的水平。一个研究将因胎儿水肿而行宫内切除术的CCAM标本与正常的胎儿肺组织或者足月儿的CCAM标本相比,提示血小板源性生长因子B(platelet derived growth factor-B,PDGFB)的基因表达和蛋白量增加。也有研究报道该病不排除染色体异常的可能。

三、诊断与鉴别诊断

超声是产前诊断CCAM的首选手段,通过动态超声检查对CCAM体积进行随访和(或)预测胎儿死亡。超声监测的内容包括包块大小,胎儿大小,羊水量,脐动脉多普勒血流频谱,静脉导管多普勒血流频谱以及胎盘厚度。对病变的描述应该语言清楚,不要模棱两可。应该在以下方面描述:实性还是囊性;如果是囊性,囊肿应该描述出单个还是多个,大还是小(标记出确切尺寸,而不能估计),壁厚还是薄,内容物是纯净的液体还是包含气体。

磁共振(magnetic resonance imaging,MRI)是评估胎儿肺形态和体积的非常好的检查(图3-1),尤其是当患者存在肥胖,胎位不理想或者羊水过少的时候。磁共振扫描对于区别CCAM和膈疝最有帮助。虽然这个检查很贵,而且只在大的医疗中心有,但是如果患者发现了胎儿的大的囊性畸形,还是很有必要的。

两种检查可以互补,尤其是对模棱两可无法确诊的发现。

影像学详细描述病变非常重要,能够提供鉴别诊断来指导临床。CCAM可以"吸收",即妊娠期时在超声上见不到了,但是可以在产后

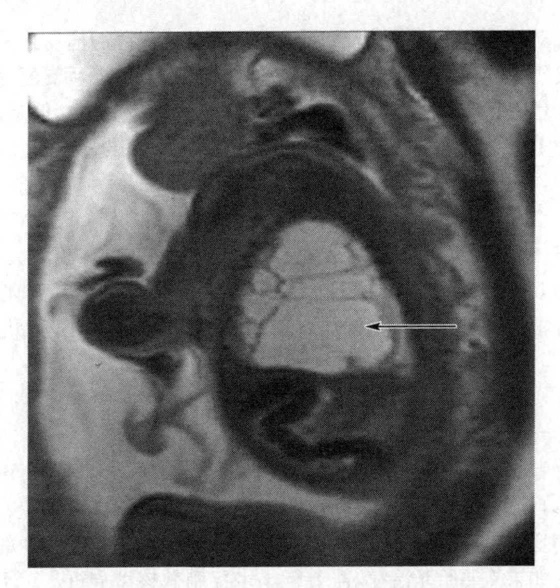

图 3-1 胎儿 CCAM 的磁共振影像

通过 CT 扫描检测到；他们也可以在妊娠期增大。大的病变能够引起纵隔移位和水肿。可以因为吞咽问题，或者因为食管压迫或者闭锁而引起羊水过多。正常的肺组织可以被压迫，导致肺发育不全。MRI 可以发现小的病变。

需要产前进行鉴别诊断的病变包括：

1. 肺分离（bronchopulmonary sequestration，BPS） 是最容易与 CCAM 相混淆的病变。肺分离的声像图表现也呈均匀一致的强回声，累及一侧肺或一叶肺，也可造成纵隔偏移。但是，病变主要出现在下叶肺，彩超可显示胸主动脉分支进入病变肺组织内。和 BPS 不同，CCAM 与气管支气管树有交通，即使是一个微小的扭曲的通路。BPS 的血供来自体循环，而 CCAM 从正常的肺循环里获得其动脉血供和静脉回流。但是也报道过 CCAM 有来自体循环的血供，被称作“杂交”CCAM，预后极好。

2. 膈疝 当肠管进入胸腔时，声像图与 CCAM 相似。但仔细观察，膈疝的肠管回声能出现蠕动现象。如果 CCAM 同时合并膈疝，鉴别诊断就会相当困难。

3. 支气管囊肿和纵隔肿瘤 一般地说，支气管囊肿多为单发，体积相对较小且靠近中线。如果支气管囊肿或纵隔肿瘤压迫一侧或某段支气管，造成支气管继发性狭窄或闭锁，该支气管所支配的肺组织也会增大，声像图呈均匀强回声，与 CCAM 表现相似。但是，此时声像图上除了出现肺部改变之外，还应看到引起压迫支气管的囊肿或肿块，且此类病灶多靠近中线。

4. 其他 心包肿瘤甚至胸腺发育异常有时也会与 CCAM 混淆。另外，气管闭锁、喉部闭锁也表现为肺均匀强回声，肺体积增大，容易误诊为双侧 CCAM。但呼吸道闭锁往往为双肺对称性病变，心脏被挤压在中央、体积很小，且常伴有羊水过少及腹水，有时有胎儿水肿表现。

四、孕期管理

疑有 CCAM 的胎儿需要进行初始的评估，通过仔细地超声检查来确诊，其中包括彩色多普勒确定或者排除体循环血液供应。应该描述病变的尺寸和部位。要注意寻找纵隔移位的证据和水肿的微小征象。如果需要胎儿治疗，需要行羊水穿刺做核型分析。对于所有疑似 CCAM 的病例，应该进行胎儿心动图，因为有合并心脏畸形的风险，尤其是永存动脉干和法洛四联症。此外，大的 CCAM 的病例心功能可能受损，因为病变使纵隔移位，导致心室受压，使中心充盈压升高而改变心室输出模式，还引起下腔静脉血流的反流及主动脉的收缩。这种限制性心室充盈的模式合并下腔静脉的血液反流和主动脉收缩可能是水肿的前兆。要和儿外科医生、神经科医生以及小儿心脏科医生共同会诊。

CCAM 的孕妇可能出现镜面综合征。这是一个可能危及生命的高动力性子痫前期状态。这个综合征的唯一的治疗方法就是立即娩出胎儿胎盘。

大多数病例可以发生退变，正常分娩以及产后评估就足够了。只有极少数的 CCAM 引起胎儿并发症，例如胎儿水肿，它是胎儿死亡的最好的预测指标。

近来，利用 CCAM 体积（CV）和 CCAM 体积比（或称肺头比，CVR）来预测水肿的发生。CVR 是指肺部肿块的体积（宽×高×长×0.52）/胎儿头围。CVR 是用胎儿发育情况来纠正由于孕龄带来的差别。当 CVR＞1.6 时，不管有没有明显的囊肿，胎儿水肿的风险为 75%。如果 CVR＜1.6，而且没有明显的囊肿，胎儿只有 2%的儿率出现水肿。如果囊肿明显，即使 CVR<1.6，囊肿急性增大和胎儿水肿的风险仍然很高。

CVR 在妊娠 20～25 周增长最快，在妊娠 25 周时达到平台期。CCAM 和水肿的处理要根据当时 CVR 的值。每周 2 次(CVR 1.2～1.6)至 3 次(CVR<1.2)超声监测来测定 CV 和 CVR，有助于发现水肿的最早期征象，或者早期发现平台期的到来。如果 CVR 更小，也可以每周一次超声监测。一旦平台期到了，可以减少胎儿监测频率，但还要继续评估 CCAM 的尺寸，肺发育不全的风险，或者气体潴留。这些会影响分娩处理方案。

有学者提出可以用几个超声指标综合预测胎儿死亡和预后，包括羊水过多，胎儿水肿和最后的正常肺胸横径比<2.5。

孕期可出现下列并发症，需要依据情况进行相关处理：

1. 胎儿非免疫性水肿 病灶的存在使患儿纵隔移位，血管心脏受压，导致水肿的发生。胎儿预后与水肿出现孕周有很大相关性。

2. 羊水过多 食管受压，患儿吞咽羊水量减少，加上病变肺组织产生过多水分，可出现羊水过多。

3. 呼吸窘迫综合征 由于正常肺组织受压导致肺发育不全，胎儿产后可发生 RDS。

4. 伴发畸形 25%的 CCAM 合并其他异常，包括呼吸道其他异常、心血管系统畸形(法洛四联症和永存动脉干)、泌尿系统异常(肾缺如、肾发育不良和巨膀胱)、消化道异常(肠闭锁和肺疝)和中枢神经系统异常(脑积水和脊柱畸形)等。

5. 早产 对于需要立即处理的病变，在妊娠 32 周前可行宫内治疗，在妊娠 32 周后可立即终止妊娠。

6. 胎死宫内 发生率约为 10%～15%。

五、处　　理

(一) 孕期处理

如在发育成有生机儿前诊断 CCAM，建议终止妊娠。病变发生较迟或继续妊娠者，如未合并胎儿水肿，可以继续妊娠，等到肺成熟后再分娩。分娩一般是在 32 周之后。没有症状的病例均采用常规的自然分娩方式；如果出现纵隔移位、微囊型及可疑呼吸道梗阻者，则建议可采用剖宫产。妊娠 32 周后出现胎儿水肿或占位性病变过大、经阴道分娩困难时应紧急行剖宫产术，并在生后急诊手术治疗。

如果存在危及生命的先天畸形，应选择终止妊娠。镜面综合征的出现提示立即分娩。没有水肿的独立的CCAM要通过动态超声监测密切随访。有时，病变会好转，有时则会出现无法预测的水肿。所有的胎儿要在具备体外膜肺和新生儿监护病房（neonatal intensive care unit，NICU）的三级医疗中心分娩，最好在复苏和手术能够进行的情况下计划分娩。没有必要剖宫产，除非有产科指征。

目前产前和产时的干预包括类固醇的应用，宫内穿刺或者巨大囊性包块的引流，酒精栓塞或者滋养血管的激光治疗，胸腔羊水引流，对实性包块进行开放性胎儿手术的肺叶切开和肿物切除术。但是尚缺乏这些干预的证据基础。

对于CVR＞1.6的所有病例，可给予孕妇产前糖皮质激素治疗。有研究认为类固醇可以通过诱导平台期来使CCAM的实性成分停止生长，使囊肿周围的组织发育起来，水肿缓解。CCAM激素治疗的适应证包括：CCAM病例中属于高风险的微囊性病变；出现胎儿水肿；CVR＞1.6。但是不能证明类固醇真正地影响了CCAM的生长。

在妊娠32周前，有明显囊肿并出现水肿的胎儿，可以考虑宫内治疗，例如囊肿引流和胸腔羊水引流。囊肿引流穿刺术是应用胎儿镜在可视系统引导下将引流管置入胸腔囊肿与羊膜腔之间，达到治疗目的。治疗的指征包括胎儿出现水肿以及出现肺发育不良的表现。引流液可以进行相关的实验室检查，包括细胞学检查，感染指标的化验，胎儿的核型检查。然而，一些经过此方法治疗的病例经常有明显的呼吸功能不全，需要ECMO或者高频通气。而且，如果引流管阻塞，囊液很快就会再次增多。

巨大的微囊性CCAM并发水肿的胎儿在妊娠32周前可以进行胎盘循环支持下的开放性宫内手术切除术，目的是恢复正常的解剖结构，恢复正常的生理，以及让肺能在出生之前得以生长发育。这样处理的病例，水肿在1～2周内缓解，纵隔在3周内归位，宫内肺发育非常显著。并发症包括术中的胎心过缓，早产，母亲“镜面综合征”和术后的胎死宫内。

子宫外产时治疗（ex-utero intrapartum therapy，EXIT）是在胎儿出生时，在未断脐之前，在胎盘循环的支持下，先行CCAM瘤体切除，再断脐让新生儿开始呼吸，以减轻肿块对胸腔的压迫，缓解呼吸窘迫。EXIT手术的指征包括严重的纵隔移位的病例，持续增高的CVR值（＞1.6）合并正常肺组织受到明显压迫，以及合并胎儿水肿。

EXIT手术需要多学科合作，包括：麻醉、心脏循环专科、新生儿科、护理、产科、小儿外科以及体外膜肺的支持治疗。EXIT手术使新生儿出生后得以迅速切除肺部肿块，消除了因为纵隔移位、空气潴留以及正常肺组织的受压引起的急性呼吸衰竭。

(二) 产后处理

CCAM的产后病史变化极大。病变可以完全无症状，只有因为其他原因进行胸部放射线检查时才发现。大部分的产后患者会因为肺发育不全有严重的心肺功能受损。产前就发现的CCAM的预后要比产后才发现的CCAM的预后差。随着产前诊断技术的发展，产前CCAM的确诊率在增加，但是也有少数在产后发现。可能是无症状的，仅通过常规胸部射线检查发现；或者是有症状的，尤其是新生儿期的呼吸窘迫。随着过去十年影像学的进步，CCAM的诊断、评估和治疗方案都在改变。

虽然许多CCAM在产前会出现缩小或者消失(18%和11%)，产后胸部X线也看不到，但是大部分病例都能在产后用CT检测出来。

产后CCAM的表现可以从毫无症状到症状严重。症状表现为为气道受压引起的呼吸过速和喘鸣，低氧血症，二氧化碳潴留，进食困难，反复发作的肺部感染，支气管扩张，肺脓肿，咯血，气胸，气体栓塞，血胸，脓气胸，类固醇抵抗性哮喘，肺动脉高压，进行性呼吸窘迫及心力衰竭，甚至需要插管和人工通气，直至手术。对于无症状产前确诊产后未手术的病例，10%的病例在产后10个月内出现症状(2个月～8.5岁)。恶变的风险可能更高。儿童期最常见的由CCAM发展来的肿瘤是横纹肌肉瘤或者胸膜肺母细胞瘤。CCAM和癌症之间的联系不是偶然的。Ⅰ型CCAM可能是黏液性细支气管肺泡癌的癌前病变。双侧CCAM更易恶变。大多数病变较大的病例需要呼吸机支持，有的甚至需要体外膜肺治疗(extracorporeal membrane oxygenation，ECMO)。

有症状的病变的手术切除相对明确，但是无症状病变的处理还是有争议。由于对该病变的自然病程了解的并不透彻，因此处理意见并不统一。之前的观点认为，应该对所有的CCAM病例进行手术，无论大小和临床征象，来避免癌症的风险和改善肺发育以及因为肺炎和气胸导致的手术困难，即使对于没有症状的婴儿。一般主张出生后一年之内行病变肺叶切除术。而现在，临床医生在了解到许多病变在数月和数年后出现了自然改善和消失的可能性后，认为继发癌症的风险很有可能被夸大了。此外，预防性切除不能阻止胸膜肺胚细胞瘤的出现，还能增加手术并发症。再有，择期手术和出现症状再手术的效果没有区别。因此重新考虑了这个方案，对于许多在出生后的数月内症状轻微或者无症状的婴儿采取更保守的方案，只有在出现症状时才手术。因此，目前迫切需要充分了解产前 CCAM 的自然病程来指导今后的处理。

切除术后的呼吸道的远期预后依赖于肺切除的范围。如果有残存的 CCAM 或者未进行手术，婴儿感染或者恶变的风险大些。在切除术后，残留的肺组织会代偿性发育，持续到至少出生后前两年。对于存在肺发育不全、肺动脉高压或者慢性肺病的婴儿，我们建议预防性抗呼吸道合胞病毒治疗。

无症状的稳定的病变应该进行长期的随访，一般建议至少一年一次 CT 扫描。但是重复 CT 扫描的必要性需要和能够引起颅脑恶变的放射性、镇静药或者全麻和失访风险的危险相平衡。MRI 检查的益处需要更多的研究来肯定。无论采用哪种方法，CCAM 患者应该被随访到成人期。如何能达到最好的效果需要进一步的研究。最重要的是需要进行多学科协作来处理这个少见而又关键的病变。

六、预　　后

CCAM 大多在妊娠 18～26 周被发现，肿物的体积、肿物大小变化的速度、是否出现胎儿水肿以及是否为大囊性或者微囊性病变，是胎儿预后评估的重要指标。

CCAM 从妊娠 20 周开始加速生长，妊娠 28 周时达高峰，之后大部分病例开始缩小。平台期平均为妊娠 26 周。一些病例在 20～26 周时病变较大，引起对侧纵隔移位，但是在平台期后尺寸明显减小，心脏恢复原位。之前的羊水过多，甚至是胎儿腹水，都在包块缩小后消失了。一般来说，大囊性病变在整个孕期改变很小，微囊性病变有缩小的倾向。

观察到的最坏的结局是出现水肿。对于没发生水肿的胎儿，产后存活率 100%。相反，出现水肿的病例，如果采取期待治疗，死亡率可达 100%，可能胎死宫内，也可能出生后即死亡。不过一旦达到平台期，就不会再出现胎儿水肿。

虽然 CCAM 少见，但是与并发症有关，尤其是重复感染和恶变。

无症状患者的肿物摘除需要平衡重复CT扫描的需要及失访的重要性。此外,CCAM的自然病程不清楚,长期随访的数据非常重要。是否进行手术,标准的方案需要长期随访才能得出来。这些都是今后需要研究的方向。

(李秋玲)

参考文献

1. Kotecha S, Barbato A, Bush A, et al. Antenatal and Postnatal Management of Congenital Cystic Adenomatoid Malformation. Paediatr Respir Rev, 2012, 13(3): 162-170
2. Kotecha S, Barbato A, Bush A, et al. Congenital Diaphragmatic hernia. Eur Respir J, 2012, 39(4): 820-829
3. Chen HW, Hsu WM, Lu FL, et al. Management of congenital cystic adenomatoid malformation and bronchopulmonary sequestration in newborns. Pediatr Neonatol, 2010, 51(3): 172-177
4. Farrugia MK, Raza SA, Gould S, et al. Congenital lung lesions: classification and concordance of radiological appearance and surgical pathology. Pediatr Surg Int, 2008, 24(9): 987-991
5. Laje P, Liechty KW. Postnatal management and outcome of prenatally diagnosed lung lesions. Prenat Diagn, 2008, 28(7): 612-618
6. Liechty K. Ex Utero Intrapartum Therapy. Sem Neonatal Matern Med, 2010, 15(1): 34-39
7. Stanton M, Njere I, Ade-Ajayi N, et al. Systematic review and meta-analysis of the postnatal management of congenital cystic lung lesions. J Pediatr Surg, 2009, 44(5): 1027-1033

第三节 胎儿胸腔积液

一、概 述

胎儿胸腔积液(fetal hydrothorax, FHT)是可导致胎儿胸膜腔内液体积聚的一种先天性疾病。该疾病最初于1977年被报道,可发生于单侧或者双侧胸腔,根据是否合并胎儿发育或染色体异常,其可分为原发性胸腔积液和继发性胸腔积液两种类型。原发性胸腔积液的发病率约为1/15 000,男女性别比例约为2∶1,围生期的死亡率为22%～53%,而继发性胸腔积液的死亡率更高。

二、病理生理与病因

原发性胸腔积液可由先天性乳糜胸或原发性淋巴管发育异常导致淋巴液生成过多或重吸收障碍;而继发性胸腔积液大多来源于胎儿免疫性或非免疫性的全身性液体潴留,许多母胎疾病都可以导致继发性胎儿胸腔积液,包括胎儿染色体异常,胎儿心血管系统、血液系统、消化系统和呼吸系统疾病,胎儿代谢性疾病,胎儿宫内感染与肿瘤,以及胎盘与脐带的异常等。根据其临床病理发展过程,原发性胸腔积液可分为消退型、稳定型及进展型。也有学者为了方便统计研究,根据其B超影像,将其分为轻度(肺周积液深度＜1cm)、中度(肺周积液深度＞1cm)和重度(肺周积液深度＞1cm,并伴有肺不张、纵隔偏移及膈肌反向等)。

三、诊断及鉴别诊断

B型超声检查是最常用的检查手段。虽然有些病例最早可以在妊娠17周被发现,但大多数病例还是在妊娠30周后才得到确诊。胎儿胸腔积液的经典超声影像是压缩肺周围的无回声区(图3-2见文末彩插)。如果积液量较多,还可以见到不同程度的肺不张,纵隔偏向健侧胸腔,膈肌变平或倒置,呈“反抛物线”状,心脏向健侧转位,体积小于正常孕周。

B型超声检查可根据是否合并其他发育异常对原发性胸腔积液与继发性胸腔积液进行鉴别。40%的继发性胸腔积液合并较明显的先天发育异常,20%的胎儿胸腔积液常常合并先天性膈疝、先天性肺囊腺瘤及支气管-肺隔离症等,5%的先天性心脏病也可以合并胸腔积液。然而,胎儿胸腔穿刺是鉴别原发性胸腔积液与继发性胸腔积液的直接手段。在胸水的细胞计数中,如果淋巴细胞计数超过80%,可以被认为是乳糜胸的特异性表现。此外,在B超检查中还可发现,60%～70%的胎儿胸腔积液合并羊水过多或一过性的羊水过多。目前原因不清,可能与大量胸腔积液影响胎儿吞咽羊水有关。

胎儿磁共振可进一步明确胎儿是否存在胸部发育异常及肿瘤,以此对原发性与继发性胸腔积液进行鉴别。

四、孕期管理

由于许多母胎疾病都可以导致继发性胎儿胸腔积液，因此在对胎儿进行产前诊断前需要对母体进行常规的血清学检测，包括血常规、血型鉴定、TORCH及微小病毒B19等。

大约5%的胎儿胸腔积液可以合并唐氏综合征、Turner综合征及努南综合征等染色体异常，所以我们在对胎儿或新生儿随访观察或实施治疗前，需于孕16周后通过羊水或脐带穿刺，完善胎儿的染色体核型分析，有条件者还可进行羊水的TORCH及微小病毒检测。此外，我们还要对原发性和继发性胸腔积液做出鉴别诊断，明确继发性胸腔积液合并的发育异常是否可以治疗，以保证良好的预后。因此，要求孕妇进行严格的产前诊断，尤其是序贯的超声检查，除外先天性心脏病及膈疝等先天发育异常。

由于胎儿胸腔积液可以导致羊水过多，从而增加早产的风险，所以推荐自发现胎儿胸腔积液起，每1～2周对胎儿进行B超检查，监测病变的发展情况，包括积液量的变化、是否存在肺不张、纵隔移位以及羊水量的变化等，诊治流程见图3-3。

五、处　　理

胎儿胸腔积液的治疗取决于孕周，积液量，病情进展速度，是否存在胎儿水肿、羊水过多及纵隔偏移等。对于单侧的、程度轻、无肺不张的病例，可以期待积液自行消退；对于妊娠24周前诊断的胎儿胸腔积液，可以选择终止妊娠；而对于妊娠32周后诊断的病例，建议严密观察、适时终止妊娠，必要时产后行胸腔穿刺术。

对于妊娠24～32周之间诊断的病例，根据积液量的多少以及是否存在胎儿水肿、羊水过多及纵隔偏移等，可实施胎儿胸腔穿刺术、胸腔—羊膜腔分流术及胸腔—母体皮下引流术等措施，以延长孕周，促进胎儿肺发育，从而改善胎儿预后。胸腔穿刺术由于不能从根本上解决肺脏受压及肺发育不良，其效果各文献报道差异较大，目前已不主张实施。胸腔—羊膜腔分流术可以持续的降低胎儿胸腔压力，促使肺组织扩张，从而大大降低原发性胎儿胸腔积液的死亡率。如果存在胎儿水肿、纵隔移位及肺不张，建议立即实施胸腔—羊膜腔分流术。胸腔—羊膜腔分流术可以使用Harrison双猪尾导管或Rocket导管，放置导管前需要应用抑制宫缩的药物，放置导管后需要在羊膜

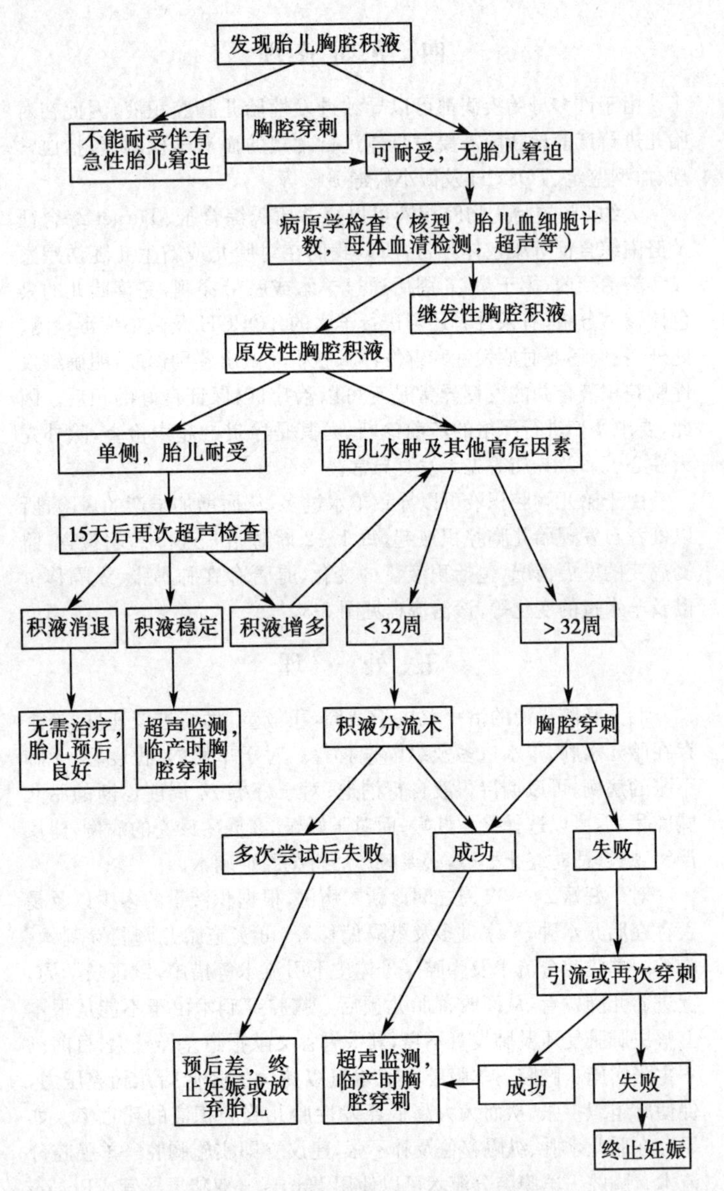

图 3-3 原发性胸腔积液诊治流程

腔内注射抗生素,建议每周进行超声监测积液量的变化,是否有导管脱落等。为预防感染,当胎儿肺脏完全复张后,建议将导管取出。胸腔—羊膜腔分流术的主要并发症包括感染、出血、胎膜早破、早产以及胎儿损伤等。而胸腔—母体皮下引流术由于操作复杂,易发生导管脱落及感染,目前已不主张实施。

无论是原发性还是继发性胸腔积液常合并肺发育不良和不同程度的呼吸功能衰竭,因此分娩时需要有新生儿科医生在胎儿娩出后立即进行心肺复苏。新生儿科医生认为,分娩前的胎儿胸腔穿刺术虽有助于出生后的心肺复苏,但由于对母儿存在较大的风险,故目前已不主张于分娩前进行胎儿胸腔穿刺。目前观点认为,对于产前评估存在肺发育不良的胎儿,推荐分娩后立即建立静脉通路,适当补充胶体,必要时实施胸腔穿刺术,可以明显改善新生儿预后。但对于长期存在大量胸腔积液的胎儿,新生儿期的胸腔穿刺无法改善肺发育不良,因而不能改善其预后及降低围生儿的死亡率。

此外,对于胎儿胸腔积液合并羊水过多的病例,可以抑制宫缩的同时进行羊膜腔减压术,从而延长孕周,争取改善新生儿预后。

六、预　　后

与新生儿乳糜胸(死亡率 15%)不同,胎儿胸腔积液的预后要差得多,死亡率可以高达 53%左右。原发性胸腔积液的预后要好于继发性胸腔积液,5%～10%的胎儿胸腔积液可以自然消退。如果是单侧的,没有造成肺不张、纵隔移位及膈肌倒置,其存活率几乎可以达到 100%;而双侧的胸腔积液或有胎儿水肿征象的病例预后很差,只有大约 50%的存活率。

此外,有研究表明,妊娠 33 周前诊断的病例,死亡率明显高于 33 周后诊断的病例;同样,35 周前分娩的病例,其围生期死亡率也明显高于 35 周后分娩的病例。但归根结底,肺脏的发育程度从很大程度上决定了胎儿的预后,导致胎儿胸腔积液患儿围生期死亡的根本原因还是肺不张与肺发育不良。

(张志涛)

参考文献

1. Deurloo KL, Devlieger R, Lopriore E, et al. Isolated fetal hydrothorax with hydrops: a systematic review of prenatal treatment op-

tions. Prenat Diagn,2007,27:893-899
2. Scott P,Ravinderjit K,Joseph TT,et al. The Outcome of Isolated Primary Fetal Hydrothorax:A 10-Year Review from a Tertiary Center. Fetal Diagn Ther,2013,27:1-8
3. Yves A,Isabelle D,Véronique A,et al. Primary Fetal Hydrothorax:A Literature Review and Proposed Antenatal Clinical Strategy. Fetal Diagn Ther,1998,13:325-333

第四节　胸壁淋巴管瘤

一、概　　述

淋巴管瘤(lymphangioma,LA)是发生在淋巴系统的较为少见的肿瘤,以前曾称“湿瘤”或“囊状水瘤”等,它可发生在人体任何包含有淋巴管道的部位,可侵犯骨骼系统、结缔组织和内脏器官等任何系统,甚至是周围神经系统。较多的淋巴管瘤可以合并先天性异常及染色体异常,包括 Turner 综合征,染色体非整倍体疾病,胎儿水肿,唐氏综合征及其他的三倍体异常综合征,胎儿酒精综合征,努南综合征等。淋巴管瘤是淋巴系统少见的病变,新生儿的发病率为 1/6000,可发生于任何年龄,包括胎儿,最常见于幼年儿童,成人少见。据统计,小儿出生时发病占 50%~65%,2 岁以前发病的占 80%~90%,男女发病相当。淋巴管瘤可以发生在身体含有淋巴组织的任何部位,约 95%发生在颈部和腋窝(颈部约占 75%,腋窝占 20%),其他部位少见,可分布在胸壁、肺、纵隔、肾上腺、肾脏和骨骼(手、足小骨除外)、外周神经等,中枢神经系统由于缺乏淋巴系统,尚未见有报道。腹部淋巴管瘤较少见,多位于肠系膜、胃肠道、后腹膜、脾、肝及胰等处。本章着重介绍位于胸壁的淋巴管瘤的特点。

二、病因及病理生理

淋巴管瘤是由间叶组织的原始淋巴囊和淋巴管发育形成,其病因主要集中于两种学说。

一种学说认为:正常情况下,淋巴系统起源于从静脉系统分离出来的 5 个原始淋巴囊。在胚胎 30mm 时(8 周左右),从两侧颈内静脉外侧各突出一个囊,随后分离,形成“颈囊”;从肠系膜根部的静脉发出“腹膜后囊”;从臀下静脉各脱落一个“后囊”。由此 5 个原始淋巴囊为中心向外周和四肢扩展,相互联结就形成全身的淋巴系统。根据这种理论,当原始淋巴囊部分被孤立隔离时,就会生长淋巴管囊肿,原始淋巴管局部过度增生时,就形成单纯性或海绵状淋巴结管瘤。囊性淋巴管瘤多见于颈的两侧和腹膜后等处,似乎可以认为是“颈囊”和“腹膜后囊”遗留的隔离部分所形成。

另一种学说认为:淋巴系统是从静脉周围间叶囊的许多间隙相互结合而形成的,当某些原始淋巴腔隙或原始淋巴管缺乏与淋巴干的交通,就会发展成淋巴管囊肿或淋巴管瘤。

另外,淋巴管瘤是一种错构瘤样新生物,其发生与胚胎的发育有直接关系。早在胚胎发育时期,静脉丛中的中胚层裂隙融合形成大的原始淋巴囊,如果某些原始淋巴囊不能与中心静脉系统相连通就会产生具有较大囊腔的囊状淋巴管瘤;如果周围部分的原始淋巴囊组织与淋巴管系统主干不联通,则发展形成海绵状淋巴管瘤。

多数文献按照 Wegner 分类方法,将淋巴管瘤分为三类:单纯性淋巴管瘤、海绵状淋巴管瘤和囊状淋巴管瘤。Harkine 将淋巴管瘤分为五种类型:单纯性、囊性、海绵状淋巴管瘤,淋巴血管瘤及淋巴管肉瘤。国内亦有学者对淋巴管瘤进行了良性及恶性的分类(图 3-4)。原发性良性囊性淋巴管瘤是临床上最常见的类型。由于瘤体发生部位所集纳的淋巴液成分不同,瘤体内液体成分可为浆液性或乳糜性,当伴有出血或感染时,可为血性或脓性。所以多发性淋巴管瘤不同部位肿瘤囊液可有不同颜色表现。淋巴管瘤的组织学特征是有一层扁平上皮的内皮细胞层,囊壁含有交错的淋巴组织、小的淋巴间隙、平滑肌和泡沫细胞。淋巴管血管瘤是由扩张瘤变的淋巴管和血管共同

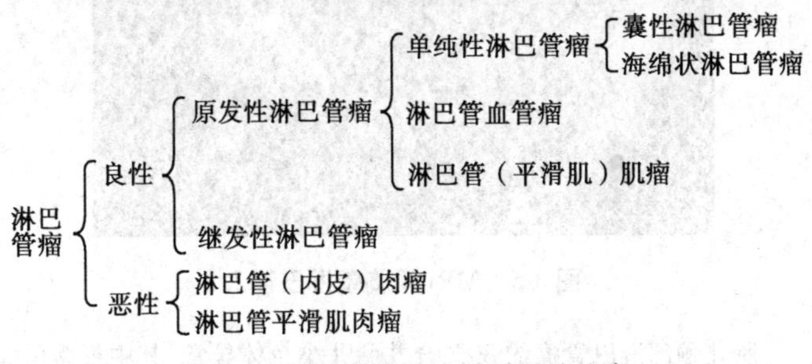

图 3-4 淋巴管瘤的良性及恶性分类

构成的肿瘤。淋巴管肌瘤，也称淋巴管平滑肌瘤病（lymphangi-oleio-myomatosis），主要是组织内增殖的平滑肌中包含有淋巴结和淋巴管，并被小淋巴管分隔。

三、诊　　断

彩色多普勒超声检查简单快捷，可以确定肿瘤发生的部位、数量，与周围的关系等，但易受某些条件的影响。典型的淋巴管瘤表现为低张力无定型囊性肿物，肿块大小 0.5cm 至几十厘米不定，囊内可见条带状回声分隔，形成典型的蜂房样结构，不同囊液成分其回声可有强弱不同，囊壁有钙化时可表现为强回声，CDFI 囊内无明显血流信号。

磁共振（MRI）能够清晰显示肿瘤部位、大小、形态和范围，是目前最好的检查诊断方法。通过电脑三维重建，能够显示肿瘤的立体图像。但价格昂贵。典型淋巴管瘤的 MRI 表现在 T1WI 与肌肉相似或稍高的信号，T2WI 为高于脂肪的信号（图 3-5）。

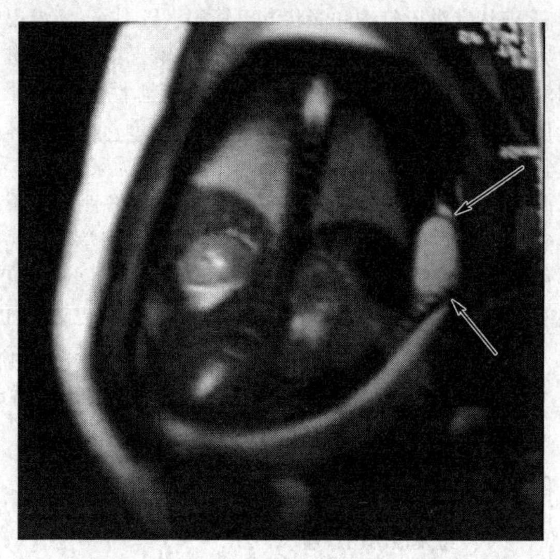

图 3-5　MRI 示胸壁淋巴管瘤

胎儿颈部淋巴管瘤约 80％合并胎儿染色体异常，其中最多的是 Turner 综合征，其次是 21-三体综合征、18-三体综合征及 13-三体综合征，其余为克氏征、部分三体、部分单体、染色体易位及嵌合等，单纯胸壁淋巴管瘤合并染色体异常的病例并不常见。因此，对于胸壁淋巴管瘤的病例，也需于孕16周后通过羊水穿刺或脐带穿刺行染色体核型分析检查，排除胎儿染色体异常。

四、孕期管理

对于胎儿胸壁淋巴管瘤的病例，需要每2～3周在超声下监测肿瘤生长速度。如肿瘤生长过快、过大，需要对肿瘤行穿刺减压术，一方面防止增大的肿瘤影响胎儿胸廓发育；另一方面可以通过针吸细胞培养，除外恶性肿瘤，进一步明确诊断。对于疑似病例，除进行序贯的超声检查外，必要时还需行胎儿磁共振检查以明确诊断。

根据肿瘤的生长位置及大小决定分娩方式。如肿瘤呈外生型，直径大于5cm，且壁较薄者，为防止肿瘤于分娩过程中破裂，影响肿瘤的治疗效果，可行剖宫产术；如产前评估肿瘤的存在可能阻碍产程进展者，可以适当放宽剖宫产指征。

五、处　理

淋巴管瘤的治疗方法多种多样，大多数的胸壁淋巴管瘤由于不影响新生儿的气道通气，故不需行胎儿宫内治疗或产时处理，而于新生儿期进行治疗。淋巴管瘤治疗的方法多种多样，包括手术治疗、肿瘤囊液抽吸、抽吸后注射硬化剂、热疗、放疗及激光治疗等，采取何种治疗方法应根据肿瘤的大小、切除的复杂性和操作的危险性决定。

手术切除在各种治疗方法中为淋巴管瘤的首选治疗。淋巴管瘤有浸润性生长和复发率高的特点，所以根据发生的部位和受累及的范围，尽量一次完整切除瘤体，必要时部分或全部切除受累脏器，同时结扎周围的淋巴管道，防止淋巴管瘘而产生复发。腹腔内和腹膜后的多发性淋巴管瘤，手术切除干净彻底有一定难度，尤其是对于肿瘤呈大小不一、多脏器、多部位发生者更是如此，因为多发的肿瘤处在发生的不同阶段，从微小病灶到巨大病灶占据整个腹腔都可能出现，切除干净是非常困难甚至是危险的。

OK-432是人类A组溶血性链球菌的冷冻混合干燥制剂，国外很早就应用治疗淋巴管瘤，治疗作用安全有效。其作用机制是抽吸后注射，通过刺激淋巴管内皮细胞产生无菌炎症反应，使机体自然杀伤细胞活力增强，细胞毒素坏死因子(TNF)与细胞因子(cytokine)增加,从而使纤维组织增生,淋巴管闭塞而达到缩小瘤体的作用。另外,细胞毒素坏死因子可使血管内皮细胞增加炎性细胞渗出,囊内液体吸收,囊肿收缩进而缩小。因此,OK-432可用于原发性、术后复发的淋巴管瘤的治疗。

博来霉素是一种抗肿瘤药物,在超声引导下穿刺抽液后注射可缩小肿瘤,是有效的治疗手段。将博来霉素,配成1mg/ml的浓度,以每次0.3mg/kg的剂量注入瘤体内,每周一次,总剂量不超过5mg/kg。注药前,尽量抽净囊内液体,有条件者可以在B超引导下进行。治疗次数以瘤体基本消失为止。副作用有发热、呕吐、蜂窝组织炎及皮肤脱色。有文献报道应用博来霉素治疗头颈部淋巴管瘤的远期效果显示,其有效率为97%,治愈率为86.5%。

平阳霉素(BLM)瘤内注射。平阳霉素剂量为1mg/kg体重,用生理盐水每1mg平阳霉素以0.5～1ml稀释备用。先用针头作肿瘤穿刺,抽出瘤内淋巴液后再注入稀释的平阳霉素溶液。若淋巴管瘤为分隔成多囊状,可将平阳霉素溶液分为2～3份作多点穿刺。每间隔1～2周可用同样剂量的平阳霉素作瘤内注射。一般注射2～3次即可使瘤体消失,但总剂量不得超过5mg/kg。其不足之处有:疗程长,一般需要2个月;多数病例注射后可出现局部肿块疼痛、肿胀或发红;少数病例对注射平阳霉素无效;注射剂量过大可引起严重副作用如肺纤维化与发育障碍等。

另外还有放射、激光及热疗等方法,但效果不甚理想。有报道采用2.5%5-Fu水溶液外用治疗该病获得较好的疗效。还有报道用平阳霉素加地塞米松两者配伍局部注射得到较好的治疗效果。总之,对于不同类型的病例,应灵活对待,可以采用手术结合药物穿刺进行联合治疗。

六、预　后

淋巴管瘤的术后复发率较高,多发性淋巴管瘤则更高。有文献总结了儿童淋巴管瘤治疗的25年经验,开放手术完整切除和部分切除的复发率分别为17%和40%,抽吸和注射硬化剂(类固醇、四环素及50%葡萄糖)的复发率为100%,复发与淋巴管瘤发生的部位、大小及是否完整切除有关,其中头部和颈部复发最多,复发率分别为33%和13%,胸、腹、肠道等腔内部位复发率为0。

(张志涛)

参考文献

1. 李建军,刘小平,李荣. 淋巴管瘤的诊断和治疗进展. 中国现代普通外科进展,2004,7(1):10-12
2. 时爱华,杨铁成,徐志纯等. 小儿淋巴管瘤诊断与手术治疗体会. 局解手术学杂志,2005,14(3):174
3. 杨军. 新生儿颈部囊性淋巴管瘤的非手术治疗. 中原医刊,2006,33(15):50-51
4. Maria R, Stavros S, Elpida V, et al. Prenatal Diagnosis of a Fetal Chest Wall Cystic Lymphangioma Using Ultrasonography and MRI: A Case Report with Literature Review. Fetal Diagn Ther, 2005,20:504-507

第四章 心血管系统疾病

第一节 房间隔缺损

一、概 述

先天性心脏病(congenital heart disease,CHD)是指胎儿时期心脏、血管发育障碍所导致的形态、结构和功能的异常的一组先天畸形。先天性心脏病是人类最常见的出生缺陷之一,其在新生儿中的发病率约为8‰~10‰,在流产儿和死胎中则高达10%。临床上以心功能不全、发绀以及发育不良等为主要表现。因此,先天性心脏病病因的研究对提高出生人口质量、降低出生人口病死率具有重大意义。胎儿心脏畸形目前分为:

1. 致死性畸形 左心发育不良综合征、肺动脉闭锁、三尖瓣闭锁、单心室、单心房、两腔心、右心发育不良、心内膜垫缺损及多发畸形(法洛四联症等)。致死性心脏畸形围产期死亡率高,手术治疗费高,疗效差,平均寿命远远低于正常人群。

2. 非致死性畸形 房间隔缺损、室间隔缺损、室间隔缺损合并房间隔缺损、右位心及动脉导管粗大等。房间隔缺损简称房缺(atrial septal defect,ASD),指的是胚胎发育期心房间隔残留未闭的缺陷所导致的先天畸形。房间隔缺损占先天性心脏病构成比的15%~20%左右,男女之比为1.7∶1。胎儿期由于胎儿通过胎盘与母体间血液交换,因此房间隔缺损胎儿因此病胎死宫内病例比较少见,而且该病在儿童时期症状轻微、体征不明显,因此很大一部分患者直至成年期才被发现。

二、病理生理与病因

胚胎发育时期约第4周末,在原始心房的顶壁正中线形成镰状隔膜即原发隔(第一房间隔)。原发隔自上而下向房室管生长,同时房室管的背侧壁和腹侧壁分别形成前、后心内膜垫,随后两者合拢形成中间隔。在原发隔下缘与中间隔之间暂存一孔,即原发孔(第一房间孔)。在胚胎发育过程中,原发隔继续向下生长使原发孔逐渐变小,最终封闭原发孔,将原始心房分隔为两部分——左心房与右心房。大约在胚胎发育的第 7 周,在原发隔的右侧,心房的顶壁又形成一隔膜即继发隔(第二房间隔),此隔继续向下生长,其下缘围成一孔,称为卵圆孔。原发隔起着卵圆孔瓣膜的作用,故又称为卵圆孔瓣,它使右房的血液进入左房,而左房的血液不能返流入右房。新生儿出生后,肺循环开始,左房压力高于右房而使原发隔紧贴继发隔,大约在幼儿 2 岁左右卵圆孔封闭,形成永久性房间隔。原发孔型房间隔缺损约占房间隔缺损的 15%～25%,它是由于原发隔与房室管心内膜垫未能融合所致,常伴有房室瓣的异常或者室间隔缺损。卵圆孔型房间隔缺损是继发孔型房间隔缺损最常见的类型,约占继发孔型的 76%左右,为第一房间隔发育不良、继发孔扩大及第二房间隔遮盖不全所致。上腔型房间隔缺损为高位缺损,位于上腔静脉与右心房相接处,卵圆孔的上方,该缺损主因静脉窦区发育不良所致,故常常合并右肺静脉异位引流入上腔静脉或右心房。下腔型房间隔缺损位置较低,位于卵圆窝后下方下腔静脉开口部位,较上腔型少见。冠状窦型房间隔缺损发病率低,不到房间隔缺损总数的 1%,是冠状窦顶部缺如导致冠状静脉窦与左房相通。

先天性心脏疾病(CHD)占活产婴儿的 1.9%～7.5%(不包括胎死宫内、心肌病、传导系统疾病和偏侧缺陷)。虽然先天性心脏病的诊断和治疗有了重大进展,但 CHD 产生的根本原因还没明确。已经证实与染色体改变、单个基因突变或者缺失突变等多种基因因素和家族性及散发的先天性心脏疾病发病均有关。比如相关的基因研究显示,转录因子能调节心脏发育,参与如室间隔或流出道形成,首次发现的单基因突变是 T-BOX 转录因子家族的 *TBX5* 基因,主要引起房间隔缺损(ASD)、室间隔缺损(VSD)和传导系统缺陷。另外不管什么形式的胎儿先天性心脏病发生均与母体密切相关。因为心脏的发育成形是在怀孕后的头 3 个月,因此如果在怀孕期间(主要是前 3 个月)母亲患了病毒感染,尤其是风疹、腮腺炎及流行性感冒,就很可能造成胎儿心脏畸形。孕妇服用太多的镇静药、抗生素(主要是四环素及金霉素等)和奎宁等,孕妇患有“糖尿病”及“甲状腺功能亢进”等病时,胎儿心脏发育不正常的比例也会升高。此外高龄妇女、怀孕期间接触放射线、饮食中缺乏叶酸及孕妇的心情不佳等均与婴儿先天性心脏病有关系。我们有时也会见到在同一家庭中,双胎或几个孩子都有先天性心脏病或其他畸形,这些情况都说明先天性心脏病和遗传也是有关的。

妊娠后第 2~8 周胎儿心脏发育处于关键时期,孕妇受到内在(主要指遗传)因素或外来因素(包括感染某些病毒,接触大量放射线或服用某些药物)的影响,使心脏发育中断或异常而出现先天性心脏病。根据调查,8%属于遗传因素,2%属环境因素,90%由多因素造成。因此,母亲在怀孕期间,如能避免上述不利因素,特别是预防病毒感染,尽量少吃药(包括中药在内),这对于预防胎儿心脏发育畸形是很有好处的。

三、诊　断

(一) 病史

孕妇于孕早期有病毒感染、服过药物或既往孕育过先天性心脏病的胎儿,则此次妊娠期于妊娠 20 周左右需行详细的胎儿心脏彩超检查,甚至部分严重先天性心脏病,在妊娠 16 周左右发现。

(二) 超声

超声是目前产前检出胎儿先天心血管畸形及心律失常的主要影像技术。目前胎儿系统排畸彩超检查最佳时间为孕 22~26 周,胎儿心脏超声检查的最佳时间为孕中期 18~26 周,适应证主要有:

1. 孕妇

(1)曾患有糖尿病、结缔组织病(如系统性红斑狼疮)或慢性酒精中毒。

(2)妊娠早期有病毒感染、感冒、高热病史及服药史(苯丙胺、大伦丁、氯化钾和三甲双酮等)。

(3)妊娠早期接触放射线、汞化合物、油漆、农药、染发剂或服用抗癌药物、化学制剂等。

(4)感染病毒:风疹病毒(早孕感染发病率 90%、中期 25%)、巨细胞病毒(发病率 1%~2%)、弓形体(发病率 1%~2%)及人细小病毒 B19(宫内感染胎儿死亡率 9%)。

(5)其他高危因素:高龄孕妇(年龄大于 35 岁)、有不正常妊娠、流产、引产史、先天性心脏病家族史及先天性心脏病生育史等。

2. 胎儿

(1)胎儿合并其他器官畸形:如脑积水及腹壁裂等。

(2)染色体异常。

(3)胎儿心率失常:包括心动过缓(小于120次/分)、心动过速(大于200次/分)及心律不齐。

(4)胎儿水肿:包括胎儿皮下、体腔(胸、腹壁)积液,心包积液。

(5)胎儿宫内发育迟缓。

(6)羊水异常:羊水过多或羊水过少。

正常胎儿房间隔呈线状中等回声,卵圆孔瓣位于左房侧呈半圆形,回声光滑,随心动周期在左房内摆动,存在房间隔缺损时表现为右心系统略大,房间隔连续中断,上下腔静脉血液进入右心房后,全部通过卵圆孔流入左心房,卵圆孔直径明显增大,多无卵圆孔瓣或卵圆孔瓣活动异常,二尖瓣、三尖瓣在心内膜垫附着点不在同一水平上。随着超声技术的发展,胎儿心脏超声技术日趋成熟,但这项技术仍需进一步完善,特别是房间隔缺损的诊断仍需十分谨慎,因为超声检查时容易把卵圆孔误诊为房间隔缺损,同时小的房间隔缺损在胎儿期通过胎儿心脏超声诊断也十分困难。卵圆孔为人类胎儿期左右心房隔膜上的一个小孔,即胎儿期左右心房的血液是相通的。出生前,由于血流是从右到左,使卵圆孔持续开放。出生后,建立了正常的肺循环,由于心房内压力的增加,迫使原发房间隔的薄片压在卵圆孔的表面,而使卵圆孔闭合。孩子出生时,随着第一声啼哭,左心房压力升高,卵圆窝瓣被压在卵圆窝边缘上形成功能性闭合,而解剖上的完全闭合一般要到出生后5～7个月。因此在一岁以内有可能保持开放,可能会有少量分流,甚至有5%～10%的人卵圆孔终生保持开放而不闭合,但对心脏的血流动力学并无影响。婴儿时期的卵圆孔未闭属正常生理现象,不是先天性心脏病,一般不需要做手术。但是,如果房间隔中央的缺损较大,大于8～10mm,分流量大,则称为中央型房间隔缺损,需要手术修补。根据房间隔缺损发生的部位,一般分为原发孔型房间隔缺损、继发孔型房间隔缺损(包括卵圆孔型、上腔型和下腔型)、冠状窦型和混合型(图4-1)。

四、孕期管理

胎儿超声诊断为胎儿房间隔缺损的孕妇,应该进行更为细致的胎儿心脏超声检查来排除是否合并有其他心脏畸形,同时也应行系

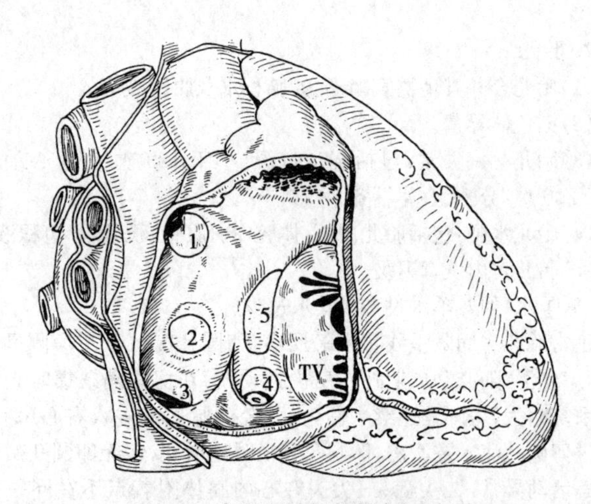

图 4-1 房间隔缺损根据部位分型

1. 上腔型;2. 卵圆孔型;3. 下腔型;4. 冠状窦型;5. 原发孔型

统超声来排除胎儿是否存在心外畸形。还应该于孕 18～23 周行羊水穿刺或孕 24～33 周行脐带血胎儿染色体检查,因为在房间隔缺损胎儿中染色体核型分析异常所占比例可达 10%,房间隔缺损染色体异常主要表现为 13-三体及性染色体异常等。

部分较小的单纯性的房间隔缺损病例,可能在出生后 1 年内自行闭合。随着心脏外科手术的发展,单纯的房间隔缺损通过介入或者外科手术治疗后大多数预后良好,因此孕期发现的单纯的房间隔缺损胎儿,不要轻易建议孕妇引产终止妊娠,可以等分娩后新生儿复查心脏超声来进一步确诊,因为房间隔缺损胎儿预后良好,况且产前超声诊断并不是完全可靠的。建议与小儿外科医师一起会诊,要向孕妇及家属充分交待病情,尊重其选择。如孕妇决定继续妊娠,应做好心理疏导,孕 28 周后要全面评估,建议 1～2 周行 1 次超声检查注意胎儿发育。除常规计数胎动外,妊娠 30 周起常规每周产检行胎心监护。孕足月鉴定制定好分娩时间及方式,目前没有证据证明房间隔缺损胎儿需要人为干预其出生孕周及方式,但在出生方式选择上应尽量尊重孕妇及家属选择。

五、处　　理

目前国外几个大的医学中心已报告了宫内胎儿介入在阻止心脏

畸形进行性发展方面的可喜成果，而通过胎儿镜技术进行治疗这一革新性技术手段显著增加了影像学清晰度，在一定程度上克服了传统治疗方式的局限性，将引领人类胎儿先天性心脏病介入治疗的发展方向。

胎儿镜(fetoscope)检查是用直径很细的光学纤维内镜经母体腹壁穿刺，经子宫壁进入羊膜腔，观察胎儿、抽取脐血、取胎儿组织活检及对胎儿进行宫腔内治疗的方法。于20世纪50年代用于临床，70年代趋于成熟。

胎儿先天性心脏病胎儿镜宫内治疗的主要目的是为畸形胎儿提供早期治疗，以纠正其病理解剖或尽可能减少解剖和(或)生理学异常的继发性损害，并促使心血管结构正常发育。

目前，符合伦理学的宫内先天性心脏病治疗应符合如下原则：

(1)先天性心脏病患胎生后疗效差、病死率高；

(2)宫内干预能纠正或阻止、减轻畸形发展，提高生后疗效；

(3)心脏病变尚未到无法有效治疗的程度；

(4)宫内治疗技术必须可行；

(5)必须将孕妇的安全、健康放在首要位置，还必须考虑到孕妇未来的生育能力。

现阶段关于胎儿先天性心脏病宫内微创治疗只有少数医学中心能完成该技术，其中大部分仅完成了1～2例，理论基础及临床经验仍在积累阶段。因房间隔缺损的手术治疗目前已经较完善，术后恢复较好，目前胎儿宫内治疗尚未涉及此病种，相信不久的将来，随着胎儿宫内微创技术不断发展，房间隔缺损也可以宫内早期治疗，给人类带来福音。

大多数单纯性房间隔缺损新生儿出生时没有任何症状，不需要新生儿复苏措施，但是新生儿出生后需要新生儿科医师立即对其进行血流动力学及心脏结构的全面检查，以排除其他心脏畸形。虽然大多数房间隔缺损新生儿没有任何症状，但是出生后肺循环压力的增加可以导致心脏左向右的分流。小儿病例因为肺部充血，容易反复发作严重的肺部感染，表现为多咳、气急，甚至肺炎症状。由于左心血流量的减少，患者多有体力缺乏，容易怠倦和呼吸困难。劳动后更易感到气急和心悸。随着肺循环压力的不断增加，最后可发展为右心衰竭。随着肺静脉血流的不断增加，肺循环阻力不断增加，还可导致艾森曼格综合征。单纯性房间隔缺损在1岁以内自然闭合的概率是 22%，1～2 岁为 33%，3 岁以上仅为 3%。因此 4 岁以上的房间隔缺损儿童需要通过手术来治疗。对于合并其他内科疾病的、有较大量左向右分流的患儿，在施行手术之前应先积极治疗并发症。对有较大量左向右分流的房间隔缺损患儿，又无内科并发症时，则需手术治疗。一般采用体外循环下修补房间隔缺损。尤其近 30 年来我国心脏外科发展迅速，技术日趋成熟，对房间隔手术矫正畸形疗效满意。自 1976 年 King 和 Mills 首先用双伞形补片装置成功关闭继发性房间隔缺损以来，经导管介入性治疗房间隔缺损得到迅速发展，除了特别大的房间隔缺损，介入手术已经越来越多应用于房间隔缺损患儿治疗，给房间隔缺损患儿带来了福音。

六、预　　后

继发孔房间隔缺损的外科治疗已取得良好疗效，术后患儿生长发育正常，脑发育正常，可从事正常的工作和劳动。手术死亡率降至 1%以下。原发孔型房间隔缺损：确定诊断后更应尽早手术治疗，手术应在体外循环下进行，首先修补二尖瓣裂。然后以补片修补房间隔缺损。

随着超声技术的不断完善，胎儿先天性心脏病诊断数量的不断增加，随诊疗器械及方法的不断更新，对胎儿先天性心脏病病理、生理、解剖的准确把握和判断不断进步，相信不久的将来，将使胎儿宫内治疗技术应用更广泛、更有效。

（李　辉）

参考文献

1. 陆再英等. 内科学. 第 7 版. 北京：人民卫生出版社，2008：237-238
2. Romero R，Pilu G，Jeanty P，et al. Atrial septal defects. In：Romero R，Pilu G，Jeanty P，Ghidini A，Hobbins JC. Prenatal Diagnosis Of Congenital Anomalies. Norwalk，CT：Appleton &Lange，1988：139-141
3. J. I. Hoffman，S. Kaplan. The incidence of congenital heart disease. J Am Coll Cardiol，2002，39 (12)：1890-1900
4. Laursen HB. Some epidemiological aspects of congenital heart disease in Denmark. Acta Paediatr Scand，1980，69：619-624

5. Bruneau BG. The developmental genetics of congenital heart disease. Nature,2008,451:943-948
6. Basson CT, Bachinsky DR, Lin RC, et al. Mutations in human TBX5 [corrected] cause limb and cardiac malformation in Holt-Oram syndrome. Nat Genet,1997,15:30-35
7. Ferencz C, Rubin JD, McCarter RJ, et al. Cardiac and noncardiac malformations: observations in a population-based study. Teratology,1987,35:367-378
8. 张璘、张晓红等. 胎儿染色体异常与不同先天性心脏病的关系研究. 四川大学学报(医学版),2010,41(2):312-315
9. 王栋、刘迎龙. 先天性心脏病宫内微创治疗进展. 心血管病杂志,2011,30:79-81
10. Quintero RA, Huhta J, Suh E, et al. In utero caidiac fetal surgery: laseratrial septotomyin the treatment of hypoplastic left heart syndrome withintact atrial septum. Am J Obset Gynecol, 2005, 193:1424-1428

第二节 室间隔缺损

一、概 述

先天性心脏病(congenital heart disease,CHD)是指胎儿时期心脏、血管发育障碍所导致的形态、结构和功能异常的一组先天畸形,是一类常见的危害婴幼儿健康的疾病,其在新生儿中的发病率约为1%。随着全球患病率逐年增长,先天性心脏病已引起广大学者和临床医生的高度重视,先天性心脏病病因学的研究对提高出生人口质量、降低出生人口病死率具有重大意义。室间隔缺损是常见的先天性心脏病之一,胚胎期遗传因素和环境因素在其形成中扮演着重要的角色。但这种心脏缺陷形成的确切的分子生物学机制目前依然不明。室间隔缺损(ventricular septal defect,VSD)指的是室间隔的部分缺失,20%发生于室间隔肌部,80%发生于室间隔膜部。室间隔缺损是最常见的先天性心脏畸形,占出生总数的1/400,约占所有先天性心脏畸形的20%～30%,性别比例:男∶女 = 1∶1。胎儿期由于胎儿通过胎盘与母体间血液交换,因此室间隔缺损胎儿因此病胎死宫内病例比较少见，而且该病在儿童时期症状轻微、体征不明显，且治疗技术成熟，疗效满意。

二、病理生理与病因

心脏发育的关键时期是在妊娠的第 2～8 周，先天性心血管畸形也主要发生于此阶段。先天性心脏病的发生有多方面的原因，大致分为内在和外部 2 类，其中以后者多见，多数为散发，多基因遗传病。内在因素主要与遗传有关，特别是染色体易位和畸变，此外先天性心脏病患者子女的心血管畸形的发生率比预计发病率明显的多，既往分娩 1 例室间隔缺损患儿，下次妊娠的再发风险为 3%；既往分娩 2 例室间隔缺损患儿，下次妊娠的再发风险为 10%；如果胎儿母亲为室间隔缺损患者，再发风险为 9.5%；如果胎儿父亲为室间隔缺损患者，则再发风险为 2.5%。外部因素中较重要的有宫内感染尤其是病毒感染，如风疹、腮腺炎、流行性感冒及柯萨奇病毒等，妊娠期接触大剂量射线及使用某些药物等，均有造成先天性心脏病的危险。

在胚胎的第 5～7 周，分别自心室尖部、心球嵴处自上而下形成肌性间隔，并由心内膜垫的膜部间隔与前两者融合，形成完整的心室间隔，将左右心室腔完全隔开，如果在此发育过程中心室间隔各部分发育不全或相互融合不良，即会造成相应部位的心室间隔缺损。一般是单个缺损，偶见多发者。室间隔缺损还可并发于某些复杂性先天性心脏病如法洛四联症和大动脉转位。

三、诊　断

目前对于胎儿室间隔缺损的诊断主要依赖于胎儿心脏超声的检查。室间隔缺损超声诊断有一定困难，小的室间隔在孕期超声容易漏诊。室间隔缺损表现为室间隔回声中断，断端回声增强。如果发现了室间隔缺损，应继续从不同的角度仔细检查。心尖四腔心切面在主动脉的下方会常常看见室间隔缺损，但是这是一种伪象。应用彩色多普勒，可能看见通过室间隔缺损的分流，分流可能是双向的，也可能完全没有分流。

室间隔缺损是复杂心脏病中最常见的伴发畸形（50%的病例同时伴发其他心脏畸形）。室间隔缺损存在于至少 100 种的综合征。5%～10%的室间隔缺损患者伴发染色体异常，其中膜部室间隔缺损常见，肌部室间隔缺损少见（图 4-2 见文末彩插，图 4-3 见文末彩插）。

Cooley根据解剖学部位，将室间隔缺损分为室上嵴型缺损（上、下型）、膜部缺损和肌部缺损四型，方法较简单、明了，与临床及手术紧密联系（图4-4）。其中膜部缺损为VSD最常见的类型，约占70%～80%，且自行闭合的机会最多。嵴上型缺损自行闭合的机会最低，约占5%～15%。肌部缺损较少见，约占5%或更低。室间隔缺损（VSD）常合并存在于其他类型的心脏畸形中。室间隔缺损在胎儿期不导致血流动力学问题。多数室间隔缺损新生儿出生后没有任何症状，出生后如果室间隔持续存在会导致左向右分流，可能导致心脏病或肺动脉高压。

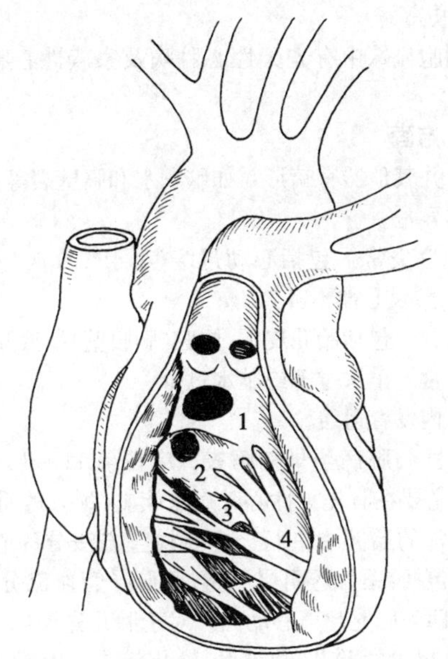

图4-4　室间隔缺损分型及其所处位置

（1）室上嵴上缺损；（2）室上嵴下缺损；
（3）膜部；（4）肌部缺损

四、孕期管理

胎儿室间隔缺损高危因素有以下几个方面。

（一）母体方面

1. 母体患有糖尿病、结缔组织病（如系统性红斑狼疮）或慢性酒精中毒。

2. 妊娠早期有病毒感染、感冒高热病史、服药史(苯丙胺、大伦丁、氯化钾和三甲双酮等)。

3. 妊娠早期接触放射线、汞化合物、油漆、农药、染发剂或服用抗癌药物、化学制剂等。

4. 感染病毒　风疹病毒(早孕感染发病率90%,中期25%),巨细胞病毒发病率1%~2%,弓形体发病率1%~2%,人细小病毒B19宫内感染胎儿死亡率9%。

5. 高龄孕妇(年龄大于35岁)有不正常妊娠流产、引产史,先天性心脏病生育史等。

6. 母或同胞兄妹中有先天性心脏病及家族性心脏病史如肥厚性心肌病。

(二) 胎儿方面

1. 胎儿合并其他器官畸形　如脑积水和腹壁裂等。

2. 染色体异常。

3. 胎儿心率失常　包括心动过缓(小于120次/分)、心动过速(大于200次/分)及心律不齐。

4. 胎儿水肿　包括胎儿皮下、体腔(胸腹壁)积液和心包积液。

5. 羊水异常　羊水过多或羊水过少。

6. 胎儿宫内发育迟缓。

胎儿先天性心脏病孕早期筛查。应在孕11~14周进行筛查。这种筛查应该主要在有先天性心脏病家族史、颈后透明层(NT)增厚或有染色体异常的胎儿中进行。主要检查方法分为直接和间接两种。间接方法包括:颈后透明层测量,静脉导管血流分析,三尖瓣反流。直接方法即为胎儿超声心动图。对于胎儿先天性心脏病孕中期诊断,如果是高风险的胎儿,建议孕16周筛查。而对于常规的筛查则可以在孕18~24周筛查。高风险胎儿是指:有先天性心脏病家族史,产检发现心脏异常,胎儿心律异常,胎儿水肿,孕早期发现颈后透明层增厚,或者有染色体异常。有代谢性疾病如糖尿病、有过致畸药物接触史、宫内感染、自身免疫性疾病、家族性综合征、心外畸形或体外受精的这部分胎儿,也是建议在孕18~24周筛查。

五、临床遗传咨询

胎儿超声已经诊断为胎儿房间隔缺损的孕妇,应该进行更为细致的胎儿心脏超声检查来排除是否合并有法洛四联症、大动脉转位或右室双出口。同时也应行系统超声来排除胎儿是否存在心外畸形。还应该行羊水穿刺或脐带血胎儿染色体检查，因为在房间隔缺损胎儿中染色体核型分析异常所占比例可达18%。异常主要表现为：13-三体、18-三体、21-三体及性染色体异常等。部分较小的单纯性的室间隔缺损病例，可能在出生后1～5年内自行闭合。单纯的室间隔缺损通过介入或者外科手术治疗后大多数预后良好，因此孕期发现的单纯的室间隔缺损胎儿，一般不轻易建议孕妇引产，建议与小儿外科医生一起会诊，充分交待病情，尊重孕妇及家属选择，是继续妊娠还是引产。如孕妇决定继续妊娠，应做好心理疏导，孕28周后要全面评估，建议1～2周行1次超声检查注意胎儿发育。除常规计数胎动外，妊娠30周起常规每周产检行胎心监护。孕足月鉴定制定好分娩时间及方式，目前没有证据证明室间隔缺损胎儿需要人为干预其出生孕周及方式，但在出生方式选择上也应尽量尊重孕妇及家属选择。

六、处　理

目前国外几个大的医学中心已报告了宫内胎儿介入在阻止心脏畸形进行性发展方面的可喜成果，而通过胎儿镜技术进行治疗这一革新性技术手段显著增加了影像学清晰度，在一定程度上克服了传统治疗方式的局限性，将引领人类胎儿先天性心脏病介入治疗的发展方向。

目前胎儿镜及胎儿介入治疗仅局限于一些较严重的胎儿先天性心脏病类型如：重度主动脉瓣狭窄、严重二尖瓣狭窄、严重双心室出口狭窄及完全性心脏传导阻滞等，因室间隔缺损的手术治疗目前已经较完善，术后恢复较好，目前胎儿宫内治疗尚未涉及此病种，相信不久的将来，随着胎儿宫内微创技术不断发展，室间隔缺损也可以宫内早期治疗，给人类带来福音。

大多数单纯性室间隔缺损新生儿出生后一般不会立即出现明显的临床症状和体征。即使为大的缺损，可能在出生后4～6周才会开始出现症状。新生儿出生后需要立即进行血流动力学及心脏结构的全面检查以排除其他心脏畸形。最近三维超声已经被应用于左向右分流情况的评价。大的膜部缺损可导致心脏左向右分流及肺循环阻力增加，这可能导致右心衰竭，通常需要地高辛、利尿药、血管扩张药及限制入液量等治疗。

如果不伴发其他畸形，则预后非常好。在25%～30%的病例，缺损可在婴儿期自然闭合，小型缺损预后良好，自然关闭率高达75%～80%，一般发生在1～5岁的单纯室间隔缺损的患儿。室间隔缺损最易合并感染、心功能不全和肺动脉高压。一旦发生不可逆转的器质性肺动脉高压，那么患儿就失去了治疗的机会。所以，家长和医生在等待患儿自行愈合的同时，一定要注意肺动脉高压的发生，以及发生的程度和进展的速度。治疗儿童室间隔缺损应注意，因为小的缺损有自行闭合可能，婴幼儿期不考虑进行先天性心脏病手术，中等大小口径缺损如无明显肺动脉压力增高，左心室进行性扩大，在学龄前手术为宜；大口径缺损，心肺功能受损较重，特别是经积极内科治疗仍频发心脏、呼吸功能衰竭，如延以时日，自然死亡率较高，而且因肺血管继发性病变发展早而快，提倡在2岁以内手术。高位缺损伴有主动脉瓣脱垂者，为防止瓣叶因长期脱垂发生主动脉瓣关闭不全，宜及早通过手术进行室间隔缺损治疗。由于中、大型室间隔缺损自行闭合基本没有可能，拖延只会造成肺动脉压力增高，并无益处，因此通过手术尽早治疗儿童室间隔缺损，可不影响婴儿生长发育。治疗儿童室间隔缺损有介入封堵和手术治疗两种方法。应注意的是，介入封堵最好3岁以后进行。

经皮导管伞封堵和胸前小切口外科伞封堵是近年开展起来的室间隔缺损治疗新技术，疗效有待观察。手术治疗仍是主导方法。手术的基本方法：全麻下气管插管，前胸正中或右前侧第4肋间切口进胸建立体外循环，心脏停搏或跳动下完成室间隔缺损修补手术。心脏切口多采用非心室切口进路修补室间隔缺损，以保护心室功能，即采用肺动脉切口修补肺动脉瓣下和部分嵴内型缺损；采用右心房切口修补膜周部、隔瓣后和部分肌部缺损；上述两种切口无法良好显露时则采用右心室流出道切口。经右心室腔内难以修补的肌部缺损，采用平行于室间沟的左心室切口可获得良好显露。修补方式要视缺损的大小、类型和缺损周边情况而选择。对边缘有显微组织的小缺损，可直接缝合，缺损>5mm，或位于肺动脉瓣下者，则用自体心包或涤纶片修补。三尖瓣隔瓣部分粘连覆盖的缺损，应切开隔瓣，显露缺损，以涤纶补片连续或间断缝合修补之。

七、预　　后

室间隔缺损修补术是最常见的心内直视手术之一。在高水平的心脏中心，手术死亡率已很低，但合并严重肺动脉高压以及婴儿期手术的患者仍有一定的死亡率。远期效果主要决定于肺动脉高压和肺血管病变的程度。因此，为保证获得可靠的远期效果，手术应该在患者出现器质性肺血管病变之前完成。单纯室间隔缺损患者术后与正常人无异，可正常生活、学习、工作及成家。

通过胎儿镜技术进行治疗这一革新性技术手段显著增加了影像学清晰度，在一定程度上克服了传统治疗方式的局限性，将引领人类胎儿先天性心脏病介入治疗的发展方向，而其所带来的比超声引导经皮穿刺方式略多的胎膜早破、胎儿早产等问题必将随操作经验增加和器械设备更新而克服，相信不久的将来，胎儿先天性心脏病宫内治疗的成熟会开启先天性心脏病治疗的新的篇章。

（李　辉）

参考文献

1. Collinet P, Chatelet-Cheront C, Houze de l'Aulnoit D, et al. Prenatal diagnosis of an aorto-pulmonary window by fetal echocardiography. Fetal Diagn Ther, 2002, 17: 302-307
2. Moene RJ, Sobotka-Plojhar M, Oppenheimer-Dekker A, et al. Ventricular septal defect with overriding aorta in trisomy-18. Eur J Pediatr, 1988, 147: 556-557
3. Paladini D, Calabrò R, Palmieri S, D'Andrea T. Prenatal diagnosis of congenital heart disease and fetal karyotyping. Obstet Gynecol, 1993, 81: 679-682
4. Ferencz C, Rubin JD, McCarter RJ, et al. Cardiac and noncardiac malformations: observations in a population-based study. Teratology, 1987, 35: 367-378
5. 张璘，张晓红，等. 胎儿染色体异常与不同先天性心脏病的关系研究. 四川大学学报（医学版），2010，41(2)：312-315
6. Paladini D, Palmieri S, Lamberti A, et al. Characterization and natural history of ventricular septal defects in the fetus. Ultrasound Obstet Gynecol, 2000, 16: 118-122

第三节 法洛四联症

一、概 述

法洛四联症(tetralogy of Fallot)包括室间隔缺损、肺动脉口狭窄、主动脉骑跨和右心室肥厚4种畸形,其中室间隔缺损和肺动脉口狭窄为基本病变。目前认为,具有上述典型改变者属于典型四联症或狭义的四联症;若仅有室间隔缺损和肺动脉口狭窄,而无主动脉骑跨,只能属于广义的或不典型的四联症;肺动脉闭锁合并室间隔缺损又可称为假性永存动脉干;如四联症合并房间隔缺损,可称为五联症。四联症是1岁以后最常见的青紫型先天性心脏病,但重型病例在新生儿期就有症状,若不及时治疗多在2岁内死亡。

二、病理生理与病因

肺动脉口狭窄是四联症的主要畸形,对患者的病理生理及临床表现均起重要作用。狭窄部位约半数为漏斗部,10%为瓣膜部,20%为瓣膜合并漏斗部,20%为肺动脉闭锁。极重型四联症往往合并肺动脉闭锁。通常四联症的室间隔缺损很大,位于主动脉瓣下,膜部间隔之前。主动脉部分起源于右室,但在二尖瓣前瓣和主动脉瓣之间有纤维连续。肺动脉口狭窄愈重,室间隔缺损愈大,主动脉骑跨越严重。20%～30%患者主动脉弓右位。

由于肺动脉口狭窄,血液进入肺循环受阻,引起右心室的代偿性肥厚,右室压力相应增高,在肺动脉严重狭窄者,右室压力与左室压力近似,右室血液大部分进入主动脉。若肺动脉瓣闭锁,则右室全部血液均进入主动脉,肺的血供依靠动脉导管。

由于主动脉骑跨于两心室之上,同时接受左右室的血液,输送全身,导致青紫。同时因肺动脉狭窄,肺循环进行交换的血液减少,更加重了青紫的程度。但年幼儿由于动脉导管未闭,增加了肺循环血流量,青紫可不明显或较轻。随着动脉导管的闭锁和漏斗部狭窄的逐渐加重,青紫日益明显,红细胞代偿性增多(血流动力学见图4-5)。

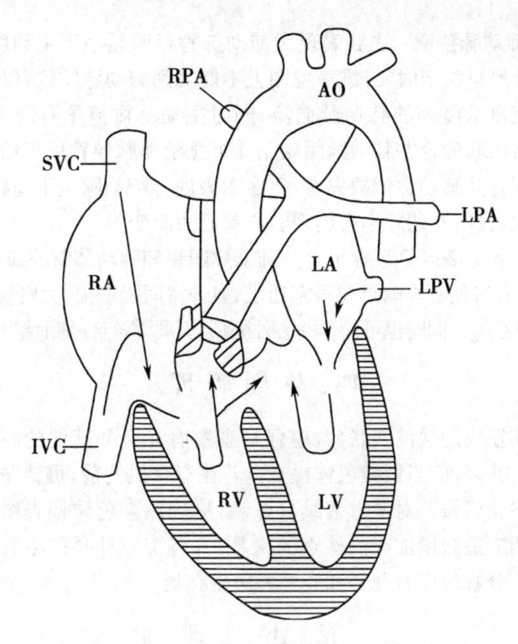

图 4-5 法洛四联症的血流动力学示意图

LA 左心房；LV 左心室；RA 右心房；RV 右心室；AO 主动脉；PA 肺动脉；LPA 左肺动脉；RPA 右肺动脉；LPV 左肺静脉；SVC 上腔静脉；IVC 下腔静脉

三、诊断与鉴别诊断

超声依然是宫内诊断法洛四联症的主要手段。法洛四联症有以下几个声像图特点：

1. 室间隔缺损 由于绝大部分患儿的室间隔缺损都靠近流出道的膜部，因此在四腔心平面上不易观察到室间隔缺损回声。此时，略倾斜探头使声束对向左室流出道，或者改用左心长轴切面进行寻找，即能发现室间隔连续线回声出现中断。室间隔缺损大小因人而异。

2. 主动脉骑跨 常见于主动脉骑跨于室间隔上，常同时与其他心脏发育异常并存。见胸骨旁主动脉短轴切面显示相当于 11～12 点钟方位呈楔形。

3. 肺动脉狭窄 主要表现为肺动脉管径明显小于主动脉管径。在肺动脉严重狭窄时，二维声像图上不能找到肺动脉结构，仅在彩色血流图上显示极细的肺动脉血流，同时主动脉血流图有增宽改变。少数法洛四联症合并肺动脉闭锁胎儿可显示动脉导管反流信号。法洛四联症合并肺动脉瓣缺失者，声像图表现为肺动脉主干瘤样扩张。一般来说，在胎儿期间不会出现右心室肥大改变。

如前所述，法洛四联症可合并肺动脉闭锁和肺动脉瓣缺如，而且也有可能合并其他心内畸形如房室通道、肌部室间隔缺损、大血管排列异常及右位心等。同时也可能合并心外畸形，因此，需行仔细地超声检查。

四、孕期管理

产前发现的法洛四联症，应仔细观察有无合并其他的心内或心外畸形。并且，应当做染色体检查。若在有生机儿前，可让孕妇及家属考虑终止妊娠。对考虑继续妊娠者，应确认染色体检查结果无异常。孕期应适当增加产前检查的次数，并咨询心外科医生有关治疗及预后。分娩时应有儿科和心外科医生在场。

五、处　理

对继续妊娠者并最终分娩者，最理想的治疗是行一期根治手术，但肺动脉发育必须良好。对于肺动脉发育极差、严重缺氧的患儿，尤其是1岁以下的婴儿，可先施行体、肺动脉分流术，以保证肺部有相对充足的血流。这种分流手术吻合了锁骨下动脉和肺动脉，被称为Blalock-Taussing分流。择期再在体外循环下进行根治术，包括关闭室间隔缺损、重建右室流出道以及纠正解剖学上的异常。

六、预　后

不合并肺动脉闭锁和肺动脉瓣缺如的法洛四联症，经手术治疗后存活率可达85%，大部分存活者无症状。合并肺动脉闭锁和肺动脉瓣缺如的法洛四联症，其预后差，尤其是合并肺动脉瓣缺失可引起胎儿或新生儿充血性心衰和肺动脉及其分支的瘤样扩张，造成新生儿呼吸窘迫。有报道，出现呼吸困难者虽经治疗死亡率仍高达76%，其中，经手术治疗的死亡率为41%，那些仅有轻微呼吸道症状患儿的手术后死亡也近1/3。

（关洪波）

参考文献

1. 严英榴,杨秀雄,沈理. 产前超声诊断学. 北京:人民卫生出版社,2002
2. 刘厚奇,蔡文琴. 医学发育生物学(第三版). 北京:科学出版社,2012
3. 金汉珍,黄德珉,官希吉. 实用新生儿学(第三版). 北京:人民卫生出版社,2002

第四节 完全性大动脉转位

一、概 述

大动脉转位是指主动脉和肺动脉的位置及它们与心室的关系异常,即主动脉位于肺动脉之前,出自右心室,肺动脉位于主动脉之后,发自左心室。大动脉转位又分为完全性大动脉转位与纠正性大动脉转位两种类型。完全性大动脉转位是指左右房室间的连接正常;而纠正性的大动脉转位是指房室间的连接也有错位,即右心房与左心室相连,结果左心房的血液经右心室仍流进主动脉,右心房的血液经左心室仍进入肺动脉。因此,无血流动力学的改变。纠正性大动脉转位无临床表现,常在尸检时才被发现。因此,我们这里仅讨论完全性大血管转位。完全性大动脉转位(complete transposition of the great arteries)是新生儿最常见的青紫型先天性心脏畸形,据我国15省市35年(1950～1984年)共2659例先天性心脏病尸解资料分析,大动脉转位占总数的6.68%,本病死亡率极高,若不及时治疗,90%患儿在1岁内死亡,因此其宫内诊断至关重要。

二、病理生理与病因

完全性大动脉转位中最常见者为右型转位,即升主动脉起自右室,位于右前方;肺动脉起自左室,位于左后方(图4-6)。这样形成两个截然分开的循环系统,其循环经过是:右房→右室→主动脉→全身→体静脉→右房;而左房→左室→肺动脉→肺→肺静脉→左房。患儿出生后必须伴有两个大循环间的分流交通,始能维持生命。交通的部位可在心房、心室或大动脉,即通过未闭的卵圆孔、房间隔缺损、室间隔缺损及动脉导管，偶见支气管动脉。通过这些通道，部分含氧血可从肺循环进入体循环，缺氧血从体循环流入肺循环。其结果是体循环血由两部分构成：主要部分为回流到主动脉的体静脉血，小部分为通过交通分流来的含氧量高的血，这个分流供给了体循环需要的氧，因此是有效肺循环；同样肺血流也由两部分组成：大部分为肺静脉血，小部分为从体循环分流来的体静脉血，后者可进入肺进行氧交换，因此是有效体循环。由此可见，有效血流量越大，体循环动脉血氧饱和度越高，患儿青紫可较轻。但过多的分流加重了心脏和肺循环的负担，可导致严重心衰及早期出现肺动脉高压。当患儿合并肺动脉狭窄时，肺循环血流量得到适当限制，减轻了心脏负担，防止了肺动脉高压的产生，因此只有那些伴有较大体、肺循环交通和适当的肺动脉狭窄的患儿才能活得较久。

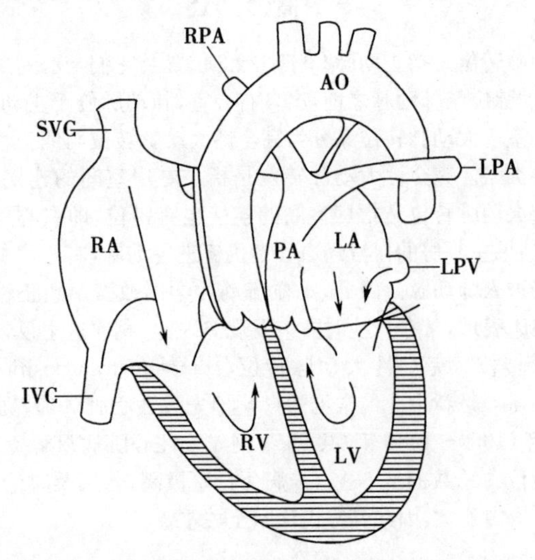

图 4-6 完全性大动脉转位的血流动力学示意图

LA 左心房；LV 左心室；RA 右心房；RV 右心室；AO 主动脉；PA 肺动脉；LPA 左肺动脉；RPA 右肺动脉；LPV 左肺静脉；SVC 上腔静脉；IVC 下腔静脉

根据血流动力学改变本病可分为 4 型：Ⅰ型：室间隔完整；Ⅱ型：室间隔完整伴肺动脉狭窄；Ⅲ型：伴大型室间隔缺损或单心室或大型动脉导管未闭；Ⅳ型：伴室间隔缺损和肺动脉狭窄。Ⅰ型最多见，Ⅳ

型预后较好。

三、诊断及鉴别诊断

超声依然是产前诊断大动脉转位的最重要手段。超声声像图诊断大动脉转位的依据是大动脉失去正常解剖关系，即主动脉与肺动脉无互相交叉，表现为两者平行而出。两条平行的大血管可在左右心室上方直行而上，也可一起弯向右前方然后再向左上方行走，呈两个紧靠的“C”形结构。继续向上跟踪大血管可发现从右室发出的血管其分支高而远，为主动脉弓的颈血管分支，而从左室发出的大血管其分支则低而近，即为肺动脉的左右分支。通常，心房与心室的连接正常。

当合并室间隔缺损时，在膜部、漏斗部或肌部可有室间隔缺损声像图表现。室间隔缺损的有无对产科处理有着重要临床意义。此外，超声还应注意心内心外有无其他异常改变。

四、孕期管理

在有生机儿前诊断完全性大动脉转位可考虑终止妊娠。对有生机儿后诊断的完全性大动脉转位或有要求继续妊娠的患者，应做更详细的超声检查以除外有无心脏或其他结构异常，必要时行染色体检查。除非合并肺动脉狭窄，一般大动脉转位不会发生宫内心衰。因此，产科无需特殊处理。

分娩时需新生儿科医生在场。若宫内有心衰迹象如胎儿水肿及心脏增大等，则应提前分娩，但预后往往不好，新生儿死亡率也很高。

五、治疗

完全性大动脉转位一旦诊断明确，对青紫严重，体、肺循环间交通较小的新生儿应迅速进行球囊导管房间隔撕裂术，若操作失败，应进行外科手术人造房间隔缺损或行体、肺循环分流术。伴大型室间隔缺损、早期发生难治性心衰者可作肺动脉环扎术。但近年来多主张早期进行根治术，甚至在新生儿期。若扩大房间隔缺损后病情改善，根治术年龄可推迟到6～12月龄。

六、预后

完全性大动脉转位患儿的自然病程：约70%能活到生后一周，

50%可活到一个月，11%活到一年。大动脉转位可进行手术治疗，手术治疗的目的是建立体循环和肺循环之间的交通和纠正循环的错位。手术治疗已使生存率大大提高，有报道称无室间隔缺损的大动脉转位术后5年生存率达89%。当然，预后与是否合并心脏其他部位畸形关系密切。一般来说，合并的异常越多，预后也越差。

（关洪波）

参考文献

1. 严英榴，杨秀雄，沈理. 产前超声诊断学. 北京：人民卫生出版社，2002
2. 刘厚奇，蔡文琴. 医学发育生物学. 第3版. 北京：科学出版社，2012
3. 金汉珍，黄德珉，官希吉. 实用新生儿学. 第3版. 北京：人民卫生出版社，2002

第五章 腹壁疾病

胎儿先天性腹壁缺损(congenital abdominal wall defects)是常见的胎儿先天性疾病之一。临床上重要的先天性腹壁缺损都在脐部,并具有完整的腹直肌,先天性脐膨出和先天性腹裂是先天性腹壁缺损的最常见的两种类型。

第一节 先天性脐膨出

一、概 述

先天性脐膨出(omphalocele)是先天性腹壁发育异常的较常见类型。它是指胚胎在发育时期受某种致病因素的影响,使外胚层发育成腹前壁的4个褶(向内包卷、夹闭)的过程失败,致使脐部不能完全融合成腹壁中线,造成腹壁缺损,腹腔内的脏器不能回纳入腹腔,与腹膜一起通过腹壁上的缺口膨出入脐带根部,形成一个被覆透明膜和(或)脐带胶质的包块状膨出物,脐带附着在这个膨出物之上。

据国内外文献报道,约4000～7000个活产新生儿中就有一个先天性脐膨出的患儿。而在死胎、死产儿中,先天性脐膨出的发生率约是活产儿的20倍,可见先天性脐膨出可能与胎儿宫内死亡等关系密切。据文献报道,先天性脐膨出自然流产或宫内死亡的发生率为5.5%～10%,早产的风险约20%～65%,宫内生长受限的风险约6%～35%,存活率明显降低。

据统计,约67%～88%的先天性脐膨出病例合并其他器官系统严重缺陷,主要包括心血管(50%,包括室间隔缺损、房间隔缺损、异位心脏、三尖瓣闭锁、主动脉缩窄和新生儿持续性肺动脉高压)、胃肠道(40%)及肌肉骨骼、泌尿生殖器、神经管缺陷、面部以及单脐动脉等。其中30%～40%的病例可见染色体异常，主要是13、18、21号染色体，以18号染色体异常多见。性染色体异常可见于霍纳综合征(45，X)、Klinefelter综合征(47，XXY)以及三倍体(69，XXX)等。由于合并多种严重的畸形，胎儿多流产、死亡或被引产。

值得注意的是，先天性脐膨出有时只是多发畸形的表现之一，如Beckwith-Wiedemann综合征、Cantrell五联征及泄殖腔外翻等。先天性脐膨出腹壁缺损的大小与其他畸形存在没有直接的联系，有研究表明小型先天性脐膨出者更易发生染色体异常和多发畸形综合征。

由此可见，全面的检查对鉴别诊断及判断预后十分重要。如果染色体正常且不伴有其他结构异常，先天性脐膨出患儿生存率超过75%，因此，建议一旦发现胎儿患有先天性脐膨出，应尽快行胎儿染色体分析检查，同时建议孕20周后行胎儿系统超声检查及胎儿心脏超声检查，排除其他可能同时存在的先天异常。

二、病理生理与病因

腹壁在胚胎早期(妊娠第3～4周)时由四个中胚层皱襞形成，孕3周时胚胎的扁平细胞盘发育为4个皱褶，即头褶、尾褶和两侧褶，四个皱褶同时发展，两个侧褶向前部中线处汇合形成胸腹膜管。起源于大脑远端的头褶逐渐被前胸壁所取代，向下发育为心脏。头褶中包含有原始横膈组织，向后延伸，将胸腹膜管分为胸腔和腹腔。尾褶(在平盘期)起始于肛门远端，将来发育为膀胱或尿囊。四个褶共同发育，逐渐夹闭，最后在中央会合形成脐环。在这个时期，肠管沿着胚胎长轴生长，并在脐部与卵黄囊相交通；卵黄囊最终将消失，有时只在远端回肠上留下卵黄管残余物。孕5周时，肠管在脐腔内即胚胎前表面体蒂中的腔内，开始延长并发育。孕10周时，肠管由脐腔中返回到腹腔，并旋转和固定。

如果在腹壁形成过程中出现异常，则可导致先天性脐膨出的发生。如果是头褶缺陷，则可能出现高位、上腹部腹壁缺损，比如异位心和Cantrell五联征(包括上腹壁缺损、前膈肌缺损、胸骨裂、心包缺损以及心脏缺陷)。绒毛膜或卵黄囊破裂形成索带引起的机械性破坏可更好地解释异位心的发生，这些患儿常有其他索带损坏的特征，如颜面裂。如头、尾褶已于中央处会合，而两侧褶之一发育不全，则可出现中腹部的腹壁缺损，即经典的脐膨出(图5-1A，B见文末彩插)。如尾褶缺陷,则可出现低位、下腹部缺损,出现膀胱或泄殖腔外翻。

先天性脐膨出的缺损部位腹膜发育良好,形成脐膨出的内膜。腹壁肌肉发育不良,皮肤边缘围绕囊膜的基底部。与皮肤边缘相连者为羊膜,羊膜与腹膜间填充脐带胶质。脐带连接在囊膜顶部或稍下方。两条脐动脉自脐带根部跨过囊膜内面,通向两侧髂凹部;一条脐静脉沿囊膜向头侧走行通向肝脏。先天性脐膨出患儿直肠肌起点常与肋缘处分开,因此修补时往往不能将两者缝合在一起。

较大的先天性脐膨出病例,出生后可通过脐部膨出物表面的透明膜看到囊内器官,如小肠、胃、结肠、肝及脾等。6～8 小时后,囊膜变得浑浊不透明、水肿增厚。2～3 天后囊膜变干枯,囊膜基底部的皮肤可向囊膜表面爬行,最终于囊膜痂下形成结缔组织覆盖于囊膜表面。但囊膜与皮肤连接部易发生裂隙、感染,甚至破裂后内脏脱出。内脏脱出常合并感染,大大增加了治疗困难及围产儿死亡率。

该病的具体病因仍不清楚。多发生在男性患儿,有家族聚集倾向。有报道称先天性脐膨出可能与母体高龄(母体妊娠年龄＞30岁)有关。也有研究提示缺损的发生可能与吸烟,尤其是孕妇还同时使用其他血管收缩剂相关。但无论何种因素造成的损伤,该畸变总是发生在胚胎早期,也常常影响到其他器官系统发育,因此脐膨出的患儿常合并有其他畸形。

三、产前诊断与鉴别诊断

(一) 产前诊断

腹壁缺损是我国出生缺陷监测畸形之一,规范性产前超声筛查是先天性腹壁缺损的主要诊断方法。规范化早孕期胎儿超声筛查对早期诊断先天性脐膨出具有重要的临床意义。文献报道,先天性脐膨出最早可在妊娠 12 周通过超声检查进行诊断。

欧洲一项包括 11 个中心的研究报道显示,超声发现脐膨出的敏感度约为 75%(25%～100%)。超声检查除外先天性脐膨出的孕周在孕 18 周左右最好。

1. 影像学检查

(1)超声检查:胎儿前腹壁中线处回声中断、缺损,脐根部见一向外膨出的包块,包块边缘清晰,外面覆以包膜,脐带附着于包块的顶端。突出内容物可因缺损口的大小而不同,缺损小时,仅有肠管;当缺损较大时,可有肠管、肝和胃等。

先天性脐膨出超声可见前腹壁中线处皮肤强回声中断、缺损,并可见向外膨出的包块。包块内容物可见肠管、肝脏及脾脏等。包块表面有一层线状强回声覆盖。脐带入口往往位于包块的表面,可以是中央顶端,也可以偏于一侧。先天性脐膨出常合并其他结构异常,应仔细检查。

诊断先天性脐膨出,应观察以下内容:膨出物的大小、膨出的内容物、脐带插入的部位与膨出部位的关系以及羊膜的存在。在早孕期超声诊断先天性脐膨出时应注意将膨出物与周围的脐带血管相区别。先天性脐膨出的大小依据膨出内容物不同而差距很大,根据先天性脐膨出的腹壁缺损大小不等,通常把缺损直径大于 6cm 者称为巨型脐膨出(缺损直径多在 4～10cm 不等)。

较小的脐膨出更多考虑为形成腹壁的皱褶于胚胎 10 周后发育停顿,初始体蒂持续存在,中肠疝回纳腹腔失败,发育成腹前壁的 4 个褶在脐部未融合,内脏未回纳入腹腔,多为含肠管的脐膨出,腹壁缺损直径多小于 5cm,脐带残株在囊膜中央。巨型脐膨出是在胚胎 10 周前腹壁发育停顿所致,腹壁缺损直径大于 6cm,除中肠外尚有肝脾胰腺等腹腔脏器突出腹腔外,脐带残株在囊膜的下半部。有研究表明,肝脏膨出于体外的先天性脐膨出胎儿染色体异常风险低,但胎儿合并致死性畸形、羊水量异常、胎死宫内的风险远高于肝脏在体内的先天性脐膨出患儿。因此在诊断先天性脐膨出时,应仔细观察胎儿肝脏的位置。

(2)磁共振检查:产前超声以其准确、方便、经济、实时的优点,仍为目前产科的首选影像学检查方法。但当母体过于肥胖、羊水过少或在一些复杂畸形胎儿病变中,超声有一定的局限性,而磁共振不受此限制,逐渐成为胎儿异常的又一项重要影像学诊断方法(图 5-2),随着快速磁共振序列的发展,日益显示出其在胎儿疾病诊断中的优势。

2. 染色体检查 根据孕妇具体情况,可选择行羊水穿刺染色体检查、脐血穿刺染色体检查、母体外周血胎儿染色体分析及 FISH 等方法手段排除胎儿染色体异常。

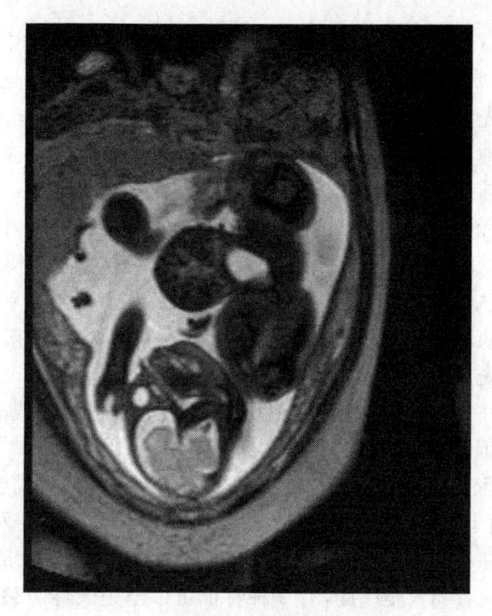

图 5-2 矢状位

3. 实验室检查 所有不伴脊髓脊膜膨出的腹壁缺损胎儿的羊水及母亲血清中 α 甲胎蛋白(AFP)升高,其羊水中的乙酰胆碱酯酶(AChE)也增高。一项对 23 例腹裂和 17 例脐膨出妊娠的研究发现,妊娠早期腹裂胎儿的血清 AFP 比正常高 9.42 倍,脐膨出比正常高 4.18 倍。此指标在先天性脐膨出的预测及诊断中远不如先天性腹裂敏感。有研究报道发现 100%的先天性腹裂及仅 20%的先天性脐膨出患儿羊水中 AFP 升高,80%的先天性腹裂及 27%的先天性脐膨出患儿 AChE 升高。

(二)鉴别诊断

先天性脐膨出在产前主要与腹裂及脐疝相鉴别。三种疾病的解剖、胚胎学发育、临床表现及临床处理均不相同,是三种完全不同的疾病,超声等产前检查手段可以有效地进行鉴别诊断。

1. 与腹裂相鉴别

(1)病理学差异:先天性腹裂患儿的脐外侧的腹壁畸形,脐带正常,没有囊膜和囊膜的残留物。常合并中肠未回转和肠过短畸形。腹壁缺损直径常小于 4cm。

(2)流行病学差异：先天性脐膨出在活产儿和死产儿中的发病率差异巨大，常伴随其他器官系统畸形及染色体异常，且多见于高龄孕产妇。而先天性腹裂在活产儿和死产儿中的发病率差异不大，也较少合并其他器官系统畸形及染色体异常，且先天性腹裂在孕妇年龄较小的群体中易发。

(3)产前超声检查：产前超声检查可区分先天性腹裂和先天性脐膨出，特异性超过95%。影响超声诊断的因素包括：母体肥胖、胎儿体位、腹壁缺损的大小、疝出物的多少以及操作者的技术和经验。根据疝出物表面有无囊膜覆盖以及脐带与缺损的关系，一般可以较准确地区分先天性脐膨出与先天性腹裂。

但应注意，有部分先天性脐膨出病例在宫内发生囊膜破裂，胎儿内脏漂浮于羊水中，与先天性腹裂不易鉴别。

2. 与脐疝相鉴别 脐疝的发生主要是生后脐环处筋膜未闭，留有空隙，由于哭闹等原因使腹压增加，致使腹内器官，主要是小肠和网膜通过脐部缺损突向体表。脐疝的缺损直径一般在0.5～3cm，小于4cm。内容物只是中肠，有2种特征可以与先天性腹裂和先天性脐膨出相鉴别：它的缺损处外覆正常皮肤，并且在出生时很少发生，而常出现在出生后几周内或数月内，产前超声常不能发现。脐疝的脐部缺损多数在出生后18个月内逐渐缩小，最终愈合。因此，有脐疝者不必急于手术治疗，可以观察，等待其自愈。

3. 生理性中肠疝 另外，先天性脐膨出还需与生理性中肠疝鉴别。妊娠8周时，迅速延长的中肠形成中肠襻，突入脐带根部，妊娠12周时肠管迅速回到腹内，这个过程称为生理性中肠疝。超声可以观察整个过程在12周完成。生理性中肠疝直径一般小于7mm，且一般在孕11周前消失。有报道早孕期诊断先天性脐膨出时疝入的内容物直径必须大于7mm。对于直径小于7mm的，一般在4周后复查。

四、孕期管理

(一) 孕期管理

一旦产前诊断为先天性脐膨出，孕妇应按“高危妊娠”孕产妇管理。孕期除常规监测胎儿生长发育及胎儿宫内安危外，定期观察胎儿膨出物大小、膨出物内容物及羊水量等。

(二) 分娩方式

剖宫产可能会避免先天性脐膨出部位的囊膜破裂，避免伤及膨出的腹腔内脏器，似乎是更适合的分娩方式，因此建议行剖宫产终止妊娠。另外，因为先天性脐膨出的肠管扩张程度及膨出肝脏大小常与分娩至手术修补的时间间隔相关，应尽快在患儿出生后即实施修补术。

五、处　理

绝大部分患儿需出生后立即手术，否则由于局部皮肤破溃坏死、感染，患儿很难继续生存。

1. 脐膨出的手术指征　凡脐膨出已有囊膜破裂，内脏脱出者，需尽快行手术修补。另外，已发现有消化道梗阻或膨出的基底呈蒂状狭窄有引起肠管嵌顿形成梗阻的可能者也需要尽快行手术修补。

2. 手术禁忌证　对于体弱早产儿、有严重心血管畸形及合并致命性畸形的患儿以及不能耐受手术者，均视为手术禁忌证。应考虑采取非手术治疗。通常采用结痂剂涂布于囊膜上。目前多选用磺胺嘧啶银涂布于囊膜表面，每天一次，涂后无菌纱布覆盖，弹力绷带加压包扎，以保护囊膜完整及防止感染，并可持续加压以扩大腹腔容量。待囊膜干燥结痂，完整地覆盖于脐膨出的表面，痂下慢慢生长肉芽，并从周边皮肤向肉芽组织表面生长上皮细胞，最终囊膜为结缔组织及上皮细胞所覆盖，形成腹疝。在小儿发育过程中，腹壁缺损也相对缩小，腹腔容量逐渐增大，待年龄达1～2岁时行腹疝修补术。Nuchtern应用此法治疗37例巨型脐膨出，均治愈。其中1例囊膜破裂缝合后才用此法也获得成功。

3. 手术术式　因脐膨出大小及膨出内容物的多少不同，以及设备技术条件因素的影响，手术时可选择不同术式。

(1)一期修补术：在切除囊膜后，还纳脱出器官，行腹壁分层缝合。此法适用于中、小型脐膨出，腹壁缺损直径在6cm以下，内脏膨出不多且为肠管，还纳入腹腔后腹壁缺损边缘能对合，腹壁缝合后不会造成腹压高所致呼吸、循环障碍者。

(2)二期皮瓣修补术：此法是1887年由Olshausen提出，1948年由Gross应用推广的。该手术适用于巨型脐膨出，腹壁缺损在6cm以上，内脏膨出多，或有肝脏脱出，内脏还纳入腹腔困难，且因其腹压高及下腔静脉折角、扭曲，肾衰竭者。主要做法是保持囊膜完整，尤其腹壁两侧皮瓣覆盖于囊膜上，使其形成腹疝，待年龄达1～2岁时再修补腹疝。

(3)分期硅化橡胶袋修补术：此法最初在1967年由Schuster介绍。在切除脐膨出的囊膜后，应用带有聚乙烯内衬涤纶编织物暂时代替皮瓣缝合于筋膜，将脱出的内脏置于编织袋中，逐日缩小囊袋，待膨出内脏完全复位后再行腹壁缺损修补术。现多用硅化橡胶袋修补。本手术适用于巨型脐膨出，已基本上代替了二期皮瓣修补术。但需要有修补材料及良好的术后管理。

(4)分期整复修补术(Schuster法)：主要适应于巨型脐膨出，术中利用两片合成涤纶片或含硅塑料薄膜覆盖在巨型脐膨出的囊膜上，将边缘分别缝合于游离出来的两侧腹直肌的内缘，然后将两片合成纤维在中线的顶部及上、下端缝合成一个袋子，术后每1～2天紧缩涤纶袋1次，使脱出的脏器逐渐还纳入腹腔，促使腹腔容积渐渐扩大，经10余次紧缩缝合，内脏可以全部还纳入腹腔，此时去除合成纤维片，分层缝合腹壁。此法的主要优点是使腹腔缓慢的扩大，腹压不致急剧增高，使不能行一期修补术的病例得到挽救。其缺点是，即使质量优良的涤纶织物直接压迫肠管，也易发生肠瘘。因此，应尽早除去涤纶织物关闭腹腔。

(5)产时手术：是指在胎儿娩出过程中及胎儿娩出后立即进行的出生缺陷的手术治疗，包括宫外产时处理(ex utero intrapartum treatment，EXIT)、完全胎盘支持的产时胎儿手术(operation on placental support，OOPS)及断脐后产房外科手术(in house surgery，IFO)。

因为先天性脐膨出的病变在胎儿腹部，需要断脐后行产时手术，因此手术方式选择EXIT与产房外科手术联合进行。产时手术主要是断脐后的产房外科手术。产房外科手术是指在分娩后立即在产房内进行早期外科干预。手术术式也分为：一期修补术、二期皮瓣修补术、分期硅袋修补术和部分肠管切除关腹术。一般可根据腹腔发育情况和脱出肠管的多少来选择手术方式。

先天性脐膨出病例行产时胎儿手术的优点是：①产时手术可以减少脱出脏器暴露在空气中的时间，明显减少因脏器脱出引起的腹腔感染、肠穿孔和肠坏死等并发症。②实现“无菌操作”，外来感染机会明显降低。③简化了术前准备。较少的胃肠道气体为横膈及腹壁缺陷性疾病的内脏复位手术提供有利条件。保留胎儿胎盘循环为麻醉师或耳鼻喉医生从容进行气管插管和气管切开创造条件。④及早干预，去除病因，中断了病理状态的进一步发展，术后管理明显简单化，提高手术成功率。⑤采集的脐血可作为患儿手术备血，减少了输血反应，未用的脐血还可保留下来日后行干细胞移植。⑥切口愈合后瘢痕反应小。⑦减轻了父母的经济负担及精神负担。

4. 围术期管理

（1）术前准备：近年来由于产前诊断技术的提高，先天性脐膨出的胎儿一般可以在宫内得以较明确的诊断。确诊的孕妇应提早住院，由产科医生严密监护胎儿宫内安危，并行充分的产前检查（如染色体分析、胎儿系统超声及胎儿心脏超声等）。同时应组织产科医生、儿外科医生等相关科室医生共同协作，制订治疗方案。一般建议患儿在生后立即进行治疗。如患儿病情不允许行产时手术，则应检查胎儿/新生儿血型，以便配血备用。新生儿出生后，应尽早建立通畅的静脉输液通路。监测新生儿生化检查结果，尽力避免/治疗水、电解质失衡。及早行新生儿胃肠减压，以减少胃肠胀气、保证胃肠空虚状态。对已进食的患儿，术前应尽量洗净胃内容物。

如本医院无儿外科治疗能力，建议向上级医院转诊。如于院外分娩，出生时发现新生儿患有先天性脐膨出，应立即用无菌纱布、弹力绷带加压包扎，以防囊膜破裂及污染，并防止腹内脏器无限制的膨出，同时快速向上级医院转诊。患儿转运应使用保温箱，防止新生儿低体温的发生（尤其是早产儿）。出生后数小时转入的患儿，如囊膜完整，为加强保护，如有污染可能者应用庆大霉素的湿盐水纱布覆盖；如囊膜已破内脏脱出者，应用庆大霉素溶液冲洗后用含庆大霉素的纱布覆盖，并注意勿使脱出肠管发生扭转。

（2）手术步骤：下面以产时处理＋产房外科手术为例，介绍先天性脐膨出手术的外科治疗手术步骤。

母体部分：①常规消毒铺无菌巾，母体取下腹部横切口，逐层进腹，取子宫下段横切口。②手取胎儿，缓慢娩出，边取边旋转胎儿，至胎儿肩部取出后，使胎儿面部向上，保持胎儿与母体相对不变，小心取出胎儿一侧上肢，由器械护士连接血氧及心率监测仪器，进行胎儿实时监测。③术者左手置于胎儿颈部，右手协助胎儿头部后仰，第一助手协助术者固定胎儿，保持胎儿与母体的相对位置。④麻醉医师取插管装置，行胎儿气管插管，插管过程同新生儿插管。⑤插管成功并固定后，小心取出胎儿，立即给予温盐水纱布保护暴露在外的、膨出的脐带，断脐后交台下，转移至同一术间的另一手术台。连接生命支持装置。⑥取脐带静脉血保留，准备作为新生儿手术备血使用。⑦余步骤同子宫下段剖宫产手术。

新生儿手术部分：一般可用气管内插管麻醉；为使腹肌松弛，可用肌松药物。患儿取仰卧位。室温保持在24℃左右，必要时可加用局部保温措施。在手术开始前先用手复位膨出内脏，用手轻轻挤压腹壁缺损的两侧。如缺损边缘能对拢，则可行一期修补术，否则可选用其他术式。

如可行一期手术，则：①沿脐膨出的囊膜基底部的皮肤缘做一环形切口。②结扎脐动脉，切除囊膜：脐带根部有三条血管，沿囊膜通向腹腔。向头侧者为脐静脉，向两侧下腹部走向的两条血管为脐动脉，在切除囊膜时分别予以双重结扎。切除全部囊膜。③扩大腹腔：在充分的肌肉松弛麻醉下，手术者只需用力牵拉两侧腹壁，以扩大腹腔。④检查腹内脏器及肠减压：自空肠开始依次检查消化道是否合并畸形，如肠闭锁、肠回转不良及梅克尔憩室等。根据发现病情予以相应处理。同时做肠道减压，将肠内容物挤压至结肠排出体外，吸引胃管排空胃十二指肠内容物，以利于关腹。⑤解剖腹壁各层：将膨出内脏还纳入腹腔，并用湿盐水纱布保护。然后将两侧腹侧壁的腹膜及腹直肌后鞘、前鞘分层解剖。⑥腹壁分层缝合：将解剖好的腹壁各层依次缝合。先用4-0号丝线连续或间断缝合腹直肌后鞘及腹膜。再用4号丝线缝合腹直肌前鞘及肌层。最后用0-0丝线缝合皮下组织及皮肤。

如行二期皮瓣修补术，则第一期手术最好于新生儿出生后立即进行，最晚不超过出生后8小时。此时脐膨出囊膜完整，尚未发生感染，彻底消毒囊膜及周围皮肤后按以下步骤进行：①剪除脐带：在脐带根部沿囊膜剪除脐带残端，用丝线缝合以防脐动脉出血。②切口：沿囊膜基底皮缘皮肤侧约0.3～0.5cm切开皮肤。自囊膜剪除切下的皮缘，勿损伤囊膜，保持囊膜完整。③游离腹部皮瓣：自切口两侧沿筋膜向两侧腹部游离皮瓣，直达腋前线。但不要过多的向上腹游离，以防肝脏向胸壁折角，增加二期手术的困难。④缝合皮肤：将游离好的皮瓣覆盖于囊膜表面，两侧皮缘用4-0丝线做间断外翻褥式缝合。第二期手术在第一期手术后1～2年内进行。在等待手术期间应用弹力绷带加压包扎，以扩大腹腔容量，促进膨出内脏回纳入腹腔。Ravitch提倡在二期手术前数周至数月，应用气腹以扩大腹腔。待估计关腹无困难，且不会造成腹高压时进行二期修补术。切除多余的皮肤，按层次缝合腹壁。操作步骤同一期修补术。

如行分期硅化橡胶袋修补术，则：①切口同一期修补术切口。②切除囊膜：检查腹内脏器有无畸形等，步骤同一期修补术。③缝合硅化橡胶袋：将特制的硅袋应用 4-0 丝线连续缝合于腹壁缺损边缘筋膜上，脱出内脏均纳入硅袋中，周围用无菌纱布包扎。④分次还纳袋内脏器：术后 24 小时开始挤压硅袋，并使脱出器官部分回纳入腹腔。挤压时以患儿不出现呼吸困难为度，然后结扎硅袋的顶端，不留空隙。如此重复，每天 1～2 次。一般 5～7 天内脱出内脏可完全回纳入腹腔。⑤修补腹壁：患儿进入手术室，经消毒后取出硅袋，游离腹壁各层，依次缝合（同一期修补术）。应注意，硅袋有异物刺激作用，存留时间越长，发生感染的机会越多，硅袋固定处也容易松脱。国外曾用聚四氟乙烯织品做成网袋或冻干硬脑膜代替硅袋，效果良好。中国有人报道用阔筋膜、脐带片等自身材料修补，术后感染发生率明显降低。

（3）术后管理：术后仍应置于保温箱中，转入新生儿重症监护治疗病房（NICU）进一步监护治疗。禁食、肠外营养及有效的胃肠减压是减少新生儿肺部并发症，保证腹壁修补愈合的重要措施。有呼吸困难、呼吸功能不足者应持续给养，必要时应用人工呼吸机辅助呼吸。静脉输液，加强支持疗法，有条件者可用消化道外全营养，以保证有足够的热量、蛋白质及维持水、电解质平衡，直至消化道功能恢复为止。应用有效抗生素。特别是分期硅袋修补术患儿，在分次复位内脏期间易发生感染。因此，应用抗生素预防感染十分重要。进行腹壁修补的患儿，术后应用弹力腹带加压包扎。皮肤拆线时间应在术后 10 天左右，以防切口裂开。

5. 术后并发症的预防及处理

（1）术后腹高压引起呼吸、循环障碍：许多行一期修补术的患儿，在麻醉、排空胃肠道状态下均能顺利地复位内脏而不发生严重呼吸、循环障碍。但在术后肌张力恢复、新生儿哭闹及腹胀等使腹内压增高时，均表现为腹部张力大，一般不影响呼吸循环功能，可应用持续给养维持其良好状态。如腹壁缺损大、内脏膨出较多的患儿，术后可能发生呼吸频率快、呼吸困难及发绀等缺氧表现。严重者因腔静脉受压可发生双下肢水肿。若不及时治疗，长时间呼吸困难、缺氧及腹高压可致患儿死亡。硅袋安置后患儿多无症状，但在分次缩小硅袋的体积时，如内容物还纳过多，可引起膈肌上抬、呼吸困难和双下肢水肿等。

(2)皮肤切口并发症:切口并发症主要有切口皮肤坏死、感染和裂开。切口皮肤坏死多由于皮瓣游离过薄,损伤了皮下血管网,影响皮肤的血供。也可能由于风险张力过大,缝合针距过密,直接影响切口边缘的血供。发现有皮肤坏死者应加强局部保护,防止感染发生。切口感染多由于就诊较晚,来院就诊时脐膨出已严重污染;或囊膜已发生感染者;少数由于局部处理、消毒不当所致。有切口感染可能者可在腹壁修补时皮下放置胶皮引流,同时全身应用大剂量、有效抗生素。已发生感染的切口,应及早拆除部分缝线,以引流炎性渗液,除全身应用抗生素外,局部可用理疗,并同时用蝶形胶布拉合切口,外加腹带加压包扎,以防切口裂开。切口裂开多由于感染、张力大、血供不良、全身营养不良及低蛋白血症等,加之哭闹、咳嗽时腹压加大。仅为皮肤裂开可用蝶形胶布拉合;如为全层腹壁裂开伴有内脏脱出应在全麻下行二次缝合术。术后应加强支持疗法,纠正致病因素。

(3)术后肠麻痹、肠梗阻:患儿术后腹内压增高,可能影响胃肠道功能的恢复,部分病例可出现肠麻痹。尤其脐膨出囊膜破裂、内脏脱出时间较长,肠壁水肿,污染严重、合并感染者肠功能恢复更慢,更易发生肠麻痹。所以患儿术后有条件者应用完全肠外营养,以减少肠道负担,并维持足够的营养供应直到肠道功能恢复能耐受进食为止。如患儿同时合并消化道畸形未发现和矫治,特别是肠回转不全等,内脏复位后腹压增高,肠管彼此紧密相连,粘连成角或肠系膜扭转均可造成术后肠梗阻。因此,先天性脐膨出修补术同时一定要认真探查患儿是否合并胃肠道畸形,防止污染造成感染,加强术后观察及处理。

(4)术后腹膜炎:如脐膨出破裂、污染严重,未得到恰当治疗,或合并小肠结肠炎、肠坏死,或应用硅袋修补时保留时间过长,修补术后易发生术后腹膜炎。如为肠管污染造成,宜清洗腹腔后放置引流;如为肠管坏死造成,应根据腹腔污染及患儿全身情况行肠切除吻合术或肠外置术。术后应用大剂量或联合应用抗生素,并加强支持疗法。

六、预　　后

1. 短期预后　在很多报道中,先天性脐膨出的存活率为70%~95%。大多数患儿的死亡与伴发的心脏或染色体异常有关。有报道先天性脐膨出患儿的死亡与其出生体重、缺损大小或一期关闭腹腔的方式无关，而主要与伴发畸形有关。

患儿普遍存活率为94%。术后并发症发生率为17%，主要为：耐受肠道喂养的时间延迟、肠梗阻、少尿、血流动力学不稳定、代谢性酸中毒和心脏停搏。

有报道显示产时胎儿手术能明显改善先天性脐膨出胎儿的短期预后，包括降低新生患儿感染发生率，缩短外科修补缺损手术时间、NICU内治疗时间、全肠外营养时间、开始全肠内营养时间及总住院时间。

2. 长期预后 国外有研究报道，对94例先天性腹壁缺损的患儿的观察发现，其存活率为88%，对其中61例患儿进行了平均14.2年的随访，19例进行了31次再手术，主要是因为腹壁疝和肠闭锁。80%的患者描述自己的生活质量较好，但40%的患者关心自己的身高，并感觉自己在体育运动和社会活动中存在不足。一些人表达了对脐部缺失的忧虑。在瑞典进行的一项患者平均随访时间为8.8年的研究中观察到几例患儿在1岁之前偶发肠梗阻，并有无特殊畸形的再发性腹痛，其中一些女孩对伤疤及脐部缺失表示忧虑，但她们的生长发育正常。

有对75例17岁以上的先天性腹壁缺损患儿进行的问卷调查（回收率76%）发现：与正常人群相比，类风湿性关节炎的发病率似乎更高。约37%的患者存在与腹部瘢痕和脐部缺失相关的疾病。约51%的患者具有功能性肠运动失调。但88%的患者认为自己身体健康，他们的生活质量和受教育程度与一般人群相比没有差异。

后期的心血管呼吸和肺部的负面效应在脐膨出或腹裂的患儿中很少见。许多患儿在随后的生活中表达了对脐部缺失的忧虑。尽管应注意异位心脏、头褶和尾褶缺损的脐膨出患儿的近期和远期预后，但侧褶缺损的脐膨出、脐疝和腹裂患者的存活率和远期预后较好，多数问题与伴发疾病有关，而与腹壁缺损或它的修补术方式无关。

对于有家族史的先天性脐膨出，常染色体显性、隐性及男婴X连锁遗传病的再发风险分别为50%、25%和50%。没有家族史的染色体异常的先天性脐膨出，再发风险取决于母亲年龄。若年龄＞35岁，再次妊娠时将是一个与年龄有关的染色体病发生风险。若年龄

<35岁，再发风险约1%。不伴有综合征、孤立发生的先天性脐膨出被认为没有显著增加的再发风险。

(那 全)

第二节 腹 裂

一、概 述

先天性腹裂(gastroschisis)是在胚胎时期腹壁发育缺陷引起，在脐的一侧留有腹壁全层缺损，呈纵行裂隙，一般长约2～4cm。腹腔脏器经腹壁裂隙脱出。脏器表面(肠管)暴露在腹腔外，表面无任何覆盖物。

腹裂的发生率为1万个活产婴儿中有2～4.9个，男性占多数。世界范围内，腹裂的发病率在逐年增加。近30年来，腹裂成为最常见的腹壁缺损疾患。目前认为腹裂与胚胎10～12周时发育停滞有关，病因与遗传无关，而环境因素和药物致畸可能是近年来腹裂增多的原因。

二、病理生理与病因

腹裂即出生前内脏外露，可能与脐腔发育畸形有关。腹裂的腹壁缺损呈狭长纵行，其边缘整齐，腹膜与皮肤融合。在妊娠早期，随着胎儿肠管延长，胎儿体腔内没有空间，肠管扩张并多于脐右侧破裂露出体壁，这可能是因为右脐静脉在孕4周时被吸收，脐右侧相对薄弱所致。腹腔小，小肠、结肠均脱出。十二指肠与横结肠并行为蒂，与腹后壁相连。两肠间为肠系膜上动静脉，肠系膜游离成点状。肠管未回转，结肠位于左侧腹。

但是现有的对先天性腹裂的解释并没有被广泛接受。一些人认为腹裂是腹壁组成部分缺损的“中胚层形成障碍”。虽然这种畸形以前曾有报道，但通常是畸形死胎。几乎所有腹壁缺损的活产婴儿肌层结构均正常且腹壁层完整。其他的报道认为一些腹壁缺损不是发育性的而是获得性的，是脐部血流中断的结果。这个解释无法说明一些缺损合并的畸形，也与缺损患儿腹壁正常，而脐部有一个巨大的且异常开口的事实不符。许多早期的报道显示腹裂是一种破裂或囊膜撕裂的脐膨出。腹裂没有如此多的囊膜残余物的事实否定了这种观点。

先天性腹裂患儿脱出肠管没有膜覆盖，肠管常常表现为壁厚、水肿、增厚、表面粗糙并被纤维素样膜状组织（炎性渗出物）覆盖。有人根据胚胎肾发挥作用后，羊水的电解质成分发生改变，尿素、尿酸、无机盐及皮脂等物的刺激而发生化学性腹膜炎，对后一种现象做出了解释。动物实验显示膜状物既能在子宫内形成，也能在出生后形成。一些研究者认为肠管的这种情况对胎儿在羊水中形成胎粪有关。最近的临床研究发现，羊水若被胎粪污染，则新生儿肠管会形成一种纤维素样膜，若未被污染则不会形成。刚出生时，腹裂的肠管通常正常，20 分钟后开始出现其特征性的变化。这些变化可能由于肠管暴露在空气中造成，但更可能与肠系膜血管在腹壁水平闭塞导致肠管水肿，以及蛋白质样液体渗出有关。

由于内脏外露，如不及时关腹处理，则外露肠管水肿，充血粘连及肠系膜嵌顿，合并感染、败血症，死亡率增加。先天性腹裂胎儿外露肠道容易粘连水肿，肠蠕动功能障碍，可致肠梗阻，血循环障碍，可致肠穿孔。

约 86％的先天性腹裂病例为单纯性、孤立发生，约 12％的病例伴多发的先天性畸形，如伴发神经系统、心血管系统、肌肉骨骼及泌尿系统畸形。另外，腹裂患儿 10％～20％发生肠道并发症，如小肠闭锁、肠扭转、梅克尔憩室、肠坏死及短肠综合征、先天性巨结肠等。很少数的先天性腹裂病例合并有染色体异常，先天性腹裂易并发早产及低出生体重、低体温和硬皮症。另外，先天性腹裂的新生儿常为早产儿，并通常存在呼吸系统问题，甚至足月的腹裂新生儿也表现为小于胎龄儿。

腹裂发病病因目前尚不明确，认为早育、吸毒、吸烟、使用致畸剂以及母亲未接受良好教育、低社会经济状况、孕期营养不良、过短的同居时间等均是导致发病的危险因素。大部分腹裂在家族中发生是一个孤立的、偶发的事件，很少有相关家族遗传史的报道。孕产妇年龄是目前研究腹裂危险因素的成果中较为一致的结论，几乎所有研究腹裂危险因素的论著均认为低龄产妇尤其是孕产妇年龄＜20 岁是围生儿腹裂的重大危险因素。

新近研究报道，几种外源性物质能诱导形成腹壁缺损动物模型，尽管这些报道认为一些缺损是脐膨出，但它们更像腹裂、脊柱裂或少见的危及生命的体壁畸形。自 1970 年起也有研究报道提出腹裂的发生率明显增加是否与新的环境致畸物的出现有关。一位研究者发现致畸物与腹裂之间没有联系，而一些人则认为避孕药、阿司匹林及毒品可能与腹裂的发生有关。

三、产前诊断与鉴别诊断

欧洲11个产前超声注册处的报道显示，超声发现腹裂的敏感度为83%(18%～100%)。首次发现腹裂时间一般是孕(20±7)周。仅有59%的腹裂胎儿在出生时存活，12%在胎儿期死亡，29%终止妊娠。

腹壁缺损是我国出生缺陷监测畸形之一，规范性产前超声筛查是先天性腹壁缺损的主要诊断方法。产前超声检查是诊断胎儿腹裂的简单、可靠的方法，其准确率在98%以上。

(一) 影像学检查

1. 超声表现 超声下可见脐带入口处的腹壁皮肤强回声线连续性中断，缺损常位于脐根部的右侧。腹腔内脏器外翻至羊水中，脱出的脏器一般仅为原肠，也可从胃到结肠，少数病例可见膀胱、子宫及肝脾等脱出。外翻的脏器位于胎儿腹腔外，表面无包膜覆盖，可见脏器在羊水中自由漂浮。在羊水中肠管壁增厚、回声增强并可见节段性肠管扩张。腹腔因而空虚，内容物减少，腹围小于相应孕周。

超声除了可以诊断先天性腹裂外，还可以测量腹裂的大小，即腹壁皮肤强回声线连续性中断的直径大小，一般约为0.6～3.94cm。缺口较大时，同时可见肝、胃等内脏漂浮于羊水中。与先天性脐膨出的超声表现不同，先天性腹裂的脱出物无胶冻样物质组成的羊膜及腹膜覆盖，有一定局限性。腹裂缺损口较小时，突出的肠管受压易发生嵌顿、缺血坏死，超声图像可出现相应的肠管扩张、肠梗阻、肠穿孔及胎粪性腹膜炎的表现。

有报道指出，动态观察肠管进行性扩张及蠕动性改变比单纯测量肠管扩张直径更具有临床意义。另外，肠管最初发生扩张的孕周很重要，中孕期出现高度提示新生儿发生肠闭锁。胃肠扩张可于中孕期或晚孕期突然出现。胃扩张的胎儿具有肠道并发症的高发生率。

也有报道称羊水过多往往是胎儿预后不良的危险信号，胎儿发生肠道受损或闭锁的危险性提高11.7倍。也有病例合并胎儿尿路梗阻时，羊水过少、羊水浑浊。

2. 胎儿磁共振检查(图 5-3,图 5-4)

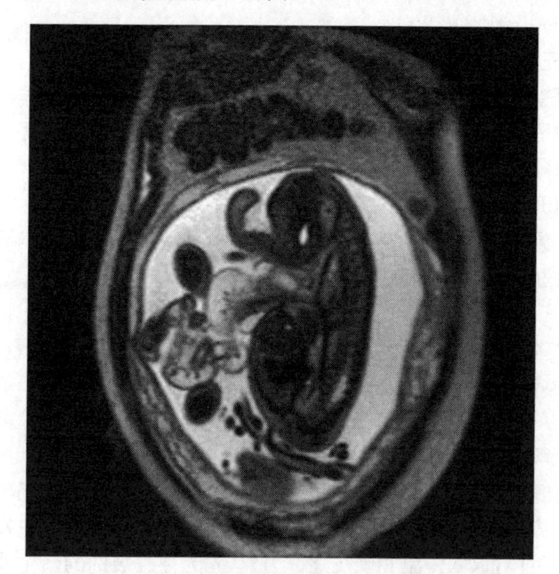

图 5-3 横断位

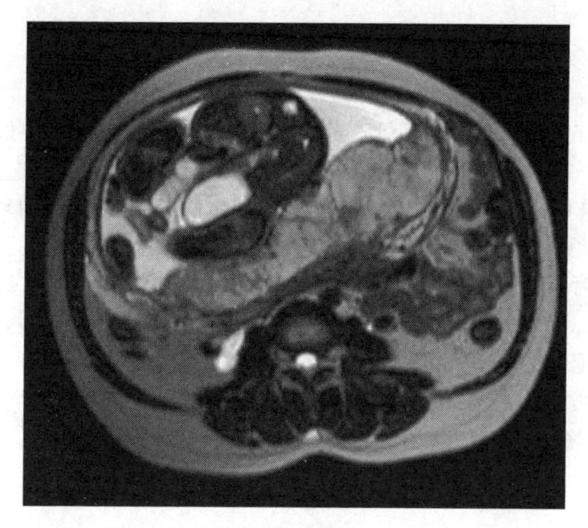

图 5-4 矢状位

（二）染色体检查

同先天性脐膨出。

（三）实验室检查

可参见先天性脐膨出的实验室检查：先天性腹裂胎儿羊水及母血清中 AFP 及 AChE 有所增高。妊娠两三个月时，腹裂胎儿的母血清 AFP 比正常高 9.42 倍。100％的患儿羊水中 AFP 升高，80％的患儿 AChE 升高。

先天性腹裂也常常与先天性脐膨出及脐疝相鉴别，具体请参见先天性脐膨出一节。

四、并　发　症

约 86％的先天性腹裂病例为单纯性、孤立发生，约 12％的病例伴多发的先天性畸形，如伴发神经系统、心血管系统、肌肉骨骼及泌尿系统畸形。另外，腹裂患儿 10％～20％发生肠道并发症，如肠小闭锁、肠扭转、梅克尔憩室、肠坏死及短肠综合征、先天性巨结肠等。很少数的先天性腹裂病例合并有染色体异常，先天性腹裂易并发早产及低出生体重、低体温和硬皮症。另外，先天性腹裂的的新生儿常为早产儿，并通常存在呼吸系统问题，甚至足月的腹裂新生儿也表现为小于胎龄儿。

五、孕期管理及分娩方式

同先天性脐膨出，一旦产前诊断胎儿为先天性腹裂，孕妇应按“高危妊娠”孕产妇管理。

一些医生认为腹裂患儿的肠管状况与妊娠晚期时的宫内环境相关，因此建议腹裂患儿应在预产期前出生。一位土耳其的医生为 1 例患者更换了羊水，认为这样可使腹裂患儿出生时的肠管维持正常外观。在法国有人用生理盐水对腹裂和羊水过少的患儿在妊娠期进行羊膜腔灌注，发现可以明显改善出生时肠管的性状。我们认为，医源性早产是没有必要的，足月妊娠的计划性剖宫产可以让患儿及时接受修补手术，以避免肠系膜静脉充血影响肠管的状态。

六、处　　理

因为腹裂的肠管状况与分娩至手术修补的时间间隔相关，应尽快在患儿出生后即实施修补术。

(一) 腹裂的外科治疗

1. 早期治疗 腹裂的两个特征性病理变化使得其早期治疗与脐膨出不同,患者常是早产儿,关闭缺损时常要注意保温、呼吸支持及肠管大部分表面暴露在外的问题。后者常导致液体需要量增加和热量丧失。解决这个问题的最好办法可能是及时将患儿放置于有塑料拉带的肠袋中以控制热量散发和液体丢失。因为大多数病例中,无论是自然分娩还是剖宫产,患儿的肠管未受到损伤。肠管复位越快,一期复位的可能性越大,肠管水肿和纤维素样渗出膜积聚得就越少。

我们选择在患儿出生后立即手术,因为我们的产科医生对腹壁缺损的患儿均选择剖宫产,可以安排完整的小儿外科手术组人员在相同的手术室的另外一张手术台为手术做准备。

2. 手术技巧 首先小心去除掉胎儿皮脂以便以后的操作,如果没有急性呼吸抑制,则建立静脉通道,应用监护设备,并进行气管插管。在麻醉医生介入后手术医生将脐带提起,一段一段地将肠管复位,在大多数病例中,在术区皮肤准备完成之前,肠管已完全复位。扩张肛管以帮助胎粪排出是很重要的。其他的手术操作与术后监护和脐膨出大致相同。大多数腹裂患儿在初次手术后可保持脐部的完整。关闭皮下组织,将脐放置在切口中间或完整切口的左侧边缘,因为腹裂和脐疝患儿的缺损常常很小。

(二) 术后并发症

先天性腹裂修补术后并发症的发生常与早产、消化道畸形和关闭腹壁后张力太大有关。前文已经提到了液体需要量增加和肠功能恢复延迟的可能性。此外,对早产儿相关的治疗准备非常重要,包括热量散失、呼吸衰竭、高胆红素血症、低血糖症、高血糖症状和低血钙症状。治疗呼吸抑制时从上肢采血进行毛细血管血气分析很重要,因为下肢往往水肿,故血气分析结果要比实际代表的血氧值低而血碳酸值高。腹裂患儿常有血容量减少。在新生儿中,尿量是最好的监测指标,大多数消化道畸形的治疗可以延期。

关闭腹壁时张力太大可能会导致通气障碍、回心血量减少、心输出量减少和少尿。治疗措施是将患儿送回手术室拆除筋膜缝线,只关闭皮肤切口。无论肠管复位有多快或肠管看上去有多正常,所有患者都有肠功能恢复慢的倾向,尤其是腹裂患儿。我们应有耐心,但对手术后3周肠蠕动仍没有恢复的患儿应进行肠管造影检验。

七、预　　后

1. 短期预后　在德克萨斯州的登记注册资料研究中，1995～1997年腹裂患儿的存活率为93%。曼彻斯特的一项研究中提到腹裂的存活率为94%，其中7例患儿死亡，有5例死于不可逆转的败血症。80%的患儿进行了一期筋膜缝合，开始肠道喂养时间的中位数是30天(5～60天)，住院时间的中位数是42天(11～183天)。需要储袋(silo)或合并有肠闭锁的患儿(91例患儿中有8例)开始肠道喂养的时间和住院时间更长，但死亡率没有增加。

腹裂患儿最近10年的存活率增加到了91%，死亡率主要与早产、肠道并发症和全静脉营养引起的念珠菌属败血症(candida sepsis)有关。

先天性腹裂患儿存活率约为99%，死亡常与伴发的心脏和染色体异常有关。腹裂的术后并发症为9%，主要为伤口问题、肠扭转、败血症和粘连等。

2. 长期预后　Davies和Stringer随访了1975～1984年间行腹裂手术的35例患儿中的12例，他们的存活时间均超过1年，平均年龄为16岁。96%的患儿身体健康，生长发育正常，35%的患儿需要进一步手术治疗，其中2例有小肠梗阻，3例需要切口整形。据报道他们中57%的人因脐部缺失而导致儿童期情绪压抑。Swartz等报道了25例学龄期腹裂患，7例留级或进入了特殊班级，但都能参加正常的体力活动。84%的患儿有正常的肠功能。他们的腹部并发症常为非特异的或功能性的。22例在初始手术中需要进行肠管切除的患儿中10例有肠道并发症状；而68例未行肠切除术的儿童中，只有2例出现肠道并发症。全部患儿的10%进行了更进一步的腹壁疝、伤口整形或隐睾的手术治疗。

Daviea和Stdoper的研究中，腹裂患儿在5岁时体重比正常小儿低32个百分点，5岁以后比正常小儿低52个百分点。而复杂性腹裂的患儿(如腹裂合并肠闭锁)比正常小儿低25个百分点。斯坦福(Sanfanl)的Berecth等发现腹裂和脐膨出患儿体重增加较慢，但根据放射学、粪脂肪排泄(fecal fat excretion)和血清生化检查，在3岁时，没有人有胃肠道或代谢方面的问题。1/3的患儿IQ低于90，这与住院时间及非胃肠道畸形有关。

先天性腹裂合并染色体异常较少见，再发风险也很低，患儿父母再次妊娠前可不必进行遗传学检查。

（那 全）

参考文献

1. Wilson RD，Johnson M. Congenital abdominal wall defects：an update. Fetal Diagn Ther，2004，19：385-398
2. Guangxuan Z，Juan L，Jun Z，et al. An epidemiological study on omphalocele in China during 1996 to 2000. Chin J Prev Med，2004，38：328-330
3. Calzolari E，Bianchi F，Dolk H，et al. Omphalocele and gastroschisis in Europe：a survey of 3 million births 1980-1990. Am J Med Gen，1995，28：187-194
4. Rankin J，Dillon E，Wright C. Congenital anterior abdominal wall defects In the North of England，1986-1996：occurrence and outcome. Prenat Diagn，1999，19：662-668
5. Arnaoutoglou C，Pasquini L，Abel R，et al. Outcome of Antenatally Diagnosed Fetal Anterior Abdominal Wall Defects from a Single Tertiary Centre. Fetal Diagn Ther，2008，24：416-419
6. Quan N，Caixia L，Hong C，et al. Immediate repair compared with delayed repair of congenital omphalocele：short-term neonatal outcomes in china. J Int Med Res，2011，39：2344-2351
7. McNair C，Hawes J，Urquhart H. Caring for the newborn with an omphalocele. Neonatal Netw，2006，25(5)：319-327
8. Saranrittichai S. Gastroschisis：delivery and immediate repair in the operating room. Med Assoc Thai，2008，91(5)：686-692
9. Kaiser MM，Kahl F，von Schwabe C，Halsband H. Omphalocele and gastroschisis. Outcome-complications-follow-up-quality of life. Chirurg，2000，71：1256-1262
10. Gibbin C，Touch S，Broth RE，et al. Abdominal wall defects and congenital heart disease. Ultrasound Obstet Gynecol，2003，21：334-337
11. Heydanus R，Raats MA，Tibboel D，et al. Prenatal diagnosis of fetal abdominal wall defects：a retrospective analysis of 44 cases. Prenat Diagn，1996，16：411-417

12. Henrich K, Huemmer HP, Reingruber B, et al. Gastroschisis and omphalocele：treatments and long-term outcomes. Pediatr Surg Int, 2008, 24:167-173
13. Salihu HM, Pierre-Louis BJ, Druschel CM, et al. Omphalocele and gastroschisis in the state of New York, 1992- 1999. Birth Defects Res A Clin Mol Teratol, 2003, 67:630-636

第六章 消化系统疾病

第一节 胎儿十二指肠闭锁

一、概 述

胎儿十二指肠闭锁(fetal duodenal atresia)是胚胎时期，肠管空泡化不全所引致，属肠管发育障碍性疾病。胎儿可同时合并其他结构畸形及染色体异常，如21号染色体三体畸形(先天愚型，Down综合征)。孕妇40%～60%有羊水过多史。新生儿生后不久(数小时～2天)即发生呕吐，且呕吐频繁、量多、有力，有时呈喷射性。排便异常，有腹胀现象。1733年，Calder首先描述本病，但直到1916年才第1次为患此病的婴儿施行手术治疗。到1931年仅有9例成活记录。1941年Ladd及Gross两位专家采用的手术方法被确认且沿用至今。

胎儿十二指肠闭锁和狭窄是最常见的消化道梗阻，发病率为1/5000～1/10 000，单独十二指肠闭锁发病率目前无准确报道。男孩比女孩多见。约65%的十二指肠闭锁胎儿可合并染色体畸形或其他畸形，约30%的病例合并21-三体综合征。

二、病理生理与病因

(一) 正常肠道发育过程分3个阶段

1. 管腔开通阶段，在胚胎初期小肠已形成一个贯通的肠管。

2. 上皮细胞增殖阶段，胚胎5～10周时上皮细胞增生繁殖，使肠腔闭塞，形成暂时充实期。

3. 再度腔化阶段，胚胎11～12周时完成，闭塞肠管内出现很多空泡，彼此相互融合，使管腔再度沟通。

(二) 病理生理

1. 好发部位 胎儿十二指肠闭锁可位于十二指肠的任何部位，

但以胆总管、胰管及壶腹附近最多见，病变多在十二指肠第二段壶腹部，一般认为壶腹远端的病变较近端为多见。

2. 病理类型 胎儿十二指肠闭锁常见有4种类型：

(1)盲管型：十二指肠近端终止于异常扩张的盲管，远端细小并与近端分离，肠管失去其连续性。

(2)索带型：十二指肠近远端均盲闭，两者之间有纤维索带相连接，此型最为罕见。

(3)盲状束袋型：十二指肠近远端虽然相连，但中间有盲状束袋形成，肠腔不通，且近端与远端直径差异甚大。

(4)隔膜型：此型最多见，占十二指肠闭锁的85%～90%。其特征为肠管保持连续性，但在第2段或第3段的肠腔内有一隔膜，形如蹼状，可为单个隔膜，也可能为多发性隔膜，多数位于法特乳头附近，引起不同程度的十二指肠梗阻。隔膜中央或边缘有一小孔，直径如探针粗细，食物通过困难。无孔的隔膜则出生后就发生梗阻，孔大的隔膜可无症状或症状轻微。Krieg(1937)曾收集十二指肠先天性隔膜病例21例，对其中的18例作了隔膜孔的有无、大小与发病时间的关系的统计，说明隔膜的孔愈大，出现的症状愈迟。有的在儿童期或成人期始出现症状。在解剖上虽是不完全性闭塞，但在功能方面，实际上相当于闭锁；有时隔膜为完全性，在解剖上也是闭锁，某些病例隔膜可以脱垂到第3段内。

(三) 病因

目前导致胎儿十二指肠闭锁的原因尚不明确，如果胚胎肠管发育在第2或第3个月中发生障碍，某段没有出现空泡，停留于实质期，或出现空泡但未彼此融合，或融合不全，将形成肠管的闭锁或狭窄。有人认为胎儿时期肠管血循环障碍，阻碍了小肠正常发育也可产生闭锁。如脐环收缩太快、胚胎8周前胃肠管为直管状，以后肠道发育快、腹腔扩大慢，致使小肠变弯曲，腹腔容纳不下，突入脐囊内，10～12周腹腔增大，突出的中肠做逆时针方向旋转，还纳入腹腔，还纳前脐环收缩，影响该段小肠血液循环，引起萎缩，发展成狭窄或闭锁。如小肠营养血管异常，有缺损或分支畸形，或发生肠套叠均可致发育不良。

三、诊　　断

1. 病史 孕妇于妊娠早期发生妊娠并发症或有病毒性感染，妊娠后期羊水过多，排除血糖异常及血型不合。

2. 辅助检查

(1)超声检查：①胎儿腹部胃、十二指肠近段明显扩张，声像图上可见明显无回声的“双泡征”，动态观察一段时间不消失。位于左侧者为胃泡回声，壁较厚，位于右侧者为扩张的十二指肠近段回声，转动探头可发现两个液性区间相通，为扩张的幽门管。一般出现在妊娠24周之后。也有病例报道妊娠24周时做超声时未发现异常，于孕32周超声检查时发现胎儿胃泡呈“双泡征”(图6-1所示见文末彩插)。十二指肠闭锁患者均合并羊水过多。对于孕期羊水过多或可疑胎儿高位梗阻的孕妇需进行产前诊断超声检查及胎儿心脏超声检查，检查是否合并其他结构异常。②胃及小肠回声减少或消失。③羊水过多：最早可在妊娠19周出现，羊水过多出现的早晚以及严重程度取决于十二指肠梗阻的严重程度及是否伴有其他影响羊水吸收的胃肠道畸形。

(2)MRI：表现为胃泡明显扩张，胃泡右侧、肝脏下缘见囊样信号灶，呈双泡征表现。MRI作为产科胎儿超声检查的一种重要补充方法，对病变多方位的显示具有较高价值，对临床诊断及治疗有重要意义。

(3)染色体检查：对于孕期羊水过多孕妇，或超声检查高度怀疑胎儿有高位梗阻时，应进行羊膜腔穿刺羊水细胞学检查，包括羊水染色体培养及STR检测和脐血染色体培养，确定是否合并有染色体畸形存在。

3. 鉴别诊断

(1)食管闭锁：食管闭锁的特点是胃泡消失，但当存在食管气管瘘时胃泡仍可存在。诊断时一定要注意与此这两种闭锁鉴别。胎儿胃的大小随孕周的增加而增大，其大小受其吞咽羊水多少及胃排空的影响，食管闭锁发生率1/4000～1/3000，我国的发生率1/4000，在胚胎期第3～6周发生。超声不能直接显示闭锁食管，当胎儿食管闭锁时，超声能显示胃泡小或胃泡不显示，80%合并羊水过多，指数≥20cm。但食管闭锁伴气管食管瘘的胎儿，胃泡不一定小，胃泡可显示，不能绝对排除食管闭锁的可能。由于胃本身的分泌作用，约10%可显示小胃泡，小胃泡亦考虑食管闭锁伴气管食管瘘。经多次复查仍未见胃泡或小胃泡，应考虑消化道畸形。妊娠19周以后胎儿胃持续不显示并羊水过多，应考虑食管闭锁，做染色体检查，有可能合并21-三体综合征或18-三体综合征。如胎儿腹腔内未见胃泡，应仔细检查胸腔有无胎儿胃泡、心轴是否正常以及脐血流阻力是否增高，以警惕膈疝发生的可能。

(2)小肠闭锁：超声检查发现胎儿中腹部多无回声的肠管切面呈蜂窝状且持续存在，应怀疑有小肠闭锁的可能。小肠闭锁一般妊娠24周后方能做出诊断，小肠内径大于7mm时，提示可能有小肠梗阻，声像图看见扩张的肠管位于胎儿中腹部，呈多个无回声区并相通，多次超声复查，小肠内径进行性增大，观察小肠蠕动明显增强，可清楚显示肠蠕动与逆蠕动，可伴有胎儿腹腔内钙化、腹水及羊水过多。小肠病变包括小肠闭锁、小肠狭窄及小肠旋转不良等。

(3)结肠闭锁：可表现为结肠扩张。结肠是否扩张，应根据检查时的孕周来判断。正常胎儿结肠直径在25周内不超过7mm，足月时不超过18mm，若最宽直径＞20mm，应怀疑肠梗阻。

(4)肛门闭锁：超声常在胎儿盆腔下部显示呈“双叶征”表现。但超声未查见肠管扩张，并不能排除肛门闭锁的可能。肛门闭锁合并直肠尿道瘘时，产前超声可显示扩张肠管内多个强回声光团。

(5)先天性巨结肠：也表现为肠管扩张。超声不具特异性，难以判断肠管扩张是由先天性巨结肠引起还是由其他原因所致。

注意，产前无法进行胎儿消化道异常病因学分类。胎儿肠梗阻和消化道畸形是不同的概念，不是所有的胎儿肠梗阻都是消化道畸形所引起。黏稠粪堵塞或其他原因引起胎儿一过性肠梗阻及肠管扩张，没有明显不良围产期结果，胎儿出生后排便后完全正常。因此，对产前发现胎儿肠梗阻患者应进行动态超声监测，进行系统超声检查及染色体检查，排除其他畸形。

四、围产期管理

1. 孕期管理

(1)对于高度怀疑十二指肠闭锁的孕妇，应进行胎儿系统超声检查及羊水穿刺或脐血穿刺检查(细胞培养或STR)，明确是否合并其他系统畸形或染色体异常。

(2)超声监测胎儿生长情况、羊水指数以及胎儿血流，每4周一次。子宫动脉评分或脐动脉血流评分异常者缩短监测间隔时间。对于羊水增多导致子宫张力增大腹痛或患者胸闷等不适症状者必要时住院保胎治疗。

Doppler血流监测包括子宫动脉及胎儿脐动脉血流(表6-1，表6-2)。

表 6-1 子宫动脉及脐动脉评分

子宫动脉评分(UAS)	
0	双侧子宫动脉正常血流
1	一个异常指标[异常 PI(≥1.2)或舒张期切迹]
2	两个异常指标
3	三个异常指标
4	四个异常指标(双侧子宫动脉出现异常 PI 和舒张期切迹)
脐动脉血流评分(BFC)	
0	正常的脐动脉血流
1	PI 介于+2SD 和+3SD 之间
2	PI>+3SD 而且舒张期血流下降
3	舒张期血流缺失或反向

表 6-2 胎儿脐动脉血流搏动指数(PI)参考值

妊娠周数(wk)	2.5^{th}	5th	10th	25th	50th	75th	90th	95th	97.5^{th}
19	0.97	1.02	1.08	1.18	1.30	1.44	1.57	1.66	1.74
20	0.94	0.99	1.04	1.14	1.27	1.40	1.54	1.62	1.70
21	0.90	0.95	1.00	1.10	1.22	1.36	1.49	1.58	1.65
22	0.87	0.92	0.97	1.07	1.19	1.32	1.46	1.54	1.62
23	0.84	0.89	0.94	1.04	1.15	1.29	1.42	1.50	1.58
24	0.81	0.86	0.91	1.00	1.12	1.25	1.38	1.47	1.55
25	0.78	0.83	0.88	0.97	1.09	1.22	1.35	1.44	1.51
26	0.76	0.80	0.85	0.94	1.06	1.19	1.32	1.41	1.48
27	0.73	0.77	0.82	0.92	1.03	1.16	1.29	1.38	1.45
28	0.71	0.75	0.80	0.89	1.00	1.13	1.26	1.35	1.43
29	0.68	0.72	0.77	0.86	0.98	1.10	1.23	1.32	1.40
30	0.66	0.70	0.75	0.84	0.95	1.08	1.21	1.29	1.37
31	0.64	0.68	0.73	0.82	0.93	1.05	1.18	1.27	1.35

续表

妊娠周数(wk)	2.5th	5th	10th	25th	50th	75th	90th	95th	97.5th
32	0.62	0.66	0.70	0.79	0.90	1.03	1.16	1.25	1.32
33	0.60	0.64	0.68	0.77	0.88	1.01	1.14	1.22	1.30
34	0.58	0.62	0.66	0.75	0.86	0.99	1.12	1.20	1.28
35	0.56	0.60	0.64	0.73	0.84	0.97	1.09	1.18	1.26
36	0.54	0.58	0.63	0.71	0.82	0.95	1.07	1.16	1.24
37	0.53	0.56	0.61	0.69	0.80	0.93	1.05	1.14	1.22
38	0.51	0.55	0.59	0.68	0.78	0.91	1.04	1.12	1.20
39	0.49	0.53	0.57	0.66	0.76	0.89	1.02	1.10	1.18
40	0.48	0.51	0.56	0.64	0.75	0.87	1.00	1.09	1.17
41	0.47	0.50	0.54	0.63	0.73	0.85	0.98	1.07	1.15

(3)对因羊水过多引起症状的患者,可以羊膜腔穿刺放羊水治疗,从而减少羊水量,达到治疗的目的。羊膜腔穿刺术的指征是羊水过多引起子宫张力增高引起腹痛,或增大的子宫压迫引起呼吸困难,治疗目的是暂时缓解孕妇的压迫症状,争取时间促胎肺成熟。术前行B超检查或术中B超引导以确定穿刺点,避开胎盘附着的部位,并且穿刺能到达羊水池,定点后,以18号套针穿入羊膜腔,用静脉输液管把羊水引流到预先放置好的容器上,放羊水量速度不50ml/h,一次放羊水量不超过1000ml,以孕妇症状缓解为度。放出羊水过多可引起早产。拔出穿刺针后要局部压迫止血,整个手术过程要求无菌操作。术后B超检查,排除胎盘早期剥离,且密切观察孕妇的生命体征。术后注意预防感染及早产。

2. 分娩期

(1)孕妇分娩方式选择:可疑胎儿十二指肠闭锁不是剖宫产指征,应根据剖宫产手术指征及胎儿预后情况综合评估。在阴式分娩过程中,因羊水过多,子宫张力较大,自然破膜过程中存在发生羊水栓塞、胎盘早剥及脐带脱垂风险,应密切监护。进入产程患者可以给予人工破膜，使羊水缓慢流出。因子宫张力过大，产程中及产后易发生子宫收缩乏力。

(2)新生儿处理：新生儿出生过程新生儿科医生协助抢救，产后立即转入新生儿科病房，禁止哺乳，完善检查明确是否存在消化道闭锁。分娩过程中或术中可为之后的儿科手术保留脐带血。

3. 产后处理

(1)注意监测产妇子宫收缩情况，防止因子宫收缩乏力引起的产后出血。

(2)新生儿处理：

1)新生儿检查包括：①Farber试验：用1%温盐水或1%过氧化氢液灌肠，无大量胎便排出，可排除胎粪性便秘及先天性巨结肠。胎便检查无胎毛及角化上皮，说明胎粪内不含羊水内容物，胎儿期已产生肠闭锁。②腹部X线检查：立位腹部平片或碘造影检查十二指肠闭锁可显示胃和十二指肠第1段内有扩大气液平面，即典型的“双泡征”，整个腹部其他地方无气体。③超声检查：除可以作临床诊断外，还可以与其他消化道畸形相鉴别。④肛门指检：排除肛门闭锁的可能。

2)新生儿治疗：新生儿生后立即转入新生儿科病房，一经确诊应立即进行手术。在准备手术的同时积极纠治脱水、电解质及酸碱平衡紊乱，并给予维生素K和抗生素。对近端十二指肠梗阻的患者，采用经右侧腹脐上横切口，术野暴露良好，同时便于全腹的探查。要估计有无合并小肠闭锁同时发生，复杂的闭锁约占15%左右。在手术探查时，应高度重视有无旋转不良异常。如果合并有旋转不良，应先处理旋转不良而后才处理十二指肠病变的异常。对十二指肠闭锁的患儿，进入腹腔后，小心探查扩张的十二指肠。检查其活动情况。把结肠肝曲及横结肠推向左侧，充分暴露这一区域，施行十二指肠-十二指肠侧-侧吻合术或十二指肠空肠侧-侧吻合术。术中仔细检查Ladd索带，确认有无横跨十二指肠，以免造成压迫。吻合口应在十二指肠梗阻的最低位，行全层吻合。近端十二指肠的切口至少2cm，而小肠或未使用的十二指肠应在系膜游离缘斜行切开。远端肠管切开后，从切口处放置一根Foley导管，充胀气囊，同时向远端小肠注入生理盐水。观察气囊能否顺利通过小肠进入结肠，或生理盐水是否能顺利进入结肠，从而保证没有他处闭锁的同时存在。对十二指肠闭锁患者，一些外科专家成功地在结肠后行十二指肠空肠吻合术。在这种情况下，空肠穿过结肠系膜进行吻合。吻合后置吻合口于结肠系膜下,同时把结肠系膜附着在十二指肠管壁上。一般使用4-0或5-0丝线进行全层吻合。线结可打在肠腔内或肠腔外。仔细缝合结肠系膜的孔隙,结肠肝曲可仍留在左腹部,而小肠放于右腹部。对十二指肠狭窄式隔膜形成患儿,在切开十二指肠近端前,应行胃造瘘置管,导管从十二指肠插向远端肠腔。如果有隔膜存在,导管附着在其上面加压抽吸时可引起导管的皱折。如果存在风袋状隔膜,导管的尖端可感到插至更远端,但往往在风袋状或隔膜的附着处出现皱折现象。当这种隔膜存在时,切口应从近端纵行切开直至隔膜可能附着的部位。扩大切口,超过隔膜的附着处。这时应非常小心谨慎,因为Vater壶腹经常伴随这些隔膜存在。隔膜切开宜采取放射状切口,以避免损伤壶腹部。可通过按压胆囊,检查有无金黄色的胆汁流出而确认壶腹部。壶腹部可以小叶瓣状结构保留在十二指肠肠腔,十二指肠切口可以Heineke-Mikulicz方式横向关闭。

4. 临床遗传咨询

(1)胎儿十二指肠闭锁孕妇40%~60%有羊水过多史。约65%的十二指肠闭锁胎儿可合并染色体畸形或其他畸形,约30%的病例合并21-三体综合征。

(2)单纯的十二指肠闭锁新生儿预后较好,若合并其他畸形或染色体异常则取决于畸形严重程度。

(3)新生儿预后取决于分娩时胎儿的孕周、有无合并畸形及染色体异常以及做出诊断的时间。手术是挽救十二指肠闭锁胎儿生命的唯一办法,合并严重多发畸形者病死率在50%以上,伴有染色体异常者,预后不良。

五、预　　后

患儿可发生脱水、电解质紊乱,亦常发生吸入性肺炎。单纯十二指肠闭锁手术后预后良好。新生儿预后同时取决于分娩时胎儿的孕周、有无合并畸形及染色体异常以及做出诊断的时间。合并严重多发畸形者病死率在50%以上,伴有染色体异常者,预后不良。

(栗　娜)

参考文献

1. Ru therford SE,Ph elan JP,Smith C V,et al. The four-quadrantass essment of amniotic fluid volume: an adjunct to antepartum fetal

heart rate testing. Obstet Gynecol，1987，70：353-356
2. Grosfeld JL，Rescorla FJ. Duodenal atresia and stenosis：reassessment of treatment and outcome based on antenatal diagnosis，pathologic variance and long term follow-up. World J Surg，1993，17：301-309
3. Yoshizato T，Koyanagi T，Nagata S，et al. Three-dimensional image of the fetal stomach：congenital duodenal obstruction *in utero*. *Early Hum Dev*，1995，22：15-22
4. 张澍，主编. 现代儿科学. 北京：人民卫生出版社，1998：511- 513
5. 陈常佩，陆兆龄. 围生期超声多普勒诊断学. 北京：人民卫生出版社，2002：106- 107
6. 陶玲，赵忠，曲江波. 胎儿先天性十二指肠闭锁的超声诊断. 中国超声诊断杂志，2 0 0 2，3（8）：632-633
7. 严英榴，杨秀雄，沈理，主编. 产前超声诊断学. 北京：人民卫生出版社，2003：349- 355
8. Hajivassiliou CA. Intestinal obstruction in neonatal/pediatric surgery. Semin Pediatr Surg，2003，12：241-253
9. Gudmundsson S，Korszun P，Olofsson P，et al. A new score indicating placental vascular resistance. Acta Obstet Gynecol Scand，2003，82：807-812
10. Shawis R，Antao B. Prenatal bowel dilatation and the subsequent postnatal management. Early Human Development，2006，82：297-303

第二节 胎儿肛门闭锁

一、概 述

胎儿肛门闭锁是指先天性肛管开口闭锁，由于原始肛发育异常，未形成肛管，致使直肠与外界不通。在中医学中称为“肛门闭合”。肛门闭锁属于中位畸形，临床常见。由于原始肛发育障碍，未向内凹入形成肛管。直肠发育基本正常，其盲端在尿道球海绵肌边缘，或阴道下端附近，耻骨直肠肌包绕直肠远端。会阴往往发育不良，呈平坦状，肛区为完整皮肤覆盖。可合并尿道球部、阴道下段或前庭瘘管。胎儿性肛门闭锁症是最常见的消化道畸形之一，发生概率为 1/5000。

男婴较女婴多见，男∶女=3∶2，其中有41.6%合并其他畸形。肛管闭锁或直肠下端闭锁还常伴发其他的畸形，如直肠阴道瘘及肛门会阴瘘等。

二、病理生理与病因

胚胎早期，胎儿的肛门和直肠没有分开，直肠和膀胱又连通在一起，共同形成了一个腔，叫泄殖腔。当胚胎发育到第7周时，中胚层向下生长，将直肠与尿生殖窦分开，直肠向会阴部发展，尿生殖窦则形成膀胱、尿道或阴道。到第9周时，直肠向下伸延，穿通骨盆膜和肛门膜与原始肛门相连通，形成直肠肛门。在这个时期因某些原因，骨盆隔膜或肛门隔膜不能被直肠穿通，就形成了肛门先天性闭锁症，这样的婴儿就没有肛门，通常称之为锁肛。先天性肛门闭锁症是常见的肛门畸形疾病。若直肠与尿生殖窦没有分开，则会形成先天性直肠尿道瘘或直肠阴道瘘。而锁肛症常合并直肠尿道瘘及直肠阴道瘘。

(一) 根据病理生理过程分类

胎儿肛门闭锁种类较多，归纳为以下几种：

1. 肛门直肠狭窄 婴儿出生后不易排便，仔细检查可发现肛门存在，但由于肛管和直肠之间狭窄，不易排出粪便。

2. 肛门膜闭锁 肛门处可见凹陷，但无肛管，肛门与皮肤之间有一层膜而无贯通。在临床上把这种叫低位锁肛，容易治疗。

3. 肛门直肠闭锁 肛门处可见凹陷，但与直肠尾端之间相隔的距离大，直肠尾端在肛门直肠肌环以上，又叫高位锁肛，该种锁肛症较多见。

4. 直肠内闭锁 肛门外观正常，肛管存在，但肛门与直肠之间不贯通，且有一定的距离间隔。这种畸形经常被忽视。

(二) 致病因素

目前来说，致病原因不详，可能与以下几方面相关。

1. 遗传因素 与遗传因素及家族史有一定关系，有文献报道一个家族有4代人患有不同程度的直肠肛门畸形。

2. 孕早期致畸因素 孕早期在胚胎直肠形成过程中受到环境污染、宫内感染或可导致畸形的物质如乙醇、沙立度胺等因素的影响，可导致肛门闭锁。胚胎发育障碍发生的时间越早，所致畸形可能越高越复杂。

3. 血糖异常 妊娠期血糖高容易发生胎儿畸形如肛门闭锁。

三、诊 断

1. 病史 孕妇存在相关家族史，于妊娠早期发生妊娠并发症或有病毒性感染。

2. 辅助检查

(1)超声检查：①超声常在胎儿盆腔下部显示呈“双叶征”表现。②在生殖器水平的切面上，可显示为一强回声点。在肛门闭锁的病例中，强回声点消失。大肠肠管扩张，同时其内的胎粪钙化可作为辅助征象，但超声未查见肠管扩张，并不能排除肛门闭锁的可能。③肛门闭锁合并直肠尿道瘘时，产前超声可显示扩张肠管内多个强回声光团。肛门闭锁常无羊水过多，因肛门闭锁部位低。④羊水量改变：消化道狭窄或闭锁常合并羊水过多。但肛门闭锁常无羊水过多，因肛门闭锁部位低，存在足够长度的肠管吸收胎儿吞咽的羊水，可调节羊水平衡。但羊水过多为非特异性表现，还可见于其他胎儿畸形；发现羊水过多时，应对胎儿包括消化系统在内行全面扫查。

(2)染色体检查：对于孕期羊水过多孕妇，或超声检查高度怀疑胎儿有肛门闭锁时，应进行羊膜腔穿刺羊水细胞学检查，包括羊水染色体培养及STR检测和脐血染色体培养，确定是否合并有染色体畸形存在。

(3)MRI：对于怀疑消化道畸形的患者，MRI作为产科胎儿超声检查的一种重要补充方法，对病变多方位的显示具有较高价值，对临床诊断及治疗有重要意义。

3. 鉴别诊断

(1)食管闭锁：食管闭锁的特点是胃泡消失，但当存在食管气管瘘时胃泡仍可存在。诊断时一定要注意与此这两种闭锁鉴别。胎儿胃的大小随孕周的增加而增大，其大小受其吞咽羊水多少及胃排空的影响，食管闭锁发生率1/4000～1/3000，我国的发生率1/4000，在胚胎期第3～6周发生。超声不能直接显示闭锁食管，当胎儿食管闭锁时，超声能显示胃泡小或胃泡不显示，80%合并羊水过多，指数≥20cm。但食管闭锁伴气管食管瘘的胎儿，胃泡不一定小，胃泡可显示，不能绝对排除食管闭锁的可能。由于胃本身的分泌作用，约10%可显示小胃泡，小胃泡亦考虑食管闭锁伴气管食管瘘。经多次复查仍未见胃泡或小胃泡，应考虑消化道畸形。妊娠19周以后胎儿胃持续不显示并羊水过多，应考虑食管闭锁，做染色体检查，有可能合并21-三体综合征或18-三体综合征。如胎儿腹腔内未见胃泡，应仔细检查胸腔有无胎儿胃泡、心轴是否正常以及脐血流阻力是否增高，以警惕膈疝发生的可能。

(2)十二指肠闭锁：超声提示胎儿腹部胃、十二指肠近段明显扩张，声像图上可见明显无回声的"双泡征"，动态观察一段时间不消失。一般出现在妊娠24周之后。也有病例报道妊娠24周做超声时未发现异常，于孕32周超声检查时发现胎儿胃泡呈"双泡征"。十二指肠闭锁患者均合并羊水过多。肠及小肠回声减少或消失。

(3)小肠闭锁：超声检查发现胎儿中腹部多无回声的肠管切面呈蜂窝状且持续存在，应怀疑有小肠闭锁的可能。小肠闭锁一般妊娠24周后方能做出诊断，小肠内径大于7mm时，提示可能有小肠梗阻，声像图看见扩张的肠管位于胎儿中腹部，呈多个无回声区并相通，多次超声复查，小肠内径进行性增大，观察小肠蠕动明显增强，可清楚显示肠蠕动与逆蠕动，可伴有胎儿腹腔内钙化、腹水及羊水过多。小肠病变包括小肠闭锁、小肠狭窄及小肠旋转不良等。

(4)结肠闭锁：可表现为结肠扩张。结肠是否扩张，应根据检查时的孕周来判断。正常胎儿结肠直径在25周内不超过7mm，足月时不超过18mm，若最宽直径＞20mm，应怀疑肠梗阻。

(5)先天性巨结肠：也表现为肠管扩张。超声不具特异性，难以判断肠管扩张是由先天性巨结肠引起还是由其他原因所致。

注意，产前无法进行胎儿消化道异常病因学分类。胎儿肠梗阻和消化道畸形是不同的概念，不是所有的胎儿肠梗阻都是消化道畸形所引起。黏稠粪堵塞或其他原因引起胎儿一过性肠梗阻及肠管扩张，没有明显不良围产期结果，胎儿出生后排便后完全正常。因此，对产前发现胎儿肠梗阻患者应进行动态超声监测，进行系统超声检查及染色体检查，排除其他畸形。

四、围产期管理

1. 孕期管理

(1)对于高度怀疑肛门闭锁的孕妇，应进行胎儿系统超声检查及羊水穿刺或脐血穿刺检查(细胞培养或STR)，明确是否合并其他系统畸形或染色体异常。

(2)超声监测胎儿生长情况、羊水指数及胎儿血流，每4周一次。子宫动脉评分或脐动脉血流评分异常者缩短监测间隔时间。

2. 分娩期

(1)孕妇分娩方式选择：可疑胎儿肛门闭锁不是剖宫产指征，应根据剖宫产手术指征及胎儿预后情况综合评估。

(2)新生儿处理：新生儿出生过程新生儿科医生协助检查，产后立即转入新生儿科病房，完善检查明确是否存在消化道闭锁。分娩过程中可保留脐带血为新生儿手术准备。

3. 产后监测及治疗 新生儿出生后立即转入新生儿科病房进行诊断：①会阴部没有正常肛门；观察有没有瘘管。瘘管可以与阴道、外阴、会阴或尿道相通。②通过倒立位腹部X光片判断高低位类型，以便确定治疗方案。③有瘘管者可通过瘘管造影检查。

新生儿治疗：非药物能治疗，必须行手术治疗，高位锁肛术后给予抗生素预防感染治疗。

(1)低位锁肛：常规消毒，不用局麻也可，如只有肛膜遮盖者，可行前后纵切口或十字切开，将薄膜剪去，再用食指伸入扩张；如有纤维带者，可将其纤维带切除；如肛膜较厚者，可切开皮肤和直肠，将直肠粘膜下牵，与皮肤缝合。术后扩肛，每周2～3次，直至肛门无狭窄为止。

(2)高位锁肛：一是切开骶尾部和腹部，把直肠盲端拖至会阴做成肛门。二是先在腹部作一个人工肛门，等小儿长到1～2岁，再作切开腹部或骶尾部的直肠肛门吻合术。三是用自动间歇电磁吸引治疗锁肛。即作乙状结肠造瘘(即人工肛门)后，把适当的圆柱状铁块(直径在约0.5cm)送入直肠盲段，然后用间歇性磁力吸引装置在体外肛门部位进行吸引，使直肠由高位逐渐下降到低位时，再作低位切开肛门成形术。该方法创伤小，并发症少，肛门失禁等后遗症少。

4. 遗传咨询

(1)先天性肛门闭锁的发生概率为1/5000。男婴较女婴多见，男∶女=3∶2。其中有41.6%合并其他畸形。

(2)目前无明确的致病因素，但对家族存在消化道闭锁类似病史者风险相对增加。

(3)胎儿肛门闭锁不是引产指征，单纯肛门闭锁患儿预后取决于闭锁类型，低位闭锁预后较好。合并其他畸形及染色体异常者应根据情况决定终止妊娠方式及终止妊娠时机。

五、预　后

预后取决于分娩时胎儿的孕周、有无合并畸形及染色体异常以及做出诊断的时间。手术是治疗肛门闭锁新生儿的唯一办法，单纯肛门闭锁患儿预后取决于闭锁类型，低位闭锁手术方法简单，术后并发症少，预后较好；高位梗阻、合并瘘管及分期手术者，易出现并发症，需要长期护理。只要治疗及时、得法，锁肛症一般不会导致新生儿死亡。

新生儿手术后的并发症包括：

1. 直肠黏膜外翻　较为常见，会阴部肛门口过大，或瘢痕挛缩肛门不能完全关闭，导致肠黏膜外翻。如黏膜外翻不多，每日用温生理盐水坐浴，促进瘢痕软化，多可随肛门括约肌功能的恢复而自愈。如经非手术治疗不见好转或黏膜外翻过多，宜手术切除多余的黏膜。

2. 肛门狭窄　肛门成形术后近期可发生肛门狭窄，多系肛门皮肤切口过小、直肠游离不充分、术后直肠回缩、切口感染及瘢痕愈合等所致。远期肛门狭窄，多为术后未坚持长期扩肛所致，表现为排便困难和继发性巨结肠。轻者经过扩肛治疗，即可解除排便困难，重者需手术治疗。因此，为了避免肛门狭窄，应向家长交待坚持长期扩肛。

3. 瘘管复发　手术中游离直肠前壁不充分，直肠前壁与皮肤缝合有张力。一旦感染，直肠回缩后污染原有瘘孔创面，引起瘘管复发；术中单纯切开缝合结扎瘘管内口黏膜，远端瘘管未予切断；术后未留置导尿管，引起瘘管修补处污染，导致瘘管复发。

4. 便秘　无论选择何种术式，便秘是最常见的术后并发症。早期是由于疼痛或创伤的影响，晚期则是肠肛门狭窄所致。因此，应指导家长坚持长期扩肛。

5. 肛门失禁　主要发病因素如下：①高位直肠肛门闭锁拉出直肠盲端，未能通过耻骨直肠肌环及外括约肌；②分离直肠时损伤了盆腔神经及阴部神经，导致肛提肌或外括约肌收缩无力；③高位畸形伴有盆腔组织结构异常或先天性骶骨畸形；④肛门切口感染、裂开、直肠回缩，形成厚而硬的瘢痕；⑤肛门外括约肌损伤；⑥切口过大或黏膜外翻过多。养成让患儿定时排便的习惯可缓解。

（栗　娜）

参考文献

1. Rutherford SE, Phelan JP, Smith C V, et al. Th e four-quadrantass essment of amniotic fluid volume: an adjunct to antepartum fetal heart rate test ing. Obstet Gynecol, 1987, 70: 353-356
2. 陈常佩,陆兆龄,主编. 围生期超声多普勒诊断学. 北京:人民卫生出版社,2002:106-107
3. 严英榴,杨秀雄,沈理,主编. 产前超声诊断学. 北京:人民卫生出版社,2003:349-355
4. Hajivassiliou CA. Intestinal obstruction in neonatal/pediatric surgery. Semin Pediatr Surg, 2003, 12:241-253
5. Rang Shawis , Brice Antao. Prenatal bowel dilatation and the subsequent postnatal management. Early Hum Devel, 2006, 82: 297-303
6. Valsky DV, Messing B, Petkova R et al. Postpartum evaluation of the anal sphincter by transperineal three-dimensional ultrasound in primiparous women after vaginal delivery and following surgical repair of third-degree tears by the overlapping technique. Ultrasound Obstet Gynecol, 2007, 29: 195-204
7. Khatib N, Belossesky R, Marwan O et al. Fetal bowel calcifications: a sign of anal atresia with rectourethral fistula. J Clin Ultrasound, 2010, 38:332-334
8. 陆彩琴,高林. 先天性肛门闭锁患儿围术期护理. 现代医药卫生,2010,26(16):2536
9. Vijayaraghavan SB, Prema AS, Suganyadevi P. Sonographic depiction of the fetal anus and its utility in the diagnosis of anorectal malformations. J Ultrasound Med, 2011, 30: 37-45

第三节 胎儿水肿

一、概 述

胎儿水肿是指液体积聚于胎儿皮下组织和胎儿心包腔、胸腔及腹腔中至少一个体腔内,导致胎儿广泛性软组织水肿和体腔液体积聚的病理性状态。既往有学者认为其诊断标准必须满足液体积聚在胎儿皮下组织以及至少胎儿两个体腔,现在的诊断标准倾向于前者,尚缺乏统一意见。

二、病理生理

传统意义上将胎儿水肿分为免疫性和非免疫性,免疫性水肿由抗原抗体反应介导的红细胞溶血所致,仅占全部胎儿水肿的12.7%,而非免疫性水肿由多种病因所致,占全部胎儿水肿的87.3%。2001年,Sohan等的资料显示,胎儿水肿与妊娠时限相关,妊娠24周前,胎儿水肿最多见于染色体异常,约占45%;妊娠24周后,胎儿水肿常见于胎儿快速型心律失常和先天性胸软骨发育异常,占38%,有效的产前诊断措施可明确82%的病因。2007年,Abrams等分析了1996～2005年来自于162个NICU出院登记的253 651例新生儿的资料,其中598例胎儿水肿,资料显示导致胎儿水肿的各项病因中,先天性心脏病占13.7%,心律失常占10.4%,双胎输血综合征占9%,先天畸形占8.7%,染色体异常占7.5%,先天性病毒感染占6.7%,先天性贫血占5%。随着研究的深入,研究者发现免疫性因素参与了某些传统认为的非免疫性胎儿水肿的病理生理过程。因此,用免疫性及非免疫性来区分胎儿水肿的方法已被贫血性及非贫血性胎儿水肿取代。

贫血性胎儿水肿包括胎儿免疫性疾病、血液系统疾病和宫内感染。非贫血性胎儿水肿包括胎儿心脏疾病、胸部疾病、染色体异常、溶酶体贮积病、双胎输血综合征、泌尿生殖系统疾病、胎粪腹膜炎和内分泌疾病。有学者提出第三种类型,称特发性胎儿水肿,发生在妊娠晚期,主要表现为胎儿腹水,出生后水肿可以消失,未见明显结构异常。

三、诊断及鉴别诊断

1. 病史 当出现胎儿水肿时应全面收集孕妇现病史、既往史、生育史和家族史(如代谢性疾病、遗传性疾病、血缘关系和种族等资料),近期感染性疾病暴露史,本次妊娠细节,既往超声和实验室检查结果。

2. 超声 其诊断依靠超声检查。胎儿超声检查应涵盖胎儿所有结构，尤其是大脑、心脏、肺脏、肝脏、小肠、肾脏以及骨骼系统，还应包括胎盘厚度及形态，羊水指数检测，可采用多普勒血流检测胎儿脐带血管及大脑中动脉。可行羊膜腔穿刺收集羊水测定光密度、染色体核型分析和病毒 PCR 检查。或采取脐带血采样测定胎儿全血细胞计数、胎儿血型、Coombs 抗体检测及血红蛋白电泳。胎儿水肿的超声声像图特征如下：

(1)皮肤及皮下组织水肿　一般头皮水肿出现最早，表现为颅骨强回声带与头皮强回声带明显分开，其间出现环状低回声。其他可以表现为胎儿全身皮肤回声低，明显增厚(>0.5cm)。

(2)体腔积液　一般最早表现为腹水，可见腹腔内脏器官(肠管及肝脏等)漂浮在游离液中。还可以表现为胸腔积液(图 6-2)、心包积液及鞘膜积液等。心包积液在心脏畸形时可以早期出现。

(3)胎盘肥厚　胎盘厚度>4cm 属异常范围，也可是胎儿水肿的早期表现。

(4)羊水量异常　羊水过多一般比较常见，尤其是在免疫性水肿中更为常见，非免疫性胎儿水肿大约占羊水过多的 30%～75%，可以表现为早期单一的声像图特征。羊水过少者主要发生在妊娠晚期，一般预后比较差。

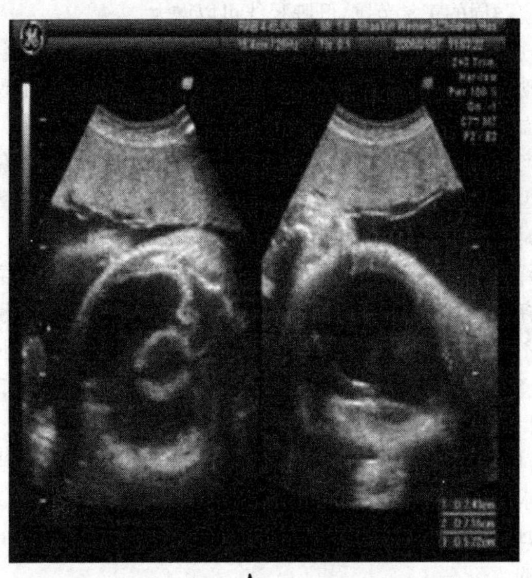

A

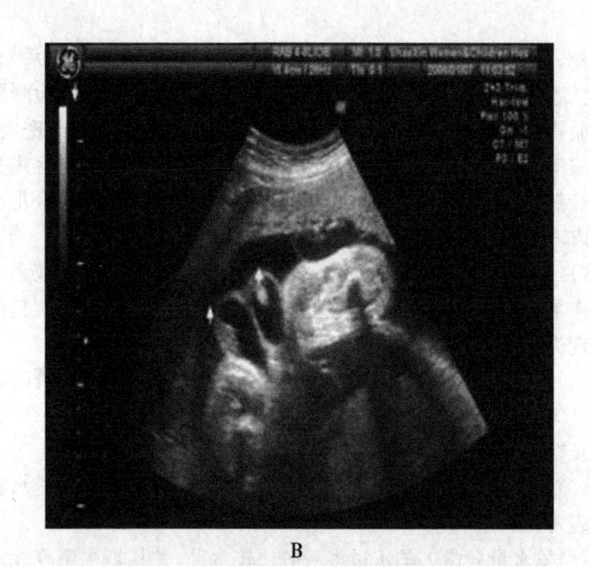

B

图 6-2 胎儿胸膜腔积液,液暗区图

(5)胎儿肝脾肿大 一些心功能异常的胎儿可表现为腹围明显大于相应孕周的正常范围,肝脾径线可以增大。

(6)胎儿血流异常 胎儿水肿时血流动力学常发生改变,我们常用的脐动脉血流监测,可显示为相关阻力指数升高,甚至出现脐动脉舒张期血流消失或反流。

在产前超声检查中,一旦发现胎儿水肿,应仔细寻找非免疫性水肿的原因,同时建议行胎儿心脏的 M 型超声以除外快速型心律失常。同时要与一些情况相鉴别:

(1)假性腹水指胎儿腹壁的皮下结缔组织及皮下脂肪层呈低回声,易与腹壁肌层的低回声一起被误诊为腹水,其与腹水区别在于极低回声不随腹膜腔内的间隙分布,而位于肝镰状韧带、脐静脉和腹膜腔之外。而腹水形态及分布都随腹膜腔的各间隙的形态不同而变化,常可见腹膜腔内三角形的无回声区。

(2)单发性腹水:可来自泌尿道的梗阻或胃肠道穿孔。当然腹水可能是水肿的最早征象,需要进行随访。

(3)单发性心包积液:一般情况下,心包积液宽度<2mm 被认为是正常的。

(4)单发性单侧胸腔积液:此种情况最有可能为乳糜胸。而水肿多为双侧胸腔积液。

(5)骨骼发育不良合并冗长皮肤:多余的皮肤有可能与胎儿皮肤水肿相混淆,应注意鉴别。

四、围产管理

1. 孕妇 应对孕妇进行血液分析、血型和抗体测试、感染性疾病检测、自身抗体检测、糖尿病筛查及地中海贫血等检测。

2. 胎儿 定期彩超监测胎儿生长发育情况并除外是否有其他系统发育异常,定期检测脐血流及大脑中动脉血流,尤其孕晚期,需一周至少行2～3次NST,同时需行羊水穿刺等除外胎儿染色体异常。行胎儿心脏彩超除外胎儿心脏疾病,必要时行脐血穿刺采样测定胎儿全血细胞计数、胎儿血型、Coombs抗体检测、血红蛋白电泳以及一些病毒的检查,如细小病毒B19、弓形虫、腺病毒、柯萨奇病毒、风疹病毒、巨细胞病毒、钩端螺旋体、肝炎病毒和梅毒螺旋体等。

3. 产时 因胎儿水肿,往往胎儿体重较大,大多需剖宫产终止妊娠,并需预防产后出血发生,可预防性应用催产素、卡前列素氨丁三醇注射液(欣母沛)等促进子宫收缩的药物。术前需充分向患者及家属交待产后出血风险以及新生儿不良预后,甚至出生后死亡可能。对于已发生胎死宫内患者也需向其充分告知阴道引产失败可能,即需行剖宫取胎可能。

五、胎儿治疗

对于胎儿水肿,应尽可能明确病因。对于非免疫性胎儿水肿,应仔细寻找病因,如果可以治疗病因,有可能改善胎儿水肿。目前仅有20％～30％的非免疫性胎儿水肿可以采取干预性治疗,包括贫血、心律失常、肺部疾病、双胎输血综合征、膈疝和一些肿瘤引起的胎儿水肿。在一些病例中随着妊娠的继续而表现出自愈性,特别是一些特发性或感染(如细小病毒B19)引起的胎儿水肿。研究表明细小病毒B19感染是造成胎儿水肿的一个重要病因,孕妇感染通常无明显临床表现,而胎儿的病死率约16％。该病毒无致畸性,但会造成胎儿贫血从而引起胎儿水肿,随着病毒的清除,一些水肿的胎儿可恢复正常。对于贫血导致的胎儿水肿,可通过脐血管穿刺对胎儿输血,可使用与母血清交叉配型后的RH阴性的O型血。该方法对于细小病毒

B19感染、双胎输血综合征及血红蛋白病等继发性贫血性水肿的治疗，有一定的改善效果。亦有报道利用胎儿腹膜腔内输血的方法成功改善新生儿预后。心血管结构异常导致的胎儿水肿大多预后较差，通常为染色体异常的胎儿，目前尚无有效的产前治疗方法，一些病变较轻的患儿可于出生后进行手术治疗。而对于心律失常的胎儿，可采取通过脐静脉穿刺对胎儿直接进行药物治疗或者间接对母亲使用可通过胎盘的抗心律失常药物进行治疗。胎儿外科目前仍处于发展阶段，宫内手术治疗越来越多地应用于临床，但仅有少数机构具备手术能力。目前常见的可用于治疗胎儿水肿的宫内手术包括：胎儿镜激光切断胎盘交通用于治疗双胎输血综合征；胎儿羊膜腔分流术用于治疗胎儿大量胸腔积液；胎儿内镜现在也已经探索性地应用于一些胎儿膈疝、泌尿系统梗阻、肺部疾病甚至胎儿肿瘤病例的治疗中。胎儿内镜手术的发展为产前诊断和治疗带来了新的希望，使一些先天疾病的宫内干预及治疗成为可能。日前，中国医科大学附属盛京医院对于一例胎儿胸腔积液并发心包积液患者进行超声引导下穿刺抽液，缓解了胎儿的心脏功能，取得了很好的效果。

六、预　后

胎儿水肿是胎儿各种疾病的终末状态，其预后与导致胎儿水肿的病因有关。导致胎儿水肿的各种病因中心血管疾病的预后最佳，存活率达29%，其中心律失常预后最好，结构性心脏病预后最差；染色体疾病因缺乏有效的治疗手段，其预后很差，存活率仅2%；胸部疾病的总体存活率为26%；感染性疾病的总体存活率约19%；特发性胎儿水肿的平均存活率为17%，出生后在有效体外生命支持下存活率可达54%。胎儿水肿是少见且严重的胎儿疾病，病因多样，病理生理机制复杂，总体预后差。所以发现胎儿水肿，要尽可能排查胎儿畸形，以更好地评估胎儿的预后。

（张丽娟）

参考文献

1. Ismail KM, Martin WL, Ghosh S, et al. Etiology and outcome of hydrops fetalis. J Matern Fetal Med, 2001, 10(3): 175-181
2. De Haan TR, Oepkes D, Beersma MF, et al. Aetiology, diagnosis and treatment of hydrops foetalis. Current Pediatric Reviews,

2005,1(1):63-72
3. Sohan K,Carroll SG,De La Fuente S,et al. Analysis of outcome in hydrops fetalis in relation to gestational age at diagnosis,cause and treatment. Acta Obstet Gynecol Scand,2001,80(8):726-730
4. Abrams ME,Meredith KS,Kinnard P,et al. Hydrops fetalis:a retrospective review of cases reported to a large national database and identification of risk factors associated with death. Pediatrics,2007,120(1):84-89
5. Bellini C,Hennekam RCM,Bonioli E. A diagnostic flow chart for non-immune hydrops fetalis. Am J Med Genet Part A,2009,149A(5):852-853
6. 崔向英,林宝宁. 5000例新生儿脐带血染色体核型分析. 中国优生与遗传杂志,2007,15(5):55-56.
7. 陈倩. 胎儿水肿综合征的超声诊断及临床处理. 中国实用妇科与产科杂志,2007,23(5):351-353
8. Smoleniec J,Weiner C,James DK.,et al. High risk pregnancy management options. 2nd ed. Philadelpia:WB Saunders,1999:327-338
9. BeigiRH,W iesen feldH C,LandersDV,et al. High rate of severe feta l outcom es associated with maternal parvovirus B19 in fectionin pregnancy . Infect Dis Obstet Gynecol,2008,2008:524601.
10. Hsu ST,Chen YT,Huang YF,et al. Prenatal diagnosis and perinatalm anageme tofmaternal fetal congenital parvovirus B19 infection . Twaiwan J Obstet Gynecol,2007,46(4):417-422
11. BellinI C,Hennekam RCM,Fulcheri E,et al. Etiology of nonimune hydrops fetalis:A systematic review . Am J Med Genet,2009,149:844-851
12. Deprest JA,Flake AW,Gratacos E,et al. The making of fetal surgery. Prenat Diagn,2010,30(7):653-667

第四节 肝 肿 瘤

胎儿肝胆系统发育的胚胎学基础:胚胎发育第4周,前肠尾侧部形成肝憩室,肝憩室又分为头尾两部,头部为肝脏原基,尾部末端膨大形成胆囊,其中间部伸长形成胆囊管。胆道发育有一个从实心到空化的过程，空化中出现过度增生则形成囊性扩张，空化不全则出现闭锁。所有新生儿肝脏肿瘤均发生于未成熟的肝脏组织。胚胎第4周，内胚层从前肠来源的肝脏支囊渐渐扩大，延伸至中胚层来源的横膈下，渐发育成肝细胞索和胆管上皮组织。横膈来源的间叶细胞形成纤维组织、基础造血组织和Kupffer细胞。这些未分化的细胞持续存在直到成人期，因此新生儿肝脏肿瘤精确的组成成分和发生时间仍然不十分清楚。

胎儿肝脏肿瘤罕见，约占胎儿和新生儿所有肿瘤的5%，以血管内皮瘤发病率最高，胎儿肝脏肿瘤50%以上为血管内皮瘤，其次为间质错构瘤，肝母细胞瘤为胎儿肝脏最常见的恶性肿瘤，但发病率较前两者低。文献报道的胎儿肝脏肿瘤还有肝囊肿、肝血管瘤、肝腺瘤及肝转移性肿瘤等。

一、血管内皮瘤

(一) 病因

血管内皮瘤的病因似与母亲口服避孕药有关，发病机制目前并不明确，为良性病变，但在胎儿期由于病变内的动静脉分流可导致胎儿致死性的改变。虽然细胞学上为良性肝脏肿瘤，但因瘤体压迫，破坏肝组织和肝内动静脉分流出现高排出量心衰，使70%的婴儿在数月内死亡。常合并皮肤、脑、消化道及其他器官血管畸形。瘤体内血管腔内为一层或多层内皮细胞衬里，腔内充满血液，易破裂导致死亡。因此，威胁生命的最难以处理的是充血性心衰和肿瘤破裂。肝血管内皮瘤的自然病程是早期生长迅速，随后逐渐退化，如果儿童生存，肿瘤可完全消退。

(二) 诊断

1. 超声 胎儿肝血管内皮瘤最早可在孕16周诊断。超声(ultrasound，US)是产前首选诊断手段，但胎儿肝血管内皮瘤在US上表现无特异性，可表现为高回声、低回声或混合回声肿块，彩色超声可发现肿块内血流丰富。肿块内动静脉分流严重或较大肿块可导致胎儿心衰、水肿、Kasabach-Mer ritt综合征(溶血性贫血、血小板减少及消耗性凝血)。超声有其局限性，如孕妇肥胖、羊水过多或过少时等超声显示胎儿结构不满意。

2. 磁共振 近年来，MRI在胎儿异常产前诊断中得到进一步应用。由于血管内皮瘤内出血和坏死程度的不同，在胎儿MRI表现不同。在FIRM序列即T 1W序列上常表现为不均匀低信号包块,在FIESTA及SSFSE序列即类T2W序列常表现为不均匀稍高信号,内部坏死表现为片状更高信号区。FIESTA序列可显示血管内皮瘤内的供血动脉以及肿块远端的腹主动脉变细,这是诊断胎儿肝脏血管内皮瘤的较具有特征性的两个表现。

3. 其他 部分患者AFP增高,生后CT平扫及增强可提供较明确的诊断依据:平扫表现为均匀或不均匀的低密度影,近半数瘤内有钙化;动态增强扫描,早期肿瘤边缘密度急速增高,逐渐向中心弥散。

(三) 鉴别诊断

1. 肝血管瘤 多数体积较小(直径<4cm),边界清晰,多为高回声,少数为低回声,内见筛孔样血管断面结构;一般预后较好,据报道也有胎儿巨大血管瘤引起严重并发症,如心衰、凝血障碍及贫血等。血管内皮瘤是高分化的血管肿瘤,其明显的脉管结构常有助于鉴别。

2. 肝间质错构瘤由肝细胞、胆道结构及纤维组织组成,可表现为多发囊性、实性或混合性包块,常合并Beckwith-Wiedemann综合征。

3. 神经母细胞瘤肝转移可以由识别肿瘤的原发部位得以鉴别,约2/3原发于肾上腺。

4. 肝母细胞瘤多表现为肝脏内较大的实性结节,内部常合并出血,并常并发其他多发畸形(如肠道多发腺瘤样息肉和Beckwith-Wiedemann综合征),预后较差。

(四) 孕期管理

如产检诊断为胎儿肝脏肿瘤的孕妇,即按"高危妊娠"管理,除定期监测胎儿发育及宫内安危情况外,应密切监测肿物的生长速度、胎儿心脏功能及AFP等。应完善胎儿染色体检查,排除胎儿染色体异常。如果肿瘤不大,可选择阴式分娩;如果肿瘤较大,分娩过程中肿瘤有发生破裂的可能,建议剖宫产分娩。

(五) 治疗及预后

肝血管内皮瘤有转移倾向,在围生期可合并致命的并发症,病变的大小、位置以及病变内动静脉分流的程度与预后有关,婴儿期前6个月生长迅速,儿童期有慢慢自发消退的倾向。胎儿期明确诊断对于评估胎儿预后非常重要。治疗方法多样,与肿瘤单发、多发及有无症状相关。药物治疗如类固醇、环磷酰胺及干扰素,其他治疗如放疗,肝动脉结扎、栓塞及部分肝切除等。有人报道肝脏两叶多发血管内皮瘤行肝动脉结扎可治疗成功，如瘤体局限且能早期切除，可很快控制症状，偶尔有婴儿型血管内皮细胞瘤转化为血管肉瘤的报道，因此需要加强对病变的监测，注意大小及回声变化；同时本病有自行缓解趋势，如单发无症状肿瘤，通常采取保守观察治疗，目前类固醇皮质激素已广泛应用于该病的治疗，通过随访可以观察激素治疗效果，治疗有效可表现为肿瘤缩小，钙化增多。因此超声对婴儿型血管内皮瘤的患儿随访亦相当重要。

二、间质错构瘤

（一）概述

肝脏错构瘤（mesenchymal hamartoma of liver，MHL）为先天性肿瘤样畸形，以肝细胞为主要成分，含胆管、血管和结缔组织等，排列混乱并有丰富的结缔组织增生。MHL 是一种极为少见的肝脏良性肿瘤，临床上多无症状，发病年龄跨度大，可从胎儿至成年人，但多见于 2 岁以内的婴幼儿，1 岁以内发病约 55%，2 岁以内发病约 85%，男性略多于女性。

（二）病理生理与病因

发病机制目前尚不明确，可能为出生前后间叶组织发育成熟过程中的先天性缺陷造成，也有研究发现该病可能与 19 号染色体异常转位有关，并与肝未分化胚胎肉瘤关系密切。依其组织成分不同，分起源于内胚层和起源于中胚层两类，前者又分以肝细胞增生为主体的实质性错构瘤和以胆管、纤维胶原基质增生为主的胆管错构瘤，后者则以间叶组织增生为主体，肿瘤内以囊肿存在为特征，囊内充满无色或黄色浆液。早期无任何症状，临床特征为无症状性迅速生长的肿块，晚期可出现压迫症状，全身表现可有贫血及消瘦等。

（三）诊断

1. 产前超声 B 超示肝内占位病变，为强回声区，内含大小不等的无回声液性暗区。

2. 生后超声 大多数呈囊性，内有分隔，部分呈实质性低回声团块，边界清晰，可见薄的包膜，部分囊壁有钙化，部分囊壁内有不规则乳头状突起；生后 CT 示肝内多房性囊泡影，壁较厚的占位病灶充满大小不等的圆形、卵圆形低密度区，边界清楚。MRI 显示病灶在 T1 低信号、T2 高信号、增强后异常强化，且强化不均匀，边界清楚。

由于本病罕见，临床上易误诊，有时要与肝母细胞瘤、肝血管瘤、囊腺瘤及胚胎性肉瘤相鉴别。

(四) 治疗

手术切除是治疗本病的最好方法,可将肿瘤和部分肝脏一并切除。如肿块位于肝脏后方,应考虑患儿年幼,尽量少切除正常肝脏以利于术后恢复。本病发展缓慢,手术完整切除者,预后良好,手术切除肿瘤后即获根治。有学者认为,该病与未分化胚胎肉瘤关系密切,有恶变的可能,术后需定期随访。偶有局部复发和围术期并发症导致死亡的病例报道,因此术中要细心操作多行钝性分离,既要彻底切除肿瘤,又要防止或积极处理大出血、感染等并发症。另外,MHL极个别情况下也可恶变为未分化型胚胎性肉瘤或血管肉瘤,故宜及早手术治疗,且术后要长期随访。有学者考虑到手术存在死亡风险且切除后仍有复发可能,而主张对无症状的患者进行肝动脉栓塞等非手术治疗。MHL存在恶变的可能,还可同时伴有其他恶性肿瘤出现,非手术治疗或肿瘤抽吸术、引流术或袋形缝合术等均应在无法进行手术切除之后再予以考虑,规则性肝切除术才是首选治疗方法。

三、肝母细胞瘤

(一) 概述

肝母细胞瘤是来源于胚胎组织的少见的肝恶性肿瘤,是由肝脏胚胎原基细胞发生的恶性肿瘤,可能是胚胎结缔组织的异常发育。在组织发生上不同于肝细胞癌,又称幼儿型肝癌,主要由胚胎性上皮组织,间或含有软骨、骨样组织或胚胎性间叶组织构成。肝母细胞瘤发病率极低,一般见于婴幼儿,男女发病率为1.5∶1,发生在胎儿期罕见,成年人发生的肝母细胞瘤可能是胚胎性肝母细胞瘤在肝内存在多年后发生恶变。肝母细胞瘤因肿瘤生长迅速,恶性程度高,预后极差。死亡率几乎100%。故产前超声检查,做出正确诊断,具有重要意义。肝母细胞瘤多发生在肝右叶,这是因为胎儿肝脏左右两叶的血液循环不同,左叶由脐静脉来源的含氧量高的血供应,右叶由门静脉来源的含氧量较低的血供应,在某些条件下含氧量低可能阻碍了胚胎肝母细胞的分化。约半数肝母细胞瘤侵犯肝脏两叶或为中心型,一般为单发圆形,界限清楚,瘤体直径约5～25cm。肿瘤大体表现与其内骨、软骨或纤维组织等间叶组织成分的多少与分布不同有关。

(二) 病理生理

分类:目前肝母细胞瘤的病理分型采用 Ishak 和 Glunz 的分类系统,将其分为上皮型(胎儿型及胚胎型)、上皮-间叶混合型和间叶型肝母细胞瘤。根据所含组织成分可分为上皮型及混合型。上皮型又可分为四个亚型:①胎儿型:肿瘤细胞分化良好,排列成束,类似于胎儿肝细胞;②胚胎型:细胞较小,排列不规则,分化较前者差,常见核分裂象;③巨小梁型:可见胎儿及胚胎细胞位于小梁结构;④小细胞未分化型:肿瘤可有胎儿和胚胎型上皮成分,还可混入间叶成分。其中最常见者为胚胎型和胎儿型。一些肝母细胞瘤也包含恶性间叶细胞组织,伴有分化不良的纤维化区域、纺锤细胞和类软骨样组织,我们把它称之为混合型肝母细胞瘤。上皮间叶混合型上皮性成分可为胎儿型或胚胎型肿瘤细胞,间叶组织有纤维组织、平滑肌组织、骨组织或软骨组织。依据肿瘤内细胞分化程度分为胎儿型肝母细胞瘤、胚胎型(低分化型)及混合型肝母细胞瘤。

危险因素:肝母细胞瘤的病因和发病机制尚不清楚,与一些基因异常、畸形综合征和家族性恶性肿瘤发生倾向等因素明显相关,如家族性腺瘤样息肉症、Beckwith Wiedemann 综合征、Li Fraumeni 综合征、18-三体综合征和胎儿酒精综合征等。有研究表明胎儿肝母细胞瘤与某些染色体异常有关,其中获得性染色体变化包括许多种,最常见的为 2、8 和 20 号染色体三体化;1 号染色体的臂间重排也是肝母细胞瘤的一种重要表现形式。DNA 甲基化方式的外部改变也是肝母细胞瘤的变化之一。母亲年龄较小(<20 岁)、用过避孕药物以及母亲怀孕时体重过高、吸烟、暴露于油漆和石油产品环境中等,均与肝母细胞瘤高发因素有关。

(三) 诊断

1. 产前超声 声像图特点:肿瘤体积大,多为单发,形态较规则,瘤体多呈圆形,多数有包膜,边缘界限清;肿块呈等回声、低回声、强回声或混合回声,如肿瘤内有细小点状强回声,应高度疑为胎儿肝母细胞瘤。

2. 出生后,超声检查是最方便的影像学检查手段,常常能得到一些肿瘤分类的信息。更精确的解剖学分类和分期,需做 CT 或 MRI 检查。CT 是肝母细胞瘤诊断与鉴别诊断的精确方法。平扫可确定肝肿瘤密度、结节性质及与周围组织的关系。胸部平扫有助于掌握肺部转移情况。增强 CT 以及 CT 血管造影、三维成像重建肝脏血管以及肿瘤组织，能够更清楚地了解肿瘤组织内部结构，明确肿瘤的分期，肿瘤与血管间的解剖结构变化和相互关系。MRI 主要优点是三维成像可以明确肿瘤血管和胆管解剖关系，肿瘤对周围组织器官的浸润，对选择手术方式，切除手术范围有指导意义。

(四) 治疗

肝母细胞瘤预后不佳。外科切除结合化疗和(或)放疗是其基本疗法，外科能否完全切除肿瘤在整个治疗中占有重要地位，不能完全切除原发肿瘤的患儿，很少能长期存活。手术完整切除肿瘤是本病最主要的治疗方法。一般认为该肿瘤多具有包膜，以单发性居多，很少伴肝硬化，加之小儿肝再生能力强，因此手术切除机会大，其预后明显优于小儿肝细胞癌。术后以 AFP、B 超及 CT 为监测手段，随访以 5 年为妥。手术治疗原则：

(1)可一期手术切除病例，切除肿瘤及术后化疗；不能一期切除的巨大肿瘤、肿瘤长在门脉区以及肿瘤累及左右肝叶等情况应术前化疗，然后手术切除和术后化疗。

(2)手术应完整切除肿瘤，小儿肝脏再生能力强，只要保留 20%以上肝脏即能维持生命，2 个月再生肝脏可恢复到正常水平。

(3)根据肝脏肿瘤大小可选择适当手术方式，根据术中发现选择肿瘤切除范围，采取肝叶切除、半肝切除以及肝脏多叶切除。术前应对肝脏血管胆道有明确影像学资料，术中精细解剖第一、第二、第三肝门，对难以完整切除的肿瘤，少量残留肿瘤组织，术后辅以积极化疗。

化疗：首选化疗方案：顺铂＋长春新碱＋5-氟尿嘧啶。备选方案 PLADO：顺铂(PLA)＋阿霉素(DO)。前者相应的副作用小。后者采用顺铂及阿霉素，且降低阿霉素的剂量后能有较好的顺应性。

新辅助化疗：用于降低疾病分期，提高肿瘤完全切除率和最终提高长期存活率。它的缺点在于：治疗不敏感时造成疾病进展，最终肿瘤分期上升或变成无法切除。因而，在应用新辅助化疗时，需要常规动态进行影像学检查和血清甲胎蛋白监测来评估肿瘤的反应性。

肝移植：采用肝脏移植治疗不能切除的肝母细胞瘤已经取得成功。其中包括Ⅳ期肝母细胞瘤患者。化疗后行肝移植手术，5 年存活率已高达 85%。肝移植的禁忌证是化疗后存在肝外病变。

其他治疗方法如放疗、肝动脉栓塞治疗、免疫治疗、自杀基因疗法及消融治疗等在新生儿肝母细胞瘤的治疗中应用较少。

(五)预后

早期诊断和治疗可改善新生儿肝母细胞瘤的疗效和预后。手术和化疗的合理结合是肝母细胞瘤的首选治疗方法。胎儿型肝母细胞瘤只要能早期诊断和完整切除,是可以完全治愈的。近年来有关肝母细胞瘤组织类型与预后的关系逐渐受到重视。不少学者认为根据组织类型可估计预后,胎儿型最好,其次为胚胎型,间变型最差,混合型则视上皮和间叶成分的分化程度而异。新生儿先天性肝母细胞瘤的预后较差,大多报道中有宫内羊水过多和非免疫性胎儿水肿发生。新生儿肝母细胞瘤是可能被治愈的,然而由于它们的生物学行为不同,手术和化疗存在较大风险,其预后依然不容乐观。

四、肝血管瘤

(一)概述

血管瘤为胚胎期的血管畸形所致,并非真性肿瘤,属肝微动脉畸形。确切发病原因尚不清楚。肝脏血管瘤常见于2岁以内的小儿,亦可发生于胎儿及新生儿,肝右叶比左叶多见。肝血管瘤胎儿期可出现,但产前超声检出较困难。

(二)分类及诊断

超声诊断肝血管瘤是根据其瘤体的组织结构变化,主要是根据病灶区纤维组织的多少,可将其分四种类型:海绵状血管瘤、硬化性血管瘤、血管内皮细胞瘤及毛细血管瘤,其中最常见为海绵状血管瘤。海绵状血管瘤是一种最常见的肝良性血管瘤,主要是在胚胎发育过程中由于血管发育异常所致,大小差异较大,以右肝多见。组织结构主要为血窦及血窦壁构成。多单发,病变范围大,形状不规则,与周围组织间界线不清晰,内部回声强弱不一,呈条状或蜂窝状,并有大小不一,形状不规则的无回声区。MRI检查对本病具有特殊的诊断意义,不会遗漏较小的病灶。血管瘤的典型表现为大多数病灶为圆形、类圆形,边缘清楚,锐利。在T1WI上病灶多呈均匀的低信号;在T2WI上一般呈均匀高信号,并随回波时间的延长病灶信号强度随之增高,表现为特征性的“灯泡征”样高信号,这是肝血管瘤特征性MRI表现。

(三)治疗及预后

胎儿期密切监测血管瘤生长速度,一般无需处理。如血管瘤较大,为预防分娩时产道挤压导致肿瘤破裂,建议选择剖宫产为宜。

肝血管瘤患儿，无症状者可以不做特别治疗，但要避免外因可能造成的瘤体破裂。如果瘤体长得过快、过大时应考虑治疗，包括手术切除，放射线、激光、微波照射及皮质激素治疗等。对瘤体直径＜4cm的无症状者可不予治疗，只需随访观察。对于肿瘤直径≥5cm，有临床症状、生长较快、压迫周围脏器和影响循环系统，特别在外伤、分娩时，易破裂或自发性破裂导致大出血，其死亡率很高。手术切除是治疗肝血管瘤的常用方法之一，彻底切除肿瘤当属最好的治疗方法，大者行广泛的或规则性肝叶切除，小的则行段或局部切除，肝血管瘤存在包膜则可行包膜外剥脱术，但术中可有瘤体破裂及术后创面出血危及生命等严重并发症，对于巨大海绵状血管瘤，常规手术风险更大。近年来腹腔镜下射频治疗直径5cm左右的血管瘤，疗效满意。随着介入放射学的发展，选择性肝动脉栓塞术逐渐成为治疗肝血管瘤的首选方法。

五、肝 囊 肿

(一) 病因

胎儿先天性肝囊肿的病因不十分清楚，一般认为由肝内胆管和淋巴管胚胎期的发育障碍所致，或囊肿起源于肝内迷走胆管。也有认为可能是胎儿期患胆管炎使肝内胆管远端管腔闭塞，近端胆管扩张引起，患者多为女性。

(二) 诊断

超声表现为肝区内见单个或多个圆形液性暗区，壁薄、边界清楚，后方回声增强。肝囊肿位于肝脏实质内，囊壁周边可见静脉血流信号。胎儿较大的肝囊肿可突向腹腔，造成肝脏外形的改变及肝脏的推压移位，在胎儿打嗝或呼吸样运动时仔细观察囊肿和肝实质之间是否呈同步运动。对于羊水过少、孕妇肠道气体过多或过于肥胖时，超声检查显示胎儿解剖结构较差，而此类胎儿用MRI检查较理想。产前超声发现异常后再行MRI检查。MRI见肝脏右叶占位，囊性病灶，壁薄光滑，T1WI低信号、T2WI高信号。产前超声诊断腹部囊肿，无回声、透声好。MRI依据囊肿部位、大小及信号特点等作出囊肿来源的初步诊断。超声和MRI两者均为无侵害性检查方法，无射线损伤，可以行多方位切面显示，超声可以实时观察胎儿的胎动情况及脐带血流情况，对于临床判断胎儿发育极为重要。MRI存在这方面不足之处，胎动伪影过多必将影响MRI诊断。超声显示病变范围比较小，视野局限，记录的图片只能显示局部病变，对周围结构显示欠清晰。MRI能够比较全面地显示胎儿全身各脏器、脊柱、四肢、胎盘及孕妇盆腔结构、子宫附件等情况。

（三）鉴别诊断

胎儿先天性肝囊肿应与腹腔其他囊性包块相鉴别，与胃十二指肠闭锁、胆管囊肿及卵巢囊肿的主要鉴别要点：胃十二指肠闭锁一般表现为左上腹部两个相通的囊性暗区，呈“双泡征”表现，而两个液区与肝脏的分界清楚；胆管囊肿虽亦表现为位于肝区的囊性暗区，但多切面扫查见囊肿与周围的肝内胆管间可相通，并可见部分肝内胆管扩张；卵巢囊肿多为位于下腹部、膀胱顶部两侧的囊性包块，囊内可有分隔，动态观察时位置可稍有改变，但其大小多无周期性变化，外生殖器表现为女性特征。

（四）孕期管理

超声检查确诊后可以继续妊娠至分娩后复查，若囊肿较大，可于出生后选择时机做超声介入囊肿穿刺抽液治疗，治疗效果好，但若合并多囊肾者，预后不良。对多数胎儿盆腹腔包块而言，产前常难以明确性质，临床处理多以超声随访为主。如果肿块增长缓慢而胎儿生长正常、羊水正常，一般产科可不作特殊处理。如果肿块增长迅速，并有胎儿水肿、羊水过多，则应考虑提前分娩。巨大盆腹腔肿块经阴道分娩时可造成产道梗阻，应考虑剖宫产。也有报道超声引导下穿刺巨大盆腹腔囊肿抽吸囊液，以缩小囊肿体积、缓解子宫张力，预防早产。

（五）肝囊肿手术方法

1. 囊肿穿刺抽液术 在B型超声引导下经皮囊肿穿刺，抽尽囊液。此法操作简单，可重复穿刺或穿刺后置管。穿刺前须排除肝包虫囊肿后方可实施。应严格无菌技术，避免囊内出血及脓肿形成。

2. 囊肿摘除术 容易剥离的单发性囊肿可采用此种手术，治疗较彻底。

3. 囊肿“开窗”术 用于囊肿位于肝的浅层且无感染或胆管与囊肿无交通的情况。切除部分囊肿顶壁（即“开窗”），吸净囊液，使囊腔向腹腔内开放。若囊肿并发感染或囊内有陈旧性出血时，开窗后清理囊腔，并将部分带蒂大网膜填塞囊腔，腹腔内置“烟卷”、血浆管引流。若囊液染有胆汁时，清理囊腔，确定无继续溢漏胆汁后，按上述方法行大网膜填塞囊腔。

4. 囊肿内引流术 用于囊腔内有溢漏胆汁又不易找出胆管开

口，或囊壁较坚厚及感染严重的囊肿。

5. 非典型肝部分切除并用囊肿“开窗”术 弥漫性肝囊肿某一叶囊肿密集、压迫致使该叶肝实质明显萎缩，可行非典型肝部分切除术，而其余肝囊肿并用“开窗”术。

6. 囊肿外引流术 囊肿感染而又不易耐受其他较复杂手术时，可行暂时性外引流术，但易形成长期不愈的外瘘，往往需二期手术。

微创手术即腹腔镜肝囊肿开窗引流术，是目前国内外治疗肝囊肿首选最佳的方法，是一种新技术，具有创伤小，痛苦轻，恢复快的特点。肝囊肿切除术、无水酒精治疗，目前很少应用。

六、肝细胞腺瘤

(一) 概述

肝细胞腺瘤(hepatocellular adenoma，HCA)，又名肝腺瘤(hepatic adenoma)，是一种少见的肝细胞来源的良性肿瘤，通常由类似正常肝细胞组成，一般多位于肝右叶。本病确切发病机制尚不清楚。有人将其分为先天性和后天性两类，先天性肝腺瘤可能与胚胎期发育异常有关，多见于婴幼儿病例。后天性肝腺瘤可能与肝硬化后肝细胞结节状增生有关，近年国外报道认为与口服避孕药有密切关系，国内也有报道与代谢性疾病相关的 HCA，多见于Ⅰ型糖原累积症患者。早期可无任何症状，多在上腹部其他手术时或检查时偶被发现。当肿瘤逐渐增大，压迫邻近器官可有明显症状，如上腹部胀满不适，恶心、食欲减退，或轻微隐痛等。

(二) 诊断

肝细胞腺瘤声像图表现无特异性，B 超检查可见肝内孤立的圆形、椭圆形、边界清楚的低回声或中等回声肿块，肿瘤较大则回声杂乱、强弱不等。肝腺瘤影像学尚缺少特异性征象，生后 CT 平扫呈等或略低密度，圆形或类圆形，边缘清楚；有时周围环绕低密度带，增强扫描部分病灶血供丰富，动脉期均匀强化呈高密度，门脉期呈等密度或低密度，延迟期呈低密度，中心若有出血则不强化，少部分病灶增强过程始终为低密度。MRI 上 T1WI 呈低信号，T2WI 呈高信号，有时呈出血的不均匀信号；动脉期强化高信号，门脉期及延迟期等信号，有的假包膜较薄，但肿瘤中心无瘢痕。

(三) 治疗及预后

HCA 虽属良性肿瘤，但可发生瘤体破裂腹腔内出血，甚至休克，还有10%左右恶变可能。因此,凡是拟诊为HCA者均应尽早手术治疗。术中根据肿瘤的位置、大小和数目,施行局部、肝段、肝叶或半肝切除、腺瘤内剜除和肝动脉结扎或栓塞术。对于巨大而且不能手术切除的肝腺瘤,为了防止发生致命性大出血和恶变,可行肝移植治疗。多数肝细胞腺瘤难与肝癌鉴别,因此原则上应行手术治疗,特别是对于直径≥3cm,有症状或影像学检查提示肿瘤包膜不完整疑有恶变可能者应尽早手术切除。肝段或肝叶切除是最好的治疗方法。位于第一、第二、第三肝门,切除困难者,可作包膜内肿瘤剔除术。不能切除的肝细胞腺瘤可行肝动脉结扎或栓塞术。

七、肝转移性肿瘤

胎儿肝内转移瘤常见来自神经母细胞瘤、肾母细胞瘤及恶性淋巴瘤。转移灶的大小、数目及形态异常,往往是在检查原发病灶时发现肝内病灶。超声提示肝内病灶回声及形态差异很大。肿瘤可呈圆形、椭圆形或不规则形,内部呈低回声或无回声边界清楚,可以是单个、多个或相互融合,肝内转移病灶无特异性声像图表现,有时不能判断是肝内原发肿瘤还是转移所致。肝内转移瘤的预后不佳,与原发肿瘤有关,可对原发肿瘤的预后、手术或化疗的疗效进行评估。

(宋薇薇)

参考文献

1. Makin E, Davenport M. Fetal and neonatal liver tumours. Early Hum Dev,2010,86:637-642
2. Isaacs Jr H. Fetal and neonatal hepatic tumours. J Pediatr Surg, 2007,42:1797-1803
3. Von Schweinitz D. Neonatal liver tumours. Semin Neonatol,2003, 8:403-410
4. Woodward PJ, Sohaey R, Kennedy A, et al. From the archives of the AFIP: acomprehensive r eview of fetal tumors with pathologic correlation. Radiographics,2005,25:215-242
5. Claudio S, James P, Patricia AM, et al. Fetal-type hepatoblasoma and del(3),(q11. 2q13. 2). Cancer Genetics and Cytogenetics, 2002,134(2):162-164
6. McLaugh lin CC, Bapt iste MS, Schymura MJ, et al. Maternal and

infant birth characteristics and hepatoblastom a. Am J Epidemiol, 2006,163: 818-828
7. Spector LG,Johnson KJ,S oler JT,et al. Perinatal risk factors for hepatoblastoma. Br J Cancer,2008,98: 1570-1573
8. Johnson KJ, Carozza SE, Chow E J, et al. Parental age and risk of childhood cancer: a pooled analysis. Epidemiology,2009,20: 475-483
9. Das CJ,Dhingra S,Gupta AK,et al. Imaging of paediatric liver tumours with pathological correlation. Clin Radiol,2009,64: 1015-1025
10. Ferguson MR,Chapman T,Dighe M. Fetal tumors: imaging features. Pediatr Radiol,2010,40: 1263-1273
11. Dong SZ,Zhu M,Zhong YM,et al. Use of foetal MRI in diagnosing hepatic hemangioendotheliomas: a report of four cases. Eur J Radiol,2010,75: 301-305
12. Avni FE,Massez A,Cassart M. Tumour s of the fetal body: a review. Pediatr Radiol,2009,39: 1147-1157
13. Duxbury MS,G ard en OJ. Giant haemangiom a of the liver: observation or resection? . Dig Surg,2010,27(1) : 7-11
14. Jain V,R amachand ranV,Garg R,et al. Spontaneous rupture of a giant hepatic hemangioma-sequential management with transcatheter arterial embolization and resection . Saudi J Gastroenterol, 2010,16(2) : 116-119

第五节 胆管囊肿

一、概　述

先天性胆总管囊肿又名先天性胆总管囊性扩张、胆管囊肿或特发性胆总管扩张，它不仅仅发生于胆总管，上至肝内胆管下至十二指肠壁段的任何胆道均可发生。胆总管囊肿发病多见于婴幼儿与儿童，10 岁以下发病者占 2/3，其余多于青年发病，多见于女性，男女发病率约 1∶4～1∶5，在西方国家发病率低，约 1/1.3 万～1/1.5 万，在东方国家发病率较高，如日本高达 1/1000。

二、病理生理与病因

1. 分型 Alonso-Lej 根据囊肿形态将本病分为3型：Ⅰ型：囊肿型，最常见，胆总管呈瘤样扩张；Ⅱ型：憩室型，较少见，胆总管侧壁呈囊状突起；Ⅲ型：脱垂型，胆总管口呈囊肿样脱垂，疝入十二指肠内，即胆总管十二指肠壁内囊肿。近年有人将合并肝内胆管扩张者列为Ⅳ型。按 Todani 分型法分为五型：Ⅰ型：肝外胆道囊性或弥漫性梭形扩张。胆总管全部囊状扩张（ⅠA），胆总管部分扩张（ⅠB），胆总管梭形扩张（ⅠC），Ⅰ型最多。Ⅱ型：肝外胆道憩室。胆总管单发憩室，胆总管正常，囊肿偏于一侧，少见。Ⅲ型：胆总管囊肿（十二指肠壁内型）。胆总管下端在十二指肠壁内扩张并突入肠腔，少见。Ⅳ型：肝内或肝外胆道多发囊肿（或肝内外均有）。肝内外多发囊肿（ⅣA）和单纯肝外多发囊肿（ⅣB）。Ⅴ型：单发或多发肝内胆管囊肿，后者称 Caroli 病，可发生在肝内胆管的任何部位，是一组没有梗阻的肝内胆管囊状扩张综合征。

2. 病因及发病机制 胆管囊肿形成的原因目前仍不清楚。一种认为胆总管本身发育不良，由于原始胆管上皮细胞增殖不平衡，实质期后再沟通紊乱，空泡化不均匀，而致部分管壁薄弱，虽在正常的胆管内压力下也可能发生扩张，即胆管壁先天薄弱，管壁的支撑组织存在先天性缺损，因此当胆管末端自主神经发育不平衡时，就会影响胆汁排出，致胆管压力增高，管壁薄弱的胆总管扩大形成囊肿。一种认为外胆道末端阻塞。阻塞的原因可能是多种多样的，如胆管进入十二指肠壁的方向异常，形成曲折，胆总管末端狭窄或闭锁，瓣膜或炎症瘢痕等。还有人提出胆总管内自律神经发育不正常，因而有慢性痉挛性梗阻，胆汁排流发生障碍致使胆总管发生扩张。1969年，Babbitt 提出的共同通道学说认为胰胆管合流处异常，形成过长的共同通道。正常时胰胆管压力3.0～5.0kPa，胆道压力2.5～3.0kPa，括约肌可防止胰液逆流入胆管。胰胆管过长的共同通道，不受括约肌控制，压力高的胰液逆流入胆管，引起复发性胆管炎，上皮剥脱，管壁渐薄向外膨出，最终胆管囊性变。多数学者认为胆总管囊肿形成的原因主要是管壁先天性薄弱加胆总管远端阻塞。由于阻塞管腔内压力增加，使薄弱的管壁逐渐扩张而发生囊肿。因存在解剖变异，囊肿远端胆管与胰管汇合异常，胆胰共同通路过长，逃避了 Oddi 括约肌的控制，导致胰液逆流入胆管，造成反复感染，上皮受侵蚀、剥脱，胆管壁逐渐变薄而最终形成囊肿。胰液返流入胆管导致胆管黏膜损伤、糜烂、溃疡、肠上皮化生以及并发胆管炎,而感染的胆汁中的胆汁酸是一种致癌物质,长期反复刺激,可致胆管癌。

三、产前诊断及鉴别诊断

超声声像图表现:与扫查角度有关,于胆总管部位可见球形、椭圆形或纺锤形囊肿;囊肿壁薄、清晰,腔内呈液性无回声;囊肿右前偏上方与胆囊相邻,后方延及第一肝门;近段肝总管与囊肿相通处在胆囊管与囊肿交通口的左后略上方;囊肿过大时难以检出胆囊管和肝管的连接关系。

超声检查则是诊断胎儿胆道畸形的首选方法。超声诊断依据:在肝水平位发现囊肿,囊肿在胆囊的左后下方与第一肝门之间;胆囊管开口于囊肿,或肝总管与囊肿有连接口显示。当然胎儿本身个体小,腹腔脏器相对较小,若腹腔囊肿较大,则要明确其解剖关系是较困难的。据报道,胎儿肝门区囊肿,最多见疾病为胆总管囊肿,其次为胆道闭锁引起的胆道扩张,两者在胎儿期超声上的细微区别在于:胆总管远端闭锁可引起胆道普遍而均匀性扩张,不仅能见到胆总管扩张,同时由于胆汁排泄不畅,有时还可见胆囊积液肿大,而先天性胆总管囊肿一般不会出现这类现象。当然更重要的还需在新生儿期结合临床进行鉴别,此患儿出生后无明显进行性梗阻性黄疸,无白陶土色粪便等症状,故基本可排除胆道闭锁。此外超声下需与胆总管囊肿鉴别的疾病还包括:囊性畸胎瘤:多位于腹膜后,囊壁连续完整,检不到连接口;肠系膜囊肿:胎儿肠系膜囊肿表现为胎儿腹腔内孤立的圆形无回声区,其大小不随肠蠕动发生变化,囊肿周围可见肠管回声,不与胆囊管相通等等。

超声是早期诊断先天性胆总管囊肿的有效检查手段。产前超声诊断胆总管囊肿已被许多研究者报道。超声一般显示胎儿肝脏下方有一囊性包块,包块与轻微扩张的肝内胆管相连。国外也有 MRI 产前诊断胆总管囊肿的报道,一般显示椭圆形均匀的囊性病变,T1 低信号,T2 高信号。在至少 20 个观察研究中发现胆总管囊肿在妊娠中期发生,这可能是由于时间的延长对于胰酶破坏胆道来说是必要的,尽管可能不是每个胎儿都对胰胆管反流敏感。当产前发现胎儿有胆总管囊肿时,关键问题是产前诊断后如何选择合适手术干预时机,但应意识到母亲的超声检查仅仅是一种筛查,无法可靠地鉴别胎儿胆总管囊肿和其他胆道畸形。当怀疑胆总管囊肿时，进行产后超声检查是必要的，一旦确诊，应当制订治疗方案。国外学者研究表明，生后 3 个月内手术是比较理想的，也有人研究表明生后 1 个月内手术比 1 个月后手术患儿肝纤维化发生率低。

四、孕期管理

如产检诊断为胎儿胆管囊肿的孕妇，即按"高危妊娠"管理，除定期监测胎儿发育及宫内安危情况外，应密切监测胆管囊肿的大小及胎儿心脏功能等。完善胎儿染色体检查，排除胎儿染色体异常。如果无产科指征建议阴式分娩。

五、生后诊断及鉴别诊断

（一）典型症状

腹痛、黄疸和腹部包块三联症，但同时出现"三主症"的病例不多，多数患者并不都具有这些特征。婴儿多因腹部包块或黄疸而就诊。腹痛多局限在上腹部、右上腹部或脐周围。腹痛的性质和程度不定；可能为假性胆绞痛或间歇性腹痛，但多数为胀痛或牵拉痛，与进食无明显关系。伴有发热的持续性剧痛，常为胆管炎的表现，并同时有恶心、呕吐及厌食等消化道症状。黄疸为间歇性是其特点，间隔期长短不一，出现率为 51%～70%。严重黄疸可伴有皮肤瘙痒，全身不适。黄疸出现和加深可说明胆总管远端狭窄，或并有胆道感染。当胆汁顺利排出时，黄疸可减轻或消退。腹部包块常为患儿就诊的第一个体征，出现率高达 90%～100%。肿块位于右上腹部，肝缘下方，上界多为肝边缘所覆盖。巨大者可超越腹中线，亦可达脐下。肿物表面平滑，呈球状囊性感，界限清楚。部分病例囊肿张力较大或可轻度移动。此外，还有发热，体温可高达 38～39℃，系细菌性囊内炎症或肝内胆管感染所致。恶心呕吐可因患儿胃肠道反应，也可为囊肿压迫肠管引起。反复的高热呕吐可导致患儿的衰竭。

（二）影像学检查

B 超检查具有无创、经济和可重复的特点，可准确显示胆管囊肿，确诊率高，并能发现囊腔内有无结石，囊壁有无肿块等，应作为首选检查方法。多数患者可显示肝门部边界清楚无回声区，边界清、壁规整光滑、扩张的胆管呈圆形或椭圆形囊状结构，其上端呈漏斗状，分别显示与胆总管、肝总管相连之胆管漏斗征；胆囊、胆管及囊肿合并结石时，出现强回声光团并伴声影。胆总管囊肿发生癌变时，可表现为自囊壁向囊腔突出的不规则形中或低回声团块，分布不均匀，后部不伴声影，亦可表现为囊壁局限性增厚。胆总管囊肿难以确定囊肿与胆总管的关系时应与肝囊肿、小网膜囊肿及胰腺假性囊肿相鉴别，胆总管囊肿的液性暗区，可追踪至胆囊颈与门静脉之间的肝总管或显示其与左右肝管相通，而其他囊性包块无此征象，且肝囊肿没有脂餐后收缩的特征，囊壁薄，囊内透声好；小网膜囊性包块形态不规则，无明显的囊壁回声；胰腺假性囊肿多有外伤史或急慢性胰腺炎病史。

先天性肝内胆管囊状扩张还应与多囊肝及胆道梗阻所致的肝内胆管扩张鉴别：

1. 超声 多囊肝囊肿之间互不相通，而先天性肝内胆管囊状扩张的无回声区相互连通并与肝内胆管走行一致。肝门部胆道梗阻所致的肝内胆管扩张，管腔平滑，多无管壁显示，可发现肝门部肿块回声而加以区别。

2. CT 检查可清晰显示肝内外胆管囊肿的横切面图像，确诊率高。肝外胆管囊肿表现为囊壁光滑的囊腔自肝门部向下延伸；肝内胆管囊肿表现为圆形、纺锤形或串珠状囊性病变，边缘可见轻度扩张的胆管与囊腔相通；巨大的肝外胆管囊肿在胰头部有逐渐变小的胆管腔，这可与巨大肝囊肿相鉴别。胆总管囊肿的典型CT表现如下：Ⅰ型CT平扫表现为肝、肾、胰头之间边缘光整的圆形囊性密度影，增强后呈薄壁环形均匀强化；Ⅱ型CT平扫表现为胆总管外侧壁囊性低密度影；Ⅲ型CT平扫表现壁内段胆总管囊状膨出；Ⅳ型CT平扫表现为肝内胆管及肝外胆管多发性低密度囊性扩张；Ⅴ型CT平扫表现为肝内胆管囊状、柱状扩张，且相互连接成串珠状、分节状，囊状与柱状影可与正常胆管相通，以此可与肝内多发囊肿鉴别，增强扫描扩张的胆管不强化，中心点征是该病的特征表现，有时胆管内伴有结石。

3. MRI 检查可发现囊肿内液体在T1加权像上表现为低信号，在T2加权像上则表现为高信号，能够清楚显示肝内外胆管，准确率高且无创，但价格昂贵。CT与MRI检查可作为术前检查手段，按病变部位分为3种类型：①肝外胆管囊状扩张型，表现为肝门至胰头间单个或多个圆形近水样低密度囊状影，增强扫描不强化，仅囊壁呈环形薄壁强化，三维成像显示扩张的胆总管下端呈鼠尾状狭窄；②肝内胆管扩张型，表现为内胆管呈囊状、柱状扩张，大小不一，囊状与柱状影相连接，呈串珠状或分节状水样密度影；③肝内外混合性胆管扩张型，具有上述两型的改变。

4. MRCP可提供完整的胆胰管图像，对明确病变类型及手术方式的选择有指导意义，如有条件，均予以检查。PTC和ERCP检查可提供清晰的胆道树图像，在诊断上有独到之处，可弥补B超和CT的不足，但PTC属创伤性检查，ERCP因多数患儿存在胆总管下端狭窄而成功率不高，且这两种检查都可诱发急性胆管炎发作的危险，对小儿患者应慎用。

5. 口服胆囊造影和静脉胆道造影因影响因素较多，确诊率不高，不宜列为患儿常规检查方法。对小儿先天性胆管囊肿的诊断在重视腹痛、黄疸、腹部包块及发热等症状基础上首选B超检查，有条件医院可采用B超+CT或B超+MRI；对确实难以显示囊肿来源的患儿，在做好术前准备的条件下，可考虑行PTC或ERCP检查，并高度重视并发症。

六、治　疗

胆管囊肿可继发胆管炎、梗阻性黄疸、胆石病、胆汁性肝硬化、肝脓肿及胰腺炎等，具有癌变的可能，并随年龄增长恶变率显著上升。因此手术治疗先天性胆管囊肿是根本有效的方法，手术方式的正确选择决定着手术治疗的疗效。

囊肿外引流术：是一种急救术式，适于病情危重，继发严重感染、囊肿破裂，伴肝功能严重损害或全身情况不良者，作为一期手术、待情况好转后再进一步处理。

内引流术：即囊肿与十二指肠或空肠吻合。由于残留的囊肿引流不畅，易发生并发症，增加了再手术率，以囊肿十二指肠吻合为重，且术后囊肿癌变率增高，癌变出现的时间也提前。正由于其近、远期并发症较多，目前这一术式已很少使用。

目前关于先天性胆总管囊肿的治疗方法，国内外公认：一经确诊，应尽早行囊肿切除，胆道重建手术。囊肿切除和肝总管空肠Roux-Y吻合术因抗反流效果好，避免了囊肿的癌变，操作相对简单，应作为首选术式。囊肿切除术消除了胰胆管合流异常这一病理因素，解决了囊肿癌变的病理基础和胆汁滞留，使反流性胆管炎得到控制；而肝管正常黏膜与空肠吻合，可以防止吻合口狭窄和胆漏的发生。但该术式仍存在改变了十二指肠酸碱度,旷置肠袢过长易发生扭曲、粘连,细菌滋生胆汁改道易诱发溃疡病等缺点。对过去曾行囊肿内引流的患者,应积极再行手术切除胆总管囊肿或残余的部分囊肿,以防其恶变。

肝叶切除:对于ⅣA型和Ⅴ型患者的治疗较复杂,其预后取决于病变范围和手术方式。若病变局限于一侧肝叶内,可行肝叶切除,完全去除病变、效果好。若病变位于肝脏中央,可切除囊肿前壁、底部及部分相应肝组织,然后将肠袢与囊间断、大口、低位端侧侧吻合。对于ⅣA型肝内外胆管囊性扩张者,切除病损严重的一侧肝叶,切除肝外囊肿,行大口肝管空肠吻合术。

肝移植术:对于全肝弥漫性囊肿扩张,引流、冲洗等治疗虽有一定疗效,但无法解决其慢性渐进性的病理过程以及囊肿的癌变等问题,肝移植术是唯一行之有效的方法。

总之,目前对Ⅰ型患者均主张施行胆管囊肿切除和肝胆管空肠Roux-Y空肠吻合术。如此将胆汁和胰液分流,也是阻断发生癌变的重要措施。对Ⅱ型患者仅作囊肿切除和T管引流术即可。Ⅲ型则有胆总管末端囊肿突向十二指肠腔内,胰胆管共同通道的ⅢA型和十二指肠腔内囊肿而胰胆管分别开口的ⅢB型以及位于十二指肠壁层间的ⅢC型,手术时均应切开十二指肠前外侧壁,在肠腔内作囊肿切除后再将胰胆管开口缝植于十二指肠后壁上;个别ⅢC型患者仅作Oddi括约肌切开成形术即可得到治疗效果。Ⅳ型病变有肝内外胆管均有囊性扩张的ⅣA型和仅有肝外多发性囊肿的ⅣB型,若肝内囊肿引流通畅者则仅作肝外囊肿切除后胆肠Roux-Y吻合,若肝内囊肿出口有狭窄时则除肝外囊肿切除后胆肠吻合术外应加作肝内胆肠内引流或部分肝叶切除术。Ⅴ型患者为肝内胆管囊状扩张症,又称Caroli病,对病变局限在半肝的作半肝切除术。若另侧亦有单个或多个囊肿时则可加作另侧肝部分切除或仅切开囊肿后作囊肿空肠吻合术。双侧肝内多发性胆管囊肿病患者的治疗比较困难,预后差。

附:

胆管空肠Roux-Y式吻合术手术步骤

1. 体位 仰卧位,胆管区对准手术台的腰部桥架。

2. 切口 右上腹经腹直肌切口,或右上腹正中旁切口。

3. 探查与显露 进入腹腔，先行探查，确认胆道病变及有行胆管空肠 Roux-Y 式吻合术的指征后，按胆总管切开探查术介绍的方法，显露肝门部胆总管区。

4. 切开胆管，处理胆管病变 切开十二指肠肝韧带，显露胆总管，在管壁缝两针牵引线，左右各一。在牵引线间先穿刺获胆汁后，纵行切开胆总管；病变主要在上段，切口应尽量向上；根据需要剖开肝总管及左、右肝管，以有利于清除肝内结石及肝门部狭窄。肝门部的狭窄应该切开整形。结石应用取石钳钳取，刮匙刮出，泥砂石用生理盐水冲洗，用胆道镜伸入查看肝内胆管病变情况。如有结石残留，可用摘石篮套取，或于结石旁置细导管备术后灌注溶石。

5. 横断胆总管 为避免胆总管盲端综合征，建立新胆肠通道前必须横断胆总管。横断前应确定胆总管远端是否通畅。横断部位以在十二指肠上缘为宜。胆总管左侧为肝固有动脉，后面为门静脉，相互为邻，其间有疏松结缔组织相连。横断胆总管需根据胆总管壁的特征及胆总管与周围粘连情况而定。

若胆总管无明显炎症水肿，周围无明显瘢痕粘连，解剖结构清楚，可从右侧缘开始分离胆总管，有时从右缘及左缘向后壁中央分离会师。应用钝头止血钳，钳尖朝上，紧贴胆总管壁逐步进行。随时注意勿损伤门静脉。胆总管横断部位不宜太高，因易损伤门静脉；但若太低，则易损伤胰腺致较多出血。胆总管的分离无需太长，0.5cm 即可，以免残端缺血。

若胆总管轻度炎症水肿，周围有粘连，可先紧贴胆总管壁注入适量生理盐水，而后以上法横断胆总管。

若胆总管壁厚，与周围致密粘连无法分离，可将胆总管内膜切开达胆总管壁外的平面，边缝、边扎、边切、边牵，横行扩大切口，逐步横断胆总管。

关闭胆总管远端，如胆总管直径小于 1.5cm，其远端用 4-0 号丝线作 8 字形贯穿缝扎关闭。如胆总管直径大，胆总管壁厚，其远端可用丝线作间断或连续缝闭。

如果胆总管远端不能通过 2 号胆道扩张器，可酌情做 Oddi 括约肌成形术，或不切断胆总管。

在横断胆总管过程中，若不慎撕裂门静脉，可先提紧肝十二指肠韧带止血带，用示指和拇指捏紧门静脉撕裂处，吸净手术野积血，捏压门静脉裂孔的近肝门端，用 5-0 无损伤血管缝线连续或间断缝补，可以止血。

胆总管近端暂用无损伤钳夹住，或用纱布将管腔暂时堵塞，以免胆汁流入腹腔。

6. 切断空肠上段 提起横结肠，顺其系膜向下，找到十二指肠空肠曲。在距十二指肠悬韧带约15cm处切断空肠，但要注意保留空肠系膜上的第一支空肠动脉，切断第二支空肠动脉，分离切断结扎空肠系膜，使空肠远段有足够的游离度，以上提行胆肠吻合后不存在张力为度。

吻合时一般不宜用空肠断端，因其不一定适合于胆管的口径，手术后容易发生吻合口狭窄。将游离的空肠远端缝合关闭，经结肠后提至肝门准备吻合。

7. 空肠近切端与远段空肠侧切口吻合 将远段空肠上提60cm处与空肠近端行侧端吻合。空肠胆管臂以45～50cm为宜，过短空肠内容有逆入胆道可能，过长则肠袢发生屈曲而增加胆道内压。吻合口内层用丝线间断全层缝合，外层用细丝线间断浆肌层缝合。缝合毕后，将空肠近端与空肠远端上段作浆肌层缝合3～4针，使之同步，肠内容物由空肠近端顺利进入空肠远段。空肠系膜孔予以缝闭，以免术后发生内疝。横结肠系膜裂孔也予缝闭。

8. 胆管与空肠行端侧吻合 将自横结肠系膜裂隙上提的远端空肠，在已缝合残端的肠系膜对侧缘的侧方切一小口，方向与肠管长轴平行，大小与整修后的胆管口相应，并与之进行吻合。胆管空肠吻合用细丝线全层黏膜对黏膜的外翻褥式吻合。视病情需要，吻合口一般以安置T形引流管为宜。T形管安置的方法是，在吻合口前壁未缝闭前，于距吻合口约12cm处的空肠壁上，行荷包缝合，暂勿扎紧，于中央切一小孔，由此置入T形管，并将两短臂通过吻合口置入左、右肝管。然后收扎荷包缝合，固定引流管。缝闭吻合口前壁。

空肠切端的系膜可与肝十二指肠韧带适当缝吊，以减少吻合口的张力。

9. 引流 在肝下间隙放置香烟引流一支，与T形管一道自右上腹壁另戳创口引出。

10. 关腹 分层缝合腹壁切口。

胆管空肠Roux-Y式吻合术注意事项：

1. 胆囊必须切除 内引流术后胆道系统已失去括约肌调节作用，胆汁由此自由流入肠道，胆囊成了胆道系统的一个憩室，若不切除，易继发炎症。

2. 吻合口上方病变要彻底清除 临床实践表明，残余结石、胆管狭窄等吻合口以上梗阻因素是各种内引流手术后胆道症状复发的主要原因。因此，手术时要彻底清除肝内外胆管结石，切除病肝，狭窄胆管要予以成形。

3. 安置T形管引流的适用范围 胆管壁一般都因反复感染而增厚，吻合口以上病变处理较彻底，胆肠吻合时不必再留置T形管暂时外引流。但是对胆管壁不增厚者，吻合口上方宜置T形管引流。若如不置引流，胆汁易从缝合针孔中渗出，如安置T形管，将胆汁外引流2周左右，可减少渗出，避免并发症。如吻合口以上结石未能彻底清除，术后准备行灌注溶石者，或有狭窄而未能成形，拟置管灌药及置气囊管扩张者，亦应安置引流管。

4. 系膜裂孔必须缝合关闭，以防发生内疝。

（宋薇薇）

参考文献

1. Todani T, Watanabe Y, Toki A, et al. Carcinoma related to choledochal cysts with internal drainage operation. Surge Gynecol Ostet, 1987, 164(1): 61-64
2. Todani T, Watanabe Y, Narusue M, et al. Congenital bile duct cyst: Classification, operative procedures, and review of 37cases including cancer arising from choledochal cyst. Am J Surg, 1977, 134(1): 263-269
3. Backer A, Ab ele K, Schepper A, et al. Choledochocele: diagnosis by magnetic resonance imaging. Abdom Imaging, 2000; 25(5): 508-510
4. Okada A, Nakamuta J, Hiyaka J. Congenital dilatation of the bile duct in 100 instances and its relationship with anomalous junction. Surg Gynecol Obstet, 1990, 171: 291-298
5. Ramos A, Castillo J, Pinto I. Intestinal intussusception as a presenting feature of choledochocele. Gastrointes Radiol, 1990, 15: 211-214
6. Howell CG, Templeton JM, Weiner S, et al. Antenatal diagnosis and early surgery for choledochal cyst, J Pediarr Surg, 1983, 18: 387-393

7. Mackenzie TC, Howell LJ, Flake AW, et al. The management of prenatally diagnosed choledochal cysts. J Pediatr Surg, 2001, 36: 1241-1243
8. Marchildon MB. Antenatal diagnosis of choledochal cysts: The first four cases. Pediatr Surg Int, 1988, 3: 431-436
9. Redkar R, Davenport M, Howard ER. Antenatal diagnosis of congenital anomalies of the biliary tract. J Pediatr Surg, 1998, 33: 700-704
10. Suita S, Shono K, Kinugasa Y, et al. Influence of age in the presentation and outcome of choledochal cyst. J Pediatr Surg, 1999, 34: 1765-1768
11. Brunero M, DeDreuzy O, Herrera JM, et al. Prenatal detection of a cyst in the liver hilum. Imerpretation for an adequate treatment. Minerva Pediatrica, 1996, 48(11): 485-494

第七章

泌尿系统疾病

第一节 重 复 肾

一、概 述

重复肾(duplex kidney)是一种先天性泌尿系统畸形。重复肾是指肾脏、输尿管的重复畸形，即肾被膜内有两个肾段，两套集合系统，特指多发育的那个肾脏(上段肾)及输尿管。它通常是一侧或双侧肾脏由上、下两部分组成，并且有各自的肾盂及输尿管系统。重复肾是较常见的泌尿系统先天性畸形之一，其发生率在0.4%～4%之间，平均发病率占总人口数的0.8%，并且常有家族史。重复肾有一定的遗传性，可发生显性遗传及隐性遗传。但到目前为止，尚未找到明确的特定基因位点的异常。随着产前诊断技术的发展及普及，越来越多的患有重复肾的胎儿在出生前即可得到诊断。重复肾可以为单侧，亦可以为双侧，单侧重复肾的发病率是双侧的6倍。60%为部分输尿管重复，40%为完整的输尿管重复。部分输尿管重复的输尿管汇合部多数在输尿管上段(80%)，多数是输尿管异位，女性多于男性，女性发生率在65%。大多数的重复肾融合为一体、不能分开。这种肾脏的表面可以见到一条浅沟，但是他们的肾盂和输尿管的上端及其相应的血管是分开的，同时也会有各自的肾盂、输尿管和血管。重复肾和重复输尿管多数是同时存在的。重复的输尿管开口可以位于膀胱内，也可以异位开口于尿道、前庭或阴道等其他部位。有3.3%重复肾患者同时合并肾盂输尿管交界处梗阻。重复肾重复输尿管畸形可为完全型和不完全型两种。根据其单双侧的发生情况可以分为双侧完全型重复肾重复输尿管畸形，双侧不完全型重复肾重复输尿管畸形以及一侧完全型、另一侧不完全型重复肾重复输尿管畸形。已有研究报道产前诊断的重复肾脏的发病率在1/500和1/70之间。

多数重复肾胎儿在妊娠期间是没有症状的,大多此类患者是通过妊娠期间超声检查发现。通过阴式超声检查,正常胎儿在9周时超声即有显示,12周可以观察到部分肾内结构。经腹式超声14周超声即有显示,18周基本可以恒定的观察到胎儿肾脏。因此一般建议在母体妊娠16周后进行检查,可清楚看到胎儿肾脏和大血管的结构。此病在妊娠期间无明显临床症状,大多数重复肾胎儿在产后也是没有症状。但是如果重复肾同时合并膀胱输尿管反流或梗阻,这样的胎儿出生后更容易发生尿路感染,临床常见有慢性发热、尿痛等尿路感染症状。如有输尿管开口异位的胎儿出生后还大多会有漏尿现象。一旦出现症状,通常则需要手术治疗。因此产前诊断为产后疾病的观察及治疗策略的制定起到了关键作用。

二、病理生理与病因

在胚胎形成肾原基、输尿管芽基以后,若是受某些因素影响,例如有毒物质或物理损伤、遗传因素等,这些发育停止或不按正常发展,而形成了发育异常。这种畸形通常是在人胚胎第6周时,中肾管末端通入泄殖腔处,向背侧突出一个小的盲管,称为输尿管芽。输尿管芽迅速成长,其顶端为原始的生肾组织所包围,状如蚕豆。输尿管芽发育成肾盂,分支形成肾盏,再分支形成小盏、集合管。重复肾盂、重复输尿管常同时存在,是因胚胎时期中肾管出现双输尿管芽或输尿管芽在发育中分为2支进入生肾组织而成为双肾盂,根据分叉点的高低不同可有部分重复和全部重复。如分支过早,则形成重复的输尿管畸形。分支的高低及多少,可决定形成完全或不完全,双重或多支输尿管畸形。重复输尿管常伴发重复肾脏。重复肾多数结合成为一体,有一共同被膜,表面有一浅沟,但肾盂输尿管及血管都各自分开。重复肾脏完全分开者,甚为少见。

重复肾外观为一体,总体积一般大于正常肾脏,但单个肾体积都小于正常肾脏,上部的重肾(又称上段肾),发育近似正常的下肾(称下段肾),两肾实质相连,各自有肾盂、肾盏及输尿管。重复肾较正常肾脏为大,两肾脏常常上下排列,少有左右或前后排列者,亦少有完全分开者。95%上段肾小于下段肾,上段肾只有一个肾大盏,多伴有肾发育不良或肾积水。重复肾血供来源于一个肾蒂,主干进入下肾段,上肾段血管极少。上下两肾,通常上肾段较小,仅有一个肾盏,而下肾较大,常具有2～3个肾盏。如与这相接连之输尿管为完全型的双重输尿管,则与下段肾相连的输尿管通常在输尿管口的正常位置汇入膀胱;而上段肾则在较正常输尿管入膀胱位置的下方膀胱三角区内汇入膀胱,或是在男性于后尿道、精阜或精囊处开口;在女性则可于尿道、前庭或阴道等处开口。说明与上段肾相连之输尿管要走行更长的距离。Weigert-Meyor 定律就是说明这种关系。看来似乎是下段的肾脏是属于正常的肾脏,而上段的肾脏是属于异常或多余的肾脏。似乎尚有更多的理由说明这一情况,如上段的肾脏形态常不正常,且常有积水、结石及结核等并发症。据统计约有 50%有并发症,且功能亦常不正常;而下段的肾脏不论在形态及功能方面,都符合一只正常肾脏的条件。上肾段输尿管往往粗大和肥厚,且与膀胱连接部位很低,位于膀胱后方,有些甚至与尿道相连,下肾段至少有 2 个肾盏,下肾输尿管与膀胱连接正常。重复肾的两条输尿管同在一个鞘膜内,支配血管一条,血运共享。当其中一条输尿管为盲端、狭窄或存在括约肌功能障碍时,造成该条输尿管扩展,并继发肾盂扩展。病变的输尿管因局部薄弱出现疝样膨出,形成输尿管囊肿,也称输尿管疝。这输尿管容易发生膀胱输尿管反流。解剖学会出现如下类型(图 7-1):(A)不完整或部分复制,(B)完整的复制,(C)异位尿道憩室,(D)输尿管异位开口。

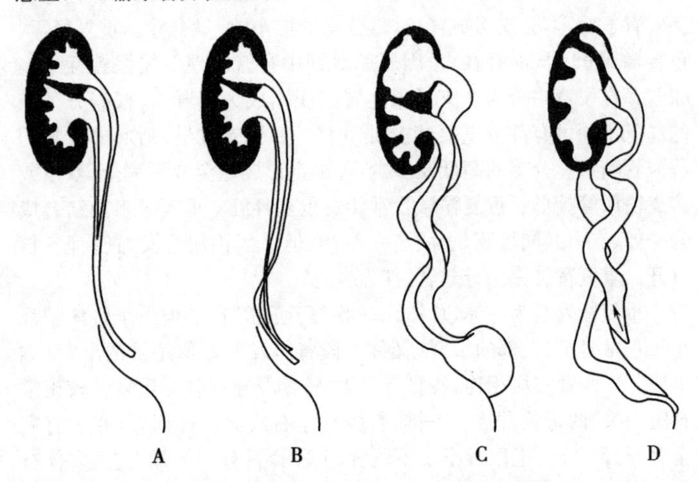

图 7-1 病变输尿管常见的解剖学类型

三、诊断与鉴别诊断

(一) 临床表现

重复肾的发现可能是在产前,也可能在产后。产前一般无明显症状,大多数通过孕期超声检查发现异常。少数患者产后可能会因为尿路感染而被发现重复肾。临床常见有慢性发热、尿痛等尿路感染症状。在某些情况下会并发慢性肾盂肾炎。在重复肾中,异位输尿管是易引起感染最常见的原因。部分患者可以因为尿潴留导致腹部肿块发现重复肾。但在女性患者中,如果上极输尿管进入阴道,虽排尿正常,但可出现复杂连续尿失禁,这样的患者诊断起来比较困难。并非所有的重复肾都需要治疗,重复肾的诊断及治疗主要是根据其引发的症状。但是在产前,通过各种产前诊断检查很难预测哪种重复肾可能会发展出现临床症状并且需要治疗。

(二) 产前诊断

1. 超声诊断 多数重复肾胎儿在妊娠期间是没有症状的,大多此类患者是通过妊娠期间超声检查发现。经阴式超声检查,正常胎儿在 9 周时超声即有显示,12 周可以观察到部分肾内结构。经腹式超声 14 周超声即有显示,18 周基本可以恒定地观察到胎儿肾脏。因此一般建议在母体妊娠 16 周后进行检查,可清楚看到胎儿肾脏和大血管的结构。

在声像图上,典型的重复肾有 3 大特点:

(1)肾盂扩张:多数是上肾盂扩张,下肾盂大小正常,上下两个肾盂互不相通。

(2)输尿管扩张:下腹部输尿管呈蛇形弯曲状扩张。

(3)输尿管囊肿:位于膀胱后方(输尿管开口异常)突向膀胱的囊性结构,排尿时可见尿液排出的现象,并伴随排尿的节律变化而表现出大小的不同。

超声为本病的首选检查方法,在肾区可见两个肾盂,但两肾盂不在同一切面上,必须转动探头才能显示清晰,当重复输尿管扩张达到 1.5cm 时,可显示其走行,输尿管在膀胱后方下行,如未进入膀胱,应想到输尿管开口异位,但远端开口部位超声较难显示。重复肾很少在宫内做出诊断(图 7-2,见文末彩插)。

2. 磁共振诊断 磁共振对于此疾病可以诊断,但由于费用相对较高,宫内胎儿无法应用造影剂等原因,在胎儿期很少应用。目前近期有报道提出，由于磁共振无创、无辐射等特点，对于产后的新生儿或是儿童期的患者行泌尿系的MR常规检查更直观、更全面，并且结合MRU对积水型重复肾输尿管的显示对重复输尿管异位开口判断更准确。

3. 遗传诊断 重复肾通常有家族史，有一定的遗传性，可发生显性遗传及隐性遗传。但到目前为止，尚未找到明确的特定基因位点的异常。因本病有家族史，应对家庭成员进行检查，尽早诊断，以便在症状出现前治疗。

4. 鉴别诊断

（1）肾盂及输尿管扩张：明确肾内肾盂及输尿管的数目，扩张的肾盂位于肾脏上方还是肾脏中央，扩张输尿管的走行。

（2）输尿管原位囊肿：发育不良肾也可以出现输尿管原位囊肿，但仅一个肾脏，一套肾盂及输尿管，也可出现输尿管开口异常，应加以鉴别。

四、孕期管理

多数重复肾胎儿在妊娠期间是没有症状的，大多此类患者是通过妊娠期间超声检查发现。一般建议在母体妊娠16周后进行检查，这样可清楚看到胎儿肾脏和大血管的结构。

如果发现重复肾，在关注重复肾的同时，建议同时注意其他部位有无发育异常及畸形情况，特别是羊水量及胎儿头部发育等。如果只单纯发现重复肾畸形未合并其他畸形，尤其是在胎儿头部以及羊水量正常的情况下，可以考虑继续妊娠，并建议1～2周行超声检查注意有无肾积水或羊水量的变化。若出现肾积水情况，孕期管理情况同肾积水疾病的管理。若发生羊水量变化按产科原则处理。因为此疾病出生后多数无症状，不会影响生活质量及生存时间，若是病情复杂者多数可在生后通过手术治疗治愈，因此此类患者可以考虑继续妊娠。但在妊娠期间需加强产检和超声复查。于门诊产检复查过程中应动态行超声检查，重点注意胎儿有无肾脏大小的改变、有无羊水量明显的改变或是并发肾脏积水等情况。

如果同时伴有其他部位畸形异常或是羊水量持续继续增加则提示有胎儿染色体异常的可能。这种情况需要行胎儿染色体检查，进一步除外染色体原因所引起的异常。

五、处 理

对于重复肾胎儿孕期无特殊处理，通常于生后治疗。如产后检查输尿管末端有无输尿管囊肿、输尿管开口异位或输尿管反流等异常，通常生后不必手术治疗。

生后治疗的选择主要依据重复肾、输尿管病变情况及并发症而采取不同的方法：

1. 对于无症状患者，终身可以不被发现患有重复肾。

2. 对于仅有尿路感染，而经影像学检查后无合并解剖上肾积水、输尿管口异位及输尿管囊肿等异常时，宜采用药物控制感染，无需手术治疗。

3. 对于血尿、腰痛、尿路感染反复发作且重肾重度积水，肾皮质很薄者可行重肾及输尿管切除术。

4. 对于有输尿管异位开口者，一般采取输尿管膀胱再植术；当伴重度肾积水和反复发作的泌尿系感染等症状时，可行重复肾及输尿管切除术；若双侧均异位开口可分期行手术治疗。

输尿管异位开口手术指征：

(1)不完全性重复输尿管，上段肾功能存在而伴有输尿管-输尿管反流的；

(2)完全重复性输尿管，上段肾功能存在而伴膀胱输尿管反流的；

(3)合并尿路感染无法控制，或有点滴性尿失禁；

(4)合并较大结石、严重积水的。

5. 对于有输尿管囊肿者，手术治疗包括部分肾、输尿管切除，囊肿切除和膀胱颈重建，根据具体情况单独采用或联合采用，一期完成或分期完成。

输尿管囊肿手术指征：

(1)输尿管囊肿伴有尿路感染，无论囊肿大小，都应手术治疗。

(2)输尿管囊肿本身有输尿管反流，或是其他肾段所属的输尿管有反流者。

(3)输尿管囊肿伴有尿失禁者。

6. 对于有输尿管反流者，现已有20余种手术治疗方式。

输尿管反流口手术指征：

(1)反流程度达Ⅳ度以上者；

(2)有肾内反流;

(3)长期经药物治疗感染不能控制者;

(4)Ⅲ度反流经一段时间非手术治疗无效,程度加重者;

(5)输尿管口呈洞穴状,或输尿管旁良性病变。

产后治疗方式可选择为开放手术及腹腔镜治疗。对于一些病情相对复杂的病例,因其表现形式多样,复杂,经腹腔镜手术时仍有一定困难,因此选择开放性手术。腹腔镜手术具有创伤小、术后恢复快等优点。对儿童患者它的手术时间与开放手术几乎相等,腹腔镜途径的手术可以显著的减少住院天数。

六、预　　后

本病预后较好,多数无症状。重复肾胎儿在出生后泌尿系统感染发生的概率明显增高,对此疾病的手术治疗目前已经很成熟,经治疗后多数预后良好。

(刘婧一)

参考文献

1. Castagnetti M, Canali R, Mastrocinque G, et al. Dismembered extravesical reimplantation of dilated upper pole ectopic ureters in duplex systems. J Pediatr Surg, 2013, 48: 459-463
2. Hunziker M, Mohanan N, Puri P. Dextranomer/hyaluronic acid endoscopic injection is effective in the treatment of intermediate and high grade vesicoureteral reflux in patients with complete duplex systems. The Journal of urology, 2013, 189: 1876-1881
3. Su HS, Li CY, Lin WY, et al. Fiber optical CATV transport systems based on PM and light injection-locked DFB LD as a duplex transceiver. Optics express, 2011, 19: 26928-26935
4. Wang K, Nirmalathas A, Lim C, et al. Impact of background light induced shot noise in high-speed full-duplex indoor optical wireless communication systems. Optics express, 2011, 19: 21321-21332
5. Li CY, Su HS, Chen CY, et al. Full-duplex lightwave transport systems employing phase-modulated RoF and intensity-remodulated CATV signals. Optics express, 2011, 19: 14000-14007
6. Fazio D, Trindler C, Heil K, et al. Investigation of excess-electron

transfer in DNA double-duplex systems allows estimation of absolute excess-electron transfer and CPD cleavage rates. Chemistry, 2011,17:206-212

7. Bartoli F, Niglio F, Pastore V, et al. Polydimethylsiloxane [macroplastique(R)] injection for vesicoureteral reflux in duplex ureters: a comparison with single renal systems. Journal of pediatric urology, 2011, 7:516-519
8. Vlaar A, Tromp SC, Weber WE, et al. The reliability of transcranial duplex scanning in parkinsonian patients: comparison of different observers and ultrasound systems. Ultraschall in der Medizin, 2011, 32 Suppl 1:S83-S88
9. Hunziker M, Mohanan N, Menezes M, et al. Prevalence of duplex collecting systems in familial vesicoureteral reflux. Pediatric surgery international, 2010, 26:115-117
10. Rossini CJ, Moriarty KP, Courtney RA, et al. Endoscopic treatment with Deflux for refluxing duplex systems. Journal of laparoendoscopic & advanced surgical techniques, Part A, 2009, 19: 679-682

第二节 肾积水

一、概述

肾积水(hydronephrosis)是由泌尿系统梗阻性病变和非梗阻性病变引起的肾盂积水,更确切地说应是肾盂扩张。一些临床研究统计胎儿尿路扩张的发病率接近1%。在临床工作中,最重要的是区分生理性积水还是病理性积水。所谓的生理性肾积水,在绝大多数情况下是温和的,无临床意义。病理性积水通常由于输尿管连接部梗阻或输尿管和膀胱之间发生梗阻。其多数是由于尿路阻塞而引起的肾盂肾盏扩大,通常伴有肾组织萎缩。对于生理性积水,随着胎儿出生后环境变化,肾积水会自行消失。若积水区域较大,肾皮质较薄,影响了肾脏发育,并同时合并其他部位的畸形需要行染色体检查及产前诊断。若无染色体异常,此类患者出生后及时治疗,大部分能恢复得很好。对于胎儿肾积水患者的管理需要准确的产前超声检查和密切的随访评估，因此我们要强调产前检查的重要性。严密、规律的孕期检查能够及早发现和掌握胎儿不同程度肾积水与预后的关系，可以进一步了解胎儿的预后，避免不必要的终止妊娠，对疾病的观察及治疗策略的制定起到了关键作用。

二、病理生理与病因

肾积水发生的胚胎学基础：人胚肾的发生可分为三个阶段，即前肾、中肾及后肾，前肾和中肾是生物进化过程中的重演，后肾是人的功能肾，终生存留。后肾又称永久肾，发生于妊娠第5周初，起源于输尿管芽及生后肾原基，前者主要分化为输尿管、肾盂、肾盏、乳头管和集合小管，后者分化为肾单位。人的胚胎在3个月时，后肾已具有微弱的泌尿功能，生成的尿液排入羊膜腔，构成羊水的主要成分，但此时肾脏的排泄功能极微弱。因此此病多发现于妊娠中晚期。

胎儿肾积水是胎儿出现了逆行回流到肾脏的一种不正常现象。此时，肾脏同时会有准备流到膀胱的尿液，以及从膀胱倒流回来的尿液，这个时候肾脏的水分就会聚集，造成肾积水。胎儿肾盂正常容量为1ml以内，肾积水一旦发生，则尿液排出受阻，为了克服梗阻，肾盂蠕动加强，肾盂肌肉发生代偿性肥厚，如梗阻继续加重，则出现失代偿现象，肾盂肾盏积水明显，肾实质受压变薄，肾实质厚度在4mm以下者，肾小球、肾小管和细胞结构的病理改变明显，肾脏破坏严重，肾功能受损。胎儿肾积水原因可分为生理性原因和病理性原因。

(一) 生理性积水的原因

1. 由于胎儿肾血流的阻力、肾小球滤过率及浓缩能力的不同，使得胎儿尿量比新生儿大4～6倍，这种高流量可在无显著梗阻情况下造成输尿管、肾盂扩张。

2. 胎儿泌尿道对孕激素的反应而导致扩张。

3. 孕妇在超声检查前大量饮水，母体水合作用影响羊水体积，从而间接影响胎尿生成量。

4. 功能性梗阻导致。

(二) 病理性肾积水的原因

1. 肾盂输尿管连接部梗阻 最多见，超声表现为肾盂扩张而输尿管不扩张。大多发生在肾盂输尿管交界处，产生不完全的梗阻和继发的扭曲，久之肌肉细胞被损害，形成以胶原纤维为主的无弹性的狭窄段，阻碍了尿液的传送而形成肾积水。电镜下观察发现该段平滑肌细胞明显变短，属非收缩型平滑肌细胞，不具备蠕动功能。但也有人认为输尿管狭窄段因为失去蠕动功能导致功能性狭窄。

2. 肾盂输尿管连接处瓣膜引起的梗阻 因为当尿液下流时，瓣膜转折向下关闭了输尿管，尿液无法排出，聚集在肾盂肾盏处，出现肾积水的超声表现。

3. 膀胱输尿管反流 大多是由于膀胱输尿管连接部瓣膜功能不全，导致尿液至膀胱反流至输尿管、肾盂，表现为肾盂积水。生后常引起小儿的泌尿系感染，感染的尿液反流至肾组织，导致肾实质的损害，引起反流性肾病。

4. 巨输尿管 巨输尿管是由于输尿管末端肌肉发育异常所致。其病理学异常有：

(1)末端输尿管内壁纵行肌缺乏；

(2)末端输尿管肌层内胶原缺乏；

(3)输尿管末端肌层肥厚，黏膜或黏膜下炎症。由于以上一种或几种因素的共同作用，该段输尿管的蠕动功能减弱或消失，尿液无法排泄，导致近端输尿管内压增加，导致输尿管扩张及肾积水。

5. 后尿道瓣膜 后尿道瓣膜约占泌尿系畸形的10%，多见于男性。由于胚胎时期中肾管尾侧扩展。在被吸收入尿生殖窦时出现异常所致。该瓣膜位于尿道前列腺后壁，精阜下方，由黏膜皱襞构成一对瓣膜。瓣膜缘斜向上方，当尿液下流时，斜向上方的瓣膜折转向下，关闭尿道。因此尿液无法排出，造成膀胱积尿，继而输尿管、肾盂及肾盏均出现扩张，形成巨输尿管和严重肾积水。因肾实质长期受压，皮质变薄导致肾功能不全。同时大约有一半左右的患者同时合并膀胱输尿管反流，从而加重了肾积水的程度。

6. 节段性的无功能 由于肾盂输尿管交界处或上段输尿管有节段性的肌肉缺如、发育不全或解剖结构紊乱，影响了此段输尿管的正常蠕动，造成动力性的梗阻。

7. 输尿管扭曲、粘连、束带或瓣膜样结构。

8. 异位血管压迫约占1/3，为异位的肾门血管，位于肾盂输尿管交界处的前方。如果肾动脉过早从腹主动脉分支，压迫肾盂输尿管也会引起梗阻。

9. 输尿管高位开口 可以是先天性的，也可因肾盂周围纤维化或膀胱输尿管回流等引起无症状肾盂扩张，导致肾盂输尿管交界部位相对向上迁移，在术中不能发现狭窄。

10. 先天性输尿管异位、囊肿及双输尿管等。

11. 染色体异常导致肾积水。当胎儿合并多系统异常，例如巨结肠综合征、心血管畸形及中枢神经系统缺陷等，往往有肾盂积水的表现。这些病例通常有染色体异常可能。有研究指出轻度肾盂扩张与21-三体综合征有关，并且有一部分病例还合并其他部位的畸形。胎儿肾积水有关的染色体异常还包括18-三体综合征、13-三体综合征及三倍体等。

三、诊　　断

(一) 病史

本疾病通常于妊娠中晚期发现。

(二) 影像学检查

1. 超声检查　超声检测胎儿肾积水既方便又无损伤，可多次反复检查，它不仅可观察肾盂、肾盏积水，还可以测量肾实质的厚度，间接提示肾功能的情况。早在12～14孕周产前超声检查可以检测到泌尿系统的异常。胎儿肾积水的评价要考虑的妊娠诊断时的年龄、肾皮质面积、扩张程度以及阻塞的情况。产前超声检查有相当高的假阳性结果，在9%～22%之间不等。目前，我们希望能够区分生理病理积水，将这种假阳性结果降低。

沿胎儿脊柱两侧对双肾进行扫查，多切面多角度地观察双肾的形态、大小与内部结构，需要注意的是肾盂肾盏有无扩张、肾皮质的厚度、输尿管有无扩张和膀胱及其周围有无异常，然后取胎儿腹部横切面，以脊柱为中心，能够同时显示胎儿双肾的横切面为标准切面，测量肾盂的前后径(antero-posterior diamete，APD)及肾脏前后径，同时测量羊水指数。在超声检查泌尿系统同时还要注意其他器官有无畸形。

(1)胎儿肾积水超声诊断标准：

1)取胎儿横切面，集合系统分离(扩张肾盂前后径，APD)，小于20孕周时APD>6mm，20～30周时APD>8mm，大于30孕周时APD>10mm。

2)集合系统分离前后径与肾前后径的比值>0.35。

3)肾盂扩张(图7-3，见文末彩插)。

上述标准符合一条即可诊断为肾积水。

(2)根据 Grignon 分级法将胎儿上尿路扩张分为 5 级：

1)Ⅰ级肾盂扩张＜10mm；

2)Ⅱ级肾盂扩张 10～15mm；

3)Ⅲ肾盂扩张＞15mm，肾盏轻度扩张；

4)Ⅳ肾盂扩张＞15mm，肾盏中度扩张；

5)Ⅴ肾盂、肾盏均扩张，皮质变薄。

Ⅲ级为中度；Ⅳ级为重度，多为病理性积水。

肾积水在超声图像上主要表现为肾集合系统分离，如是肾盂输尿管连接处狭窄，仅表现为集合系统分离，而无输尿管扩张；如是输尿管下段狭窄者表现为上段输尿管扩张及集合系统分离；如是后尿道瓣者，同时可见双侧集合系统分离、双侧输尿管扩张及膀胱扩张，并可见膀胱呈 V 字形扩张。

肾盂及肾盏同时扩张高度怀疑单侧输尿管连接部梗阻。在输尿管连接部梗阻严重的情况下可以看出只有一个单一的充满液体的结构，只有它周围的薄边缘皮质扩张。在更严重的情况下，肾盂囊肿可扩张到腹部，甚至可以看到肾实质边缘。

膀胱出口水平尿路梗阻通常是由于男性胎儿和女性尿道闭锁尿道瓣膜后路。后尿道扩张由于后尿道瓣膜，尿道梗阻。近端尿道扩张，从胎儿会阴部至膀胱延伸，扩张的膀胱会变得相当大。正常膀胱的壁厚度相当薄，病理性膀胱壁的厚度超过 2mm。在严重的膀胱出口梗阻的情况下，膀胱壁厚度可能高达 10～15mm 厚。

2. 磁共振检查 磁共振对于此疾病同样可以诊断，与超声相比，磁共振更加客观，结果可靠性更大。但是由于费用相对较高，并且宫内胎儿无法应用造影剂等原因，在胎儿期应用较少。

(三) 鉴别诊断

1. 肾盂肾静脉交叉 单侧肾盂积水时，若膀胱充盈正常，羊水量也正常，可能由左肾静脉回流受肠系膜上动脉和腹腔动脉之间形成的夹角大小影响。通常左肾更易形成肾积水，通过彩色多普勒血流的检查应该能够区分真正的肾盂肾静脉交叉。

2. 后尿道瓣膜及尿道闭锁的鉴别 胎儿的性别，将有助于缩小鉴别诊断。男性在膀胱出口梗阻易诊断后尿道瓣膜。在女性胎儿，应考虑尿道闭锁的诊断，持续泄殖腔等疾病。

四、围产管理

1. 孕期

(1)母体的检查:产前检查的项目重点注意母体是否有高龄等易引起染色体异常的高风险疾病,若存在建议行胎儿染色体检查。

(2)胎儿的检查:在妊娠16周后超声检查应常规进行胎儿泌尿系检查。正常胎儿肾脏的集合系统可有轻度分离,分离范围可达6mm。若是妊娠30周以上肾盂扩张≥10mm或存在小肾盏扩张则为肾积水。

肾积水分为两种。一种为生理性:积水宽度1.01～1.63cm之间,肾实质较厚,在1.02～0.58cm之间,待胎儿出生后环境变化,积水随之消失。常见于胎儿的膀胱内大量尿液充盈或某种原因引起的输尿管收缩节律失调。另外部分病例的输尿管可能存在某些解剖结构的异常。另一种为病理性:积水宽度2.15～2.56cm,肾实质厚0.3～0.2cm,常见于先天性输尿管狭窄,多有分泌功能的变化,出生后应及时治疗。若妊娠期间发现肾积水,不要急于下定论,应一周后复查超声,若积水范围仍在宽度1.01～1.63cm之间,肾实质较厚在1.02～0.58cm之间,可继续观察1～2周复查超声。若反复观察积水加重,积水宽度大于2.56cm,肾实质厚小于0.2cm,若继续妊娠可能发生肾脏功能继续恶化,如胎儿大于28周,考虑出生后能够存活,可适时终止妊娠,出生后积极治疗。若孕周不足28周,考虑胎儿出生后无法存活,此类胎儿在宫内肾积水严重,预后不佳。肾盂扩张5～10mm,胎儿如果无其他异常发现,产后出现临床相关疾病的可能性较低,90%可自行消失,10%将恶化。如果肾盂扩张>10mm出现肾脏病理情况可能性明显增加,应在妊娠过程中密切随访。

2. 产时

(1)母体处理:如无特殊情况,同产科处理原则。

(2)胎儿处理:孕期未行染色体检查的胎儿,娩出后可给予脐血染色体检查,以排除胎儿染色体疾病。胎儿娩出后保留脐带血可以便于日后胎儿需要手术术中输血等情况使用。

3. 产后

(1)母体的监测:如无特殊情况,同产科处理原则。

(2)新生儿检查:产后处理:对于肾积水胎儿在产后5～7天应该进行随访,因此时新生儿不受母体的激素影响。对于肾积水还在不断扩大者，应做静脉肾盂造影检查，根据具体情况采取手术治疗。

4. 临床遗传咨询 有研究指出胎儿肾积水与21-三体综合征、18-三体综合征、13-三体综合征及三倍体等有相关性，特别是同时合并其他部位畸形时，染色体异常的发病率极高。有尿路梗阻的情况下染色体异常的发病率增加是一个整体，并应考虑到羊膜穿刺染色体核型分析。目前建议扩张直径＞10mm，或与肾皮质的比值＞0.5时，需行产前诊断。因此在关注肾积水进展情况的同时，建议同时注意其他部位有无发育异常及畸形情况，如果同时伴有其他部位畸形异常影响了肾脏发育，则高度提示有胎儿染色体异常的可能。这种情况需要行胎儿染色体检查，进一步除外染色体原因所引起的异常。

五、胎儿治疗

对于尿道瓣膜梗阻胎儿，若发生于妊娠20周之前，通常肾积水比较严重，若不及时进行处理可能会影响胎儿肾脏发育及肺发育等其他严重情况时，则需要及时宫内手术治疗。

1. 胎儿镜下膀胱羊膜腔分流术或胸腔羊膜腔分流术 胎儿镜可以有诊断及治疗双重作用。国外有一些宫内手术的报道，在妊娠14～28周应用胎儿镜对后尿道瓣膜梗阻伴有肾积水的男性胎儿进行膀胱-羊膜腔分流术，术后平均孕周34.6周，平均体重2574g。身后1年的存活率91%。

2. 超声引导下行膀胱羊膜腔分流术或胸腔羊膜腔分流术 手术相对胎儿镜简单，但是其治愈能力有限，并且并发症多。但对于没有胎儿镜条件的医院可以暂时缓解胎儿宫内情况。

3. 其他 还有研究报道了在孕期发现输尿管囊肿导致尿路梗阻肾积水，在超声引导下成功刺破囊肿缓解梗阻症状，出生后随访无复发迹象，预后良好。

虽然宫内治疗能够及时缓解症状，保护肾功能，但也存在一定的风险，有报道提出在治疗过程中胎儿的伤亡率是5%，置管引流的风险高达30%～50%。

六、预　　后

本病预后与梗阻部位、梗阻程度及是否合并其他畸形有关，梗阻不严重，且羊水量正常，有无其他器官畸形，预后一般良好。单侧肾盂积水大多数见于先天性肾盂输尿管连接处狭窄，如无合并其他畸形，羊水量正常，预后也良好。严重的膀胱出口梗阻的膀胱可能会自发地破裂，导致胎儿尿性腹水或肾周尿囊肿，早期妊娠的膀胱出口梗阻的后果往往是双侧肾发育不良。羊水过少是梗阻的指标，如果长期存在，可能导致胎儿肢体发育畸形及肺发育不良等情况。严重的后尿道瓣膜可以导致膀胱和肾盂严重扩张，可引起肺发育不良，预后差。

（刘婧一）

参考文献

1. Inchingolo R, Maresca G, Cacaci S, et al. Post-natal ultrasound morpho-dynamic evaluation of mild fetal hydronephrosis: a new management. Eur Rev Med Pharmacol Sci, 2013, 17: 2232-2239
2. St Aubin M, Willihnganz-Lawson K, Varda BK, et al. Society for Fetal Urology Recommendations for Postnatal Evaluation of Prenatal Hydronephrosis: Will Fewer Voiding Cystourethrograms Lead to More Urinary Tract Infections? J Urol, 2013, 190: 1456-1461,
3. Leader J, Letshwiti J, Stuart B, et al. Fetal hydronephrosis: optimal renal pelvic measurement to increase detection rate for renal pathology. Ir Med J, 2012, 105: 180-182
4. Duin LK, Willekes C, Koster-Kamphuis L, et al. Fetal hydronephrosis: does adding an extra parameter improve detection of neonatal uropathies? Int Soc Peri Obstet, 2012, 25: 920-923
5. Shamshirsaz AA, Ravangard SF, Egan JF, et al. Fetal hydronephrosis as a predictor of neonatal urologic outcomes. J Ultrasound Med, 2012, 31: 947-954
6. Pereira AK, Reis ZS, Bouzada MC, et al. Antenatal ultrasonographic anteroposterior renal pelvis diameter measurement: is it a reliable way of defining fetal hydronephrosis? Obstet Gynecol Int, 2011, 2011: 861-865
7. Lobo ML, Favorito LA, Abidu-Figueiredo M, et al. Renal pelvic diameters in human fetuses: anatomical reference for diagnosis of fetal hydronephrosis. Urology, 2011, 77: 452-457
8. Babu R, Sai V. Postnatal outcome of fetal hydronephrosis: implica-

tions for prenatal counselling. Indian J Urol, 2010, 26:60-62
9. Nguyen HT, Herndon CD, Cooper C, et al. The Society for Fetal Urology consensus statement on the evaluation and management of antenatal hydronephrosis. J Pediatr Urol, 2010, 6:212-231
10. Leung VY, Chu WC, Metreweli C. Hydronephrosis index: a better physiological reference in antenatal ultrasound for assessment of fetal hydronephrosis. J Pediatr, 2009, 154:116-120

第三节 肾盂扩张

一、概　　述

肾盂是肾脏搜集尿液的部分。肾盂扩张在胎儿超声检查比较常见，发生率约为1%～5%，占产前诊断肾脏异常的50%～75%。男性胎儿发生率约为女性胎儿的3倍。绝大多数肾盂扩张会在孕期或生后几个月消失，只有约1/500的肾盂扩张持续存在，需要治疗。

二、病理生理与病因

肾脏发生始于胚胎第4周初，至第11～12周，发育中的肾脏开始产生尿液。肾脏由三个独立而又相互关联的结构形成：输尿管芽、后肾原基和泄殖腔。到孕20周时，包括输尿管、肾盂、肾盏、乳头和集合管的排泄系统已经形成，但是此时仅有占总数1/3的肾单位存在，肾脏发生过程持续到妊娠36周左右。尿液排入羊膜腔，组成羊水的主要成分。由于胚胎的代谢产物主要由胎盘排泄，故胎儿期肾的排泄功能极微。肾的原始位置较低，随着胚胎腹部生长和输尿管芽的伸展，肾逐渐上升至腰部。

生理性胎儿肾盂扩张可能与胚胎期输尿管发育有关。发育中的中段输尿管会出现梗阻和重管化过程，有学者认为可能由于发育中的输尿管重管化过程不全，会导致尿液形成时，输尿管通过性不好，造成短暂的肾盂扩张。此外，胎儿输尿管相对过长和扭曲，随着身体纵向生长，肾脏上升到上腹部，输尿管也逐渐伸直，这是一过性肾盂扩张的另一种解释。孕期高孕激素会导致泌尿系统平滑肌松弛，胎儿轻度肾盂扩张，也可能与母体这种高孕激素作用有关。

大部分肾盂扩张属于生理性、一过性改变，但也有一部分是病理性的。

三、诊 断

1. 临床表现 胎儿肾盂扩张通常对孕妇没有明显影响，重度肾盂扩张合并羊水量异常，孕妇会出现相应的临床表现。既往妊娠胎儿肾盂扩张增加此次妊娠的再发风险。Degani S 等对 64 例生育有肾盂扩张患儿的女性进行调查，其中 43 人（占 67%）下次妊娠再次出现胎儿肾盂扩张。

2. 影像学检查 产前超声是胎儿肾盂扩张的主要诊断手段，不同中心的诊断标准不同，目前广为接受的标准在胎儿肾盂水平取横切面，测量其最大前后径（anterior-to-posterior diameter，APD）。中孕期，APD＝4～7mm 诊断为轻度肾盂扩张（mild pyelectasis），APD＝8～10mm 诊断为中度肾盂扩张（modest pyelectasis），APD＞10mm 诊断为重度肾盂扩张（severe pyelectasis）；晚孕期，APD＝7～10mm 诊断为轻度肾盂扩张，APD＝10～15mm 诊断为中度肾盂扩张，APD＞15mm 诊断为重度肾盂扩张或肾积水。APD≥7mm 持续存在诊断为持续性肾盂扩张（persistent pyelectasis）。

胎儿磁共振检查和产前超声检查具有互补作用。MRI 对于诊断输尿管狭窄或梗阻以及一些泌尿系统畸形更有优势，尤其在合并羊水过少时，超声诊断往往受限，这时 MRI 检查显得尤为重要，可以做出病因学诊断。MRI 显示梗阻部位以上单侧或双侧输尿管扩张、走行迂曲，呈管状长 T1、长 T2 信号，可合并肾盂肾盏扩张，肾实质变薄。

3. 病因鉴别 肾盂扩张只是症状诊断，关键是要做出病因学诊断，判断是生理性肾盂扩张还是病理性肾盂扩张。

（1）生理性肾盂扩张：65%的胎儿肾盂扩张是一过性的和生理性的，超声表现为肾盂轻度分离，肾皮质厚度变化不明显，双侧肾盂扩张程度相当，无明显的输尿管扩张，一般可随着胎儿个体发育而自然消退。

（2）病理性肾盂扩张：由梗阻因素造成的肾盂扩张属于病理性，有些病理性肾积水可以造成严重的后果。梗阻因素一般有膀胱输尿管反流（vesi-coureteral reflux，VUR）、肾盂输尿管连接处梗阻（ureteropelvic junction obstruction，UPJO）、输尿管口囊肿（ureterocele）、后尿道瓣膜（posterior urethral valves，PUV）和原发性非反流巨输尿管(primary non refluxing megaureter)等,其他少见的还有异位输尿管(ectopic ureter)、输尿管膀胱连接处梗阻(ureterovesical junction obstruction)和输尿管狭窄(ureteral stricture)等。其他少见的胎儿肾积水原因有异位输尿管及输尿管狭窄等。

要进行细致的系统超声检查,注意肾盂扩张的程度、单侧还是双侧,是否合并输尿管及肾盏扩张,有无肾实质变薄,有无输尿管膨出或肾囊肿,是否合并羊水过少,有无其他系统畸形等等。还要动态监测肾盂扩张的进展情况以及羊水量。持续重度肾盂扩张伴羊水过少会引起胎儿肾脏和肺脏的发育不全,甚至对胎儿有致命危险。

四、围产管理

合并胎儿肾盂扩张的孕妇除进行系统产前检查以外,还要定期随访,增加产前超声检查的次数。

美国胎儿泌尿外科学会共识推荐对于孕中期APD大于4mm,晚孕期APD大于7mm的患者要进行产前监测。根据胎儿性别、胎龄,有无输尿管扩张、是否双侧以及羊水量等决定到孕晚期复查超声还是孕期全程监测。如果诊断不明确,可以进行胎儿MRI检查。

产科医生根据具体情况决定复查的时机和次数,多数轻度肾盂扩张在孕晚期复查一次超声就可以。如果肾盂扩张持续,尤其是在中晚孕期诊断中重度肾盂扩张的患者,强烈推荐产后检查。存在可疑后尿道瓣膜改变,如羊水过少、膀胱扩张、双侧输尿管水肿及男性胎儿等的患者要进行孕期全程监测,并系统排查其他异常。根据羊水过少的程度,可以每四周一次超声检查,一旦发现羊水过少风险增加,可实行胎儿干预。

34周岁的孕妇中孕期孤立胎儿肾盂扩张能使其唐氏儿的风险从1/365增加到1/192,意味着唐氏儿的高风险,建议进行羊水穿刺产前诊断;而34岁以下的孕妇如果血清学筛查正常,单纯肾盂扩张不是产前诊断的指征。

单侧肾盂扩张通常不需要干预,有时肾盂扩张在孕期会反复出现或消失,多数情况不会对胎儿产生不良影响。但是在28周后需要定期随访,有时会有加重的可能。

双侧肾盂扩张增加不良预后风险。对于这些患者要进行综合评估和系统管理。首先要进行全面的影像学的检查除外胎儿致死性畸形,合并其他超声软指标或高龄孕妇要进行胎儿染色体检查,妊娠

16～26 周可以进行羊水穿刺，26 周以后要进行脐血穿刺。染色体正常，没有其他系统畸形的患者要定期检测羊水量，羊水量正常，可以到孕足月，根据产科指征决定分娩方式。如果发现羊水进行性下降或羊水过少，要对胎儿重新进行评估，对于持续存在且进行性加重的重度肾盂扩张伴有肾皮质变薄，常意味着先天性输尿管狭窄，可以考虑宫内手术或生后需要治疗。

产后随访原则：最好于产后 5～7 天进行，因为此时期新生儿已不再受母体黄体酮类激素影响而致平滑肌松弛，其轻度肾盂扩张此时已消失，然而在出生后的头 48 小时内，由于新生儿有轻度脱水，如果出生后立即行肾脏超声检查可出现假阴性结果。

五、胎儿治疗

对于胎儿下尿路梗阻（lowerurinarytractobstruction，LUTO）合并羊水过少的患者进行宫内治疗，解除梗阻可以增加羊水量，改善胎儿肺功能，增加胎儿的存活率并降低继发性病理损害，目前的治疗方法主要为宫内经皮膀胱-羊膜腔分流术和经皮胎儿镜下尿道瓣膜消融术。

1. 术前评估 对 LUTO 患儿要进行全面评估，以制定正确的处理方案。应行的检查主要包括系统超声、胎儿染色体检查和胎儿肾功能检查。手术限于 LUTO 所致的双侧肾积水的染色体正常的男性胎儿，反流、肾盂输尿管交界处梗阻、重复畸形和其他原因所致的单侧肾积水不适于宫内手术治疗。若系统超声未发现其他结构异常，染色体检查正常者，可考虑行宫内治疗。治疗前要评估胎儿肾功能。评估方法主要包括胎尿、胎儿血清和羊水分析。目前还没有单独一项分析在预测胎儿肾脏结局方面具有高度敏感性和特异性。目前采用较为广泛的是胎尿分析，即连续 3 天从膀胱、输尿管以及肾脏三个穿刺部位获取胎儿尿液样本，对其中的电解质、钙、总蛋白以及 β_2 微球蛋白进行分析。如果分析结果良好（钠＜90mmol/L，氯＜100mmol/L，渗透压＜210mOsm/L，以及 β_2 微球蛋白＜4mg/L），则提示胎儿肾功能良好。正常胎儿产生低渗尿液；有进行性肾脏损害的胎儿近曲小管功能受损，尿液为等渗，尿钠、氯、钙、β_2 微球蛋白和渗透压的增高提示肾脏受损或有不可逆的肾发育不良，故对尿中电解质的连续检测可提高诊断的准确率。但是，上述检查对肾功能判定的准确性仍存在争议。

2. LUTO的宫内治疗

(1)膀胱穿刺:但是这种方法常常不能使积水缓解或防止肾发育不良。

(2)经皮膀胱羊膜分流术:超声引导下行经皮膀胱-羊膜腔分流术是减轻泌尿道梗阻最常用的姑息治疗方法。即在局部麻醉下,B超引导下安放两端蜷曲的导管,远端放置于胎儿膀胱中,近端放置于羊膜腔中,胎儿尿液可以通过导管排到羊水中。因LUTO多合并羊水过少,缺少操作空间,术前通常要行羊膜腔灌注;并行彩色多普勒检查避开脐带。

该技术相对操作简单,可有效提高胎儿生存率,但并发症发生率高。其并发症主要包括:分流导管堵塞(25%)、分流导管移位(20%)、早产、流产、羊膜破裂、绒毛膜羊膜炎和医源性腹裂。胎儿的肢体活动可能带出膀胱内的分流导管,膀胱内的尿液可经膀胱缺损口流入胎儿腹腔,从而导致尿性腹水并出现严重后遗症。B超检查可能发现胎儿腹部极度膨隆,在膀胱缺损愈合前还需要进行腹腔的分流术。英国皇家临床研究中心制定的《胎儿膀胱-羊膜腔分流术操作指南》中声明:目前关于治疗LUTO的胎儿膀胱-羊膜腔分流术的安全性和有效性的现有证据尚不充分,运用此方法要有专门的许可和审核。

(3)胎儿膀胱镜检查及后尿道瓣膜消融术:以往胎儿膀胱镜检查用于寻找下尿路梗阻的原因,但目前多在检查的同时进行治疗。既往该手术往往在全身麻醉下进行,但目前已改在局部麻醉下进行。手术中可利用机械方法、电切或激光在内镜下对病变部位进行处理,如利用导丝疏通梗阻尿道;利用单极电刀或激光切除后尿道瓣膜。利用激光进行瓣膜切除是一种低侵袭性技术,激光器贯穿于一根光纤中,而此光纤穿过整个膀胱镜达到扩张的后尿道部,在胎儿膀胱镜下行瓣膜切除。另外胎儿膀胱镜还可用于调整膀胱-羊膜腔分流管在膀胱中的位置。目前大多认为:对于后尿道瓣膜的治疗,膀胱镜手术优于经皮膀胱-羊膜腔分流术。因为在安放分流导管后,胎儿膀胱处于慢性减压状态,可导致逼尿肌收缩功能紊乱,从而出现远期的排尿功能障碍;而切除后尿道瓣膜可从根本上解决梗阻,有利于胎儿恢复正常膀胱动力和生理功能。

(4)胎儿镜下前尿道瓣膜切开术:前尿道瓣膜是一种预后极差、发生在远端尿路的罕见的梗阻性先天性畸形。前尿道瓣膜的发病率为后尿道瓣膜的1/7。在超声下出现近端尿道扩张提示后尿道瓣膜,而阴茎段及远端尿道扩张却是前尿道瓣膜的特征性表现。胎儿下尿路梗阻同样可能会导致肾脏发育异常、肺部发育不良以及围生期死亡。治疗方面可以选择胎儿膀胱镜或者膀胱-羊膜腔分流术。最近有学者报道了一种新的治疗方法，即前尿道瓣膜切开术。通过胎儿镜找到扩张的阴茎，在靠近胎儿巨大尿道的阴茎腹侧行消融，可以避免血管损伤。皮肤尿道造口术需要在直视和超声引导下进行，切开选择在距离血管0.5cm处，使用直径为600μmYAG激光纤维，25W的功率进行切割以完成手术。该法是一种全新的治疗手段，将胎儿镜下皮肤尿道造口术用于治疗胎儿前尿道瓣膜，达到了治本的目的。治疗目标在于将尿液生理性排入羊膜腔内，避免肺部发育不良和肾脏发育异常。该手术最重要的限制是准确地确定与到达尿道口，镜子无法对准尿道口也是一大障碍，用半自动的活检钳钳夹胎儿包皮固定阴茎保持其张力以利于逆行插管。

六、预　　后

胎儿肾积水的预后与其病因、肾积水出现的时间、集合系统分离的程度、肾皮质萎缩及胎儿肾功能等密切相关。多数学者认为，肾盂扩张前后径>15mm，高度提示梗阻性病变的可能，产后手术率较高；肾盂扩张前后径在10～14mm者，建议产后新生儿期随访检查；肾盂扩张前后径在4～10mm时，许多情况可能是正常或者生理性的，应在以后妊娠过程中随访观察检测。生理性胎儿肾积水出生后大多数在短时间内恢复正常，肾发育不全、多囊肾等或者伴有染色体异常的肾积水，多在宫内或出生后因无功能肾等死亡。因PUV等原因引起的肾积水，如在出生前或者出生后及时发现、解除病因，除少数预后不好需要透析、肾移植外，多数婴幼儿都能保证正常的肾功能和良好的生活质量。

（王　珺）

参考文献

1. Nguyen HT, Herndon CD, Cooper C, et al. The Society for Fetal Urology consensus statement on the evaluation and management of antenatal hydronephrosis. J Pediatr Urol, 2010, 6(3): 212-231
2. Wax JR, Cartin A, Pinette MG, et al. Does the frequency of soft sonographic aneuploidy markers vary by fetal sex? J Ultrasound

Med,2005,24(8):1059-1063
3. Mouriquand PD, Whitten M, Pracros JP. Pathophysiology, diagnosis and management of prenatal upper tract dilatation. Prenat Diagn, 2001, 21(11):942-951
4. Reznik VM, Budorick NE. Prenatal detection of congenital renal disease. Urol Clin North Am, 1995, 22(1):21-30
5. Park JM, Bloom DA. The pathophysiology of UPJ obstruction. Current concepts. Urol Clin North Am, 1998, 25(2):161-169
6. Degani S, Leibovitz Z, Shapiro I, et al. Fetal pyelectasis in consecutive pregnancies: a possible genetic predisposition. Ultrasound Obstet Gynecol, 1997, 10(1):19-21
7. Chapman T. Fetal genitourinary imaging. Pediatr Radiol, 2012, 42 (Suppl 1):S115-S123
8. Abdelazim IA, Abdelrazak KM, Ramy AR, et al. Complementary roles of prenatal sonography and magnetic resonance imaging in diagnosis of fetal renal anomalies. Aust N Z J Obstet Gynaecol, 2010, 50(3):237-241
9. Lim DJ, Park JY, Kim JH, et al. Clinical characteristics and outcome of hydronephrosis detected by prenatal ultrasonography. J Korean Med Sci, 2003, 18(6):859-862
10. 杜文欣,宋殿荣. 胎儿肾积水的病因、诊治及预后进展. 国际妇产科学杂志,2012,39(3):268-275
11. Kitchens DM, Herndon CD. Antenatal hydronephrosis. Curr Urol Rep, 2009, 10(2):126-133
12. Lim FF, Tsao TF, Chang HM, et al. Multicystic dysplastic kidney disease presenting with a single large cyst in a fetus-anatomical basis and radiological aspects. Pediatr Neonatol, 2011, 52(4):227-231

第四节 多 囊 肾

一、概 述

多囊肾(polycystic kidney disease,PKD)是一种双侧肾脏囊性改

变但不伴有结构异常的遗传性疾病。根据遗传方式不同，可分为常染色体显性多囊肾病（autosomal dominant polycystic kidney disease，ADPKD）和常染色隐性多囊肾病（autosomal recessive polycystic kidney disease，ARPKD）。ADPKD 是一种最常见的单基因遗传性肾病，发病年龄多在 30～50 岁，也被称为“成人型多囊肾病”。除累及肾脏，还可伴有肝囊肿、胰腺囊肿、颅内动脉瘤及心脏瓣膜异常等，60 岁以上患者 50%将发展至终末期肾衰竭。ARPKD 是胎儿肾脏呈多囊性改变的首位原因，也是儿科最常见的肾囊肿疾病，也称为肾小管扩张、海绵肾或假囊肾病。ARPKD 以肾脏集合管囊性扩张致肾功能损害和胆管发育不良，致先天性肝纤维化、肝内胆管扩张为特点。发生率 1∶6 000～1∶40 000，本节主要讨论 ARPKD。

二、病理生理及病因

肾脏发生始于胚胎第 4 周初，至第 11～12 周，发育中的肾脏开始产生尿液。肾脏由三个独立而又相互关联的结构形成：输尿管芽、后肾原基和泄殖腔。到孕 20 周时，包括输尿管、肾盂、肾盏、乳头和集合管的排泄系统已经形成，但是此时仅有占总数 1/3 的肾单位存在，肾脏发生过程持续到妊娠 36 周左右。尿液排入羊膜腔，组成羊水的主要成分。由于胚胎的代谢产物主要由胎盘排泄，故胎儿期肾的排泄功能极微。肾的原始位置较低，随着胚胎腹部生长和输尿管芽的伸展，肾逐渐上升至腰部。

ARPKD 由单基因 *PKHD1*（polycystic kidney and hepatic disease 1）突变引起，致病基因 *PKHD1* 定位于 6p12。基因的编码蛋白 Poly duet in/fibroeystin 高表达于肾脏，导致肾集合管上皮环状增殖使集合管延长并梭形扩张，而肾单位及肾小球形成未受影响，肾小球的数量亦正常。正常生理状况下，肾集合管上皮的功能是吸收液体并将液体输送到肾间质内，当肾集合管上皮异常增殖后，失去正常吸收液体功能，而转变为分泌，且所分泌的液体含有丰富的上皮因子，进一步促进上皮增殖、集合管伸长并梭形扩张。这些大量扩张伸长的管状结构呈放射状排列并向肾门集中，肾脏体积增大。显微解剖和电子显微镜扫描显示扩张的集合管非梗阻所致，系形成集合管输尿管芽胚间质部分的增生和扩张，尸检显示为弥漫分布的细小囊腔，排列成放射状，自髓质向皮质形成圆柱状或梭形扩张的间隙，使皮髓质难以分界。

三、诊　　断

常染色体隐性多囊肾病在胎儿时期主要依靠超声诊断、MRI检查。

1. 病史　因ARPKD是一种染色体异常的疾病。如孕妇或丈夫患有多囊肾，则应在产前进行遗传咨询。如既往妊娠孕育过多囊肾的胎儿，则下次妊娠发生胎儿多囊肾的几率增加。最早可在孕14～16周进行彩超检查。

2. 超声　B超在孕期可发现胎儿双肾均匀增大，是正常者的3～10倍或更大，回声增强，切面上显示肾小管（集合管）囊状扩张，呈放射状，类似海绵，皮质和髓质难以区分。可有不同程度的门静脉周围纤维化和胆管发育不良。孕20周后，由于羊水生成少而可显示羊水过少等。一部分胎儿/新生儿可出现Potter外形特征，特殊面容：鞍鼻、下巴后缩、内眦皮及耳低位异常，肺发育不良，脊柱及四肢变形等。超声提示羊水过少，其中有些病例无法测量出羊水深度。膀胱在超声下显示不清。

3. MRI　MRI是一种对超声检查的重要补充手段，美国FDA建议在妊娠3个月后进行较为适宜，国外有关文献显示胎儿ARPKD在MRI上具有显著的特异性：

（1）双肾体积明显增大，但仍保持肾外形；

（2）T2WI上双肾信号明显增高，呈致密影，或皮髓质内见弥漫性针尖大小信号增高的囊泡影，呈放射状排列，呈“苦瓜样”表现，是诊断本病的特有征象；

（3）MRI对于肾内针尖大小囊泡的显示率明显高于超声；

（4）羊水过少，膀胱不能充盈显示是ARPKD的普遍和重要的征象；

（5）双肺发育不良，常继发于肾功能不全所致的羊水过少。值得一提的是，对于颅内畸形，如脑积水、Dandy-Walker综合征及颅内出血等的显示明显优于超声，对于羊水量、膀胱及胃泡的显示与超声大致相同。

基因诊断有可能弥补以上不足。理论上对有高危因素的胎儿（家族史、父母生育过或发现过ARPKD患儿即先证同胞者、父母为携带者）可行绒毛膜取样、羊水穿刺和脐血穿刺等进行产前诊断。实际上，由于引起ARPKD的*PKHD1*基因的复杂性使目前临床运用基因诊断还具有挑战性。随着临床基因诊断水平技术的提高，ARPKD 的产前基因诊断有望在今后实现。

ARPKD 存在临床异质性特点，在同一家族同胞间，其临床表现和严重程度可能不一样。根据患者发病时间、病理特征及预后等严重程度不同，将此病分为 4 型：围产型、新生儿型、婴儿型及幼儿/青年型，各型有其相应的特点，见表 7-1。

表 7-1 ARPKD 4 型的特点

临床类型	发病时间	肾小管扩张比例(%)	平均寿命	门静脉周围纤维化程度
围产型	产后即出现	90	几小时	最轻
新生儿型	出生 1 个月内	60	几月	轻度
婴儿型	出生后 3～6 个月	20	10 岁	中度
幼儿/青年型		<10	50 岁	重度

导致 ARPKD 临床异质性的原因，是 *PKHD1* 基因各种突变的不同组合引起的。由于 *PKHD1* 基因复杂的异质性，故难以确定基因型和表现型的确切联系。大体的趋势是：表现型与突变类型关系大；缺失突变通常与重度病例有关，错义突变与轻、中度病例有关；有些突变只引起拼接形式的改变，不影响功能的变化。多个位点突变多引起 ARPKD 严重病例，少量位点突变主要表现为肝脏损害，而肾脏病变较轻。

四、鉴别诊断

遗传性多囊肾(genetic polycystic kidney)为常染色体隐性遗传。孕期常伴有羊水过少。产前超声检查发现巨大多囊肾。有的患儿出生后就有尿毒症表现，多于新生儿期死亡；亦有新生儿期出现肾脏肿块伴进行性肾衰竭，多于生后 6 个月死于尿毒症。

多房性肾囊性变(multicystic kidney)无家族遗传倾向，常合并其他泌尿系畸形。病肾呈不规则分叶的多数囊肿或呈葡萄状，几乎看不到肾实质。新生儿期腹部出现肿物是常见的症状，肿物透光实验阳性。单侧肾脏病变，对侧肾脏正常或仅有对侧尿路梗阻者，可以病肾切除和解除对侧尿路梗阻治疗。

家族性双侧囊性肾发育异常(familial bilateral cystic dysplasia of kidneys)为肾发育异常的弥漫性囊肿型,为常染色体隐性遗传。本病除肾肿大外,常合并其他畸形,如肺发育不全儿发生新生儿呼吸窘迫综合征,或可伴有脑积水或无脑畸形(可为 Meckel 综合征的一部分)。重症往往新生儿期死于肾衰竭。

五、围产处理

(一) 孕期处理

1. 胎儿监测 B超是产前诊断多囊肾的首选方法。在 13 周左右,超声下会发现异常大的肾脏回声,有时会描述成"亮肾";20 周后会出现羊水过少或没有羊水。然而也有许多病例直到孕晚期才出现超声下肾脏异常,有的甚至到出生后才出现。产前超声还会发现胎儿膀胱充盈像缺失,虽然这一现象与生后疾病严重程度并不相关。孕中期后的定期超声检查是诊断高风险孕妇患病胎儿的重要手段(患病胎儿的肾脏大小孕中期可能正常,但通常可于孕晚期增大)。但 B 超在 24 周前难以发现病变,且对婴儿型、幼儿型等晚发类型,B 超在宫内诊断方面难以发挥作用;另有部分其他疾病亦可表现为肾脏增大,回声增强等,可伴或不伴明显肾囊肿或羊水过少,B 超难以鉴别诊断。

2. 孕妇监测 一旦发现胎儿患有多囊肾,孕妇需检查泌尿系统超声、肾功能及尿常规检查,以除外肾脏功能异常。定期检查血压、体重增长及胎儿发育情况。

(二) 产时处理

分娩方式视产科因素而定,可以根据其常染色体隐性遗传的方式对生育过 ARPKD 患儿的家庭进行咨询。这些患儿的父母都是缺陷 *PKHD1* 基因的携带者,父母双方分别遗传一个致病基因,则子代发病。他们再次怀孕,孩子有 25%的风险为患儿,而他们的健康孩子中有 2/3 为携带者。

六、产后诊断、评估与处理

新生儿通常于出生时就有肾囊肿的表现,表现为肾集合管扩张和门脉系统发育不良。部分新生儿会在生后 1 个月内出现死亡。30%~50%的新生儿在出生后数小时至数天内死亡,幸存者(出生后 1 个月未死亡)91.7%存活 1 年,87%存活 5 年。新生儿死因主要为两侧肾脏异常增大及膈肌抬高导致先天性肺发育不良引起呼吸衰竭，肾功能不全不是新生儿死亡的重要原因。

50%的ARPKD患儿在出生一个月内，由于羊水过少导致肺发育不良死亡，患儿常在生后出现严重的呼吸衰竭。如果能度过新生儿期，则预后能明显提高，首要死因为呼吸衰竭。

高血压是生后很快出现的常见症状。孩子常出现多饮多尿，这反映了肾脏浓缩功能不全，少尿意味着ARPKD患者出现急性或慢性肾衰竭。相对而言早期发病患儿往往肾脏受累严重而肝脏受累较少，而发病较晚患儿则肾脏受累较轻而肝脏受累严重。肝脏并发症包括肝纤维化导致门脉高压，胃食道静脉曲张，脾功能亢进和上行性胆管炎。ARPKD患儿会表现出喂养困难，这往往是由于肾脏或是肝脾肿大造成胃肠道受压所致，ARPKD患儿出生后首先要评估呼吸功能并保持呼吸稳定。在呼吸稳定后要严密监测肾脏和肝脏病变以及治疗相应并发症；通过治疗高血压预防婴儿心衰。存活至成人者主要特征是肾集合管纺锤形扩张，进展至肾衰竭，同时伴有肝内胆管扩张及先天性肝纤维化，临床表现为门脉高压症。

定期内镜检查对门脉高压导致的食道静脉曲张进行诊断和治疗。如果肾功能稳定，可以不必对患者每月进行随诊，但至少每年要随诊一次。肾功能明显受损的患者应进行贫血和骨营养不良的评估和必要治疗。避免使用非甾体抗炎药和氨基糖甙类等肾毒性药物。

参考文献

1. Torres VE, Chapman AB, Devuyst O, et al. Tolvaptan in patients with autosomal dominant polycystic kidney disease. N Engl J Med, 2012, 20; 367(25): 2407-2408
2. Tsatsaris V, Gagnadoux MF, Aubyry MC, et al. Prenatal diagnosis of bilateral isolated fetal hyperechogenic kidney. Is it possible to predict long term outcome? BJOG, 2002, 109(12): 1388-1393
3. Harris PC, Rossetti S. Molecular genetics of autosomal recessive polycystic kidney. Mol Genet Metab, 2004, 81(2): 75-85
4. Zerres K, Mucher G, Becker J, et al. Prenatal diagnosis of autosomal recessive polycystic kidney disease (ARPKD): molecular genetics, clinical experience, and fetal morphology. Am J Med Genet, 1998, 76(2): 137-144

5. 李胜利.胎儿畸形产前超声诊断学.北京:人民军医出版社,2004:6
Lonergan GJ, Rice RR, Suarez ES. Autosomal recessive polycystic kidney disease:radiologicpathologic correlation. Radiographics,2000,20(3):837-855

(王 珺)

第八章

胎儿卵巢囊肿

一、概　　述

卵巢囊肿是女性胎儿和新生儿最常见的腹部囊性肿物，其活产儿发病率接近 1/2500，通常是自限性的，很少发生恶变，但会影响卵巢的发育，如果发生扭转，则会导致卵巢缺失。其病因尚不清楚，可能与胎儿促性腺激素、母体雌激素及胎盘绒毛膜促性腺激素对卵巢的刺激等有关。胎儿卵巢囊肿多发生在孕晚期，也有少数在孕 19～28 周发现。卵巢囊肿大小不一，报道的囊肿最大直径为 11cm。在治疗方面目前尚存争议，包括保守观察、产前穿刺治疗以及产后手术治疗等。

二、病理生理与病因

胎儿卵巢囊肿并不常见，其发病原因也尚未明了。目前已经证实卵巢囊肿来源于卵泡。曾经有学者认为胎儿的卵巢缺乏功能，但事实上胎儿的卵巢对激素敏感。卵巢组织来自三个胚层：泌尿生殖嵴的间质，覆盖泌尿生殖嵴的生发上皮和卵黄囊内的生殖细胞。女性胎儿性腺发育最早始于孕 6～8 周，卵泡随后由泌尿生殖嵴间质形成的卵泡膜包绕。孕 20 周胎儿卵巢中的卵原细胞数量达高峰，约有 600 万～700 万个，之后数量下降，出生时约含 70 万～200 万个初级卵母细胞，其中绝大部分进入第一次减数分裂前期的双线期，并长期停滞在此阶段。这一时期母体雌激素、绒毛膜促性腺激素（hCG）和胎儿促性腺激素促使卵泡发育。然而激素的过度产生，诱发了卵巢囊肿的形成。

胎儿期卵巢囊肿的发生可能与胎儿垂体促性腺激素（黄体生成素和卵泡刺激素）、胎盘人绒毛膜促性腺激素（hCG）、母体和胎儿雌激素生成失调有关。胎儿出生以后，新生儿体内 hCG 和雌激素水平迅速下降，然而 LH 和 FSH 水平持续上升直到大约生后 3 个月，而下丘脑和垂体对低水平的雌激素开始敏感，激活了负反馈机制，从而使升高的 LH 和 FSH 水平在生后 4～6 个月开始下降。胎儿卵巢囊肿的形成与退化被认为与促性腺激素水平有关，这也表明为什么大多数卵巢囊肿在出生后 6 个月自然退化。有学者提出了几种激素参与胎儿卵巢囊肿形成的理论，这些理论分别把胎儿卵巢囊肿的形成与胎儿促性腺激素、胎盘 hCG 及不成熟的下丘脑-垂体-卵巢轴相关联。有证据表明卵泡和囊肿的产生需要促性腺激素，在妊娠 20～30 周之间 FSH 可能会提前出现一个峰值，其出现时间与胎儿卵巢囊肿发生的时机相对应。此外，胎儿甲状腺功能减退时，升高的 TSH 对垂体产生非特异性刺激，增加了囊肿形成的风险，这一事实也支持这一理论。

第二种理论认为胎盘 hCG 与胎儿卵巢囊肿的形成有关。通过观察，人们发现，妊娠合并糖尿病、RH 血型不合及子痫前期等疾病会导致母体血清 hCG 升高，并且胎儿卵巢囊肿发生的几率增加，由此得出第二种理论。此外，有人提出不成熟的下丘脑-垂体-卵巢轴也许与胎儿卵巢囊肿有关，下丘脑-垂体-卵巢轴（HPO 轴）在妊娠 29 周时开始成熟，此时胎儿胎盘雌激素呈现高水平，出生时，成熟的 HPO 轴通过对循环中低水平的雌激素的负反馈机制可以使促性腺激素水平持续下降，而在早产儿及 HPO 轴不成熟的足月儿，这种负反馈机制不健全，从而导致卵巢过度刺激，促使了卵泡和囊肿的形成。

三、诊断和鉴别诊断

胎儿卵巢囊肿的诊断主要靠产前超声及辅助磁共振检查。产前超声检查可以发现胎儿卵巢囊肿，超声检查准确、方便、经济、实时及可重复检查，可作为首选的检查方法。胎儿卵巢囊肿声像图特征：胎儿下腹部邻近膀胱顶部两侧见一圆形或类圆形无回声区，或混合性回声。多角度探测无回声区与膀胱紧密相邻或稍有分离，其大小不因胎儿周期性排尿而变化，但位置有时可稍有改变，巨大卵巢囊肿可压迫膀胱使之变形。

胎儿卵巢囊肿根据声像图表现可将其分为两种类型：

（1）无回声型（单纯型）：囊肿壁薄、光滑，内部透声好，后方回声增强，该类型占 77%。

（2）混合回声型（复杂型）：囊肿呈混合性回声及无回声，胎儿巨大卵巢囊肿合并囊肿内出血声，壁较厚，内部见不规则等回声或高回声，该类型约占23%，此型多合并囊肿内出血或囊肿扭转。

胎儿卵巢囊肿通常在妊娠晚期才被诊断，并且在出生后才被确诊，少数于妊娠19～28周发现。其鉴别诊断包括肠套叠、肾积水、膀胱扩张、囊性胎粪性腹膜炎、肠梗阻、子宫阴道积水、十二指肠闭锁、淋巴管瘤、脊膜膨出、肾囊肿、肠系膜囊肿、脐尿管囊肿、大网膜囊肿以及胆总管囊肿，其中淋巴管囊肿、肠系膜囊肿以及大网膜囊肿最难与卵巢囊肿鉴别。由于鉴别诊断很多，有学者制定了一个简单的超声诊断标准，包括以下四个基本指标：确定是女性胎儿；规则的囊性结构表现，并且位于胎儿腹部的一侧；确认泌尿系统（肾脏、输尿管和膀胱）发育正常；确认胃肠道（胃、小肠和大肠）发育正常。

病理性囊肿与生理性卵泡的鉴别主要根据其大小，通常认为卵巢囊肿的直径大于2cm是病理性的，并且囊肿越大，其发生扭转、压迫肠管引起肠梗阻、母体羊水过多或者胎儿肺发育不全的风险就越大。由于超声检查显示病变范围较小，视野局限，记录的图片只能显示病变局部，对周围结构显示欠清晰。因此，超声检查的特异性有限。

产前快速MRI扫描序列无辐射，且具有良好的组织分辨率及多方位显示病变等优势，依据囊肿部位、大小及信号特点等作出囊肿来源的初步诊断，已日益成为产科胎儿超声检查的一种重要补充方法。

四、围产处理

大多数囊肿的大小在孕期保持不变。接近50%的无回声囊肿，在胎儿出生后会自行消失，而大约40%的囊肿在产前会发生扭转，并且体积越大，其发生扭转的风险就越大，所以孕期发现囊肿的胎儿，在产前及出生后均要密切随访。

(一) 孕期检测

检查方法主要是产前超声检查，检查的时机很重要，提倡在孕22～28周进行详尽的三维超声检查，尽量避免胎儿卵巢囊肿的漏诊。经产前诊断的卵巢囊肿未进行干预的胎儿，超声密切随访每月至少2次，直至分娩。

胎儿卵巢囊肿的主要风险是在新生儿期可能发生扭转、坏死和卵巢缺失。治疗的目的是保护卵巢的正常发育。对于小的无回声囊肿，建议密切随访；当无回声囊肿大于4cm时，我们可以考虑宫内穿刺治疗,因为囊肿较大时将会压迫邻近的脏器,尽管如此,穿刺治疗后复发的风险仍然很高,此外,这种穿刺会带来一些潜在的风险,如:囊肿破裂、腹膜炎、早产、绒毛膜羊膜炎以及胎儿损伤等。有学者提出了宫内穿刺的指征,包括:囊肿大于 4cm、肿块游离及囊肿短期内迅速增大。目前进行产前宫内穿刺治疗胎儿卵巢囊肿仍有很多缺点,诸如:经验有限;鉴别诊断的精确度有限;有其他类型囊肿被误穿的可能性。对于超声提示的混合回声型囊肿,不推荐进行囊肿穿刺,因为囊肿可能已经发生了扭转,单纯进行囊肿穿刺没有意义,一旦确认囊肿发生扭转或者囊内出血,应在促胎肺成熟后终止妊娠,并进行新生儿手术治疗。

(二) 产时处理

不管囊肿的大小以及其超声表现如何,分娩方式都应首选阴式分娩,只有在具有产科指征时方可选择剖宫产,有囊肿达 11cm×8cm 仍能顺利分娩。但有些学者认为,对于巨大的卵巢囊肿,分娩时可能阻碍产道,应选择剖宫产。

对于孕期未进行干预的卵巢囊肿,出生后应该进行超声检查来确定产前诊断。对较大的无回声型囊肿,也可以进行经皮囊肿穿刺,以减少囊肿发生扭转或其他并发症的发生。对于混合回声型囊肿,由于大多数已发生扭转,可能无法与其他腹腔内肿物鉴别,故需要进行手术探查。手术的目的是最大程度地保留卵巢并将损伤降到最低。关于手术方式,推荐腹腔镜等微创内镜探查,通常优先选择腹腔镜,因为腹腔镜本身还可以达到诊断的目的,在腹腔镜下可以进行囊肿穿刺、囊肿核除,必要时进行卵巢切除手术。

(三) 产后处理

根据分娩前病变状况确定出生后到小儿外科就诊的时间,包括新生儿的临床体检和影像学检查。胎儿卵巢囊肿绝大多数为良性的,可在出生后严密观察,一般可于 6 个月内自行消退。如未消退,或出现扭转等并发症,则应适时进行手术治疗。

手术治疗的原则:手术以切除囊性病变而尽可能保留卵巢、输卵管等附件组织为基本原则,故首选囊肿剥离术。明确发生坏死的附件应一并切除。手术指征:

1. 囊肿体积巨大,卵巢囊肿发生扭转或囊内出血、囊壁坏死的几率与囊肿体积有关,多数学者将囊肿直径大于 5cm 或 6cm 作为手术标准。

2. 复杂型囊肿,存在扭转、出血及坏死的可能性。

3. 囊肿不消退,有作者提出较大囊肿出生后观察6个月仍无消退迹象,即应手术。

4. 不能排除卵巢畸胎瘤。

5. 出现异常腹部体征,表现为腹痛、腹胀及腹部包块。但新生儿及小婴儿不能自述,且机体反应轻微,未必能有明显症状及腹部体征。

五、临床遗传咨询与预后

胎儿卵巢囊肿不具有遗传性,也不会增加复发的风险,并且很少与其他结构或者染色体异常有关。与胎儿卵巢囊肿发生相关的异常有先天性幽门梗阻、脑积水、胼胝体发育异常以及先天性甲状腺功能减退,有学者建议对患有卵巢囊肿的新生儿进行甲状腺功能测定。大约10%的胎儿卵巢囊肿病例存在母体羊水过多,其发生羊水过多的机制尚不清楚,可能是由于囊肿压迫导致部分肠管梗阻所致。

患有卵巢囊肿的胎儿出生后大多没有症状,仅在查体时可触及腹部肿块,但在个别病例中,可以出现疼痛、呕吐、发热、腹胀、白细胞增多、贫血、呼吸急促、延迟发育甚至腹膜炎等明显症状。

许多无回声型卵巢囊肿出生后会自然吸收,对于较小的无回声型囊肿的处理目前尚存较大争议。有学者建议保守观察,但在观察期间,应该每月进行密切的临床以及超声随诊,并至少持续6个月。有报道称新生儿期卵巢囊肿发生扭转的几率高达50%~78%,这也令许多学者提倡早期手术干预。

(魏 军 蔡本硕)

参考文献

1. Katz VL, McCoy MC, Kuller JA, et al. Fetal ovarian torsion appearing as a solid abdominal mass. J Perinatol, 1996, 16:302-304
2. Helmrath MA, Shin CE, Warner BW. Ovarian cysts in the pediatric population. Semin Pediatr Surg, 1998, 7:19-28
3. Hasiakos D, Papakonstantinou K, Bacanu AM, et al. Clinical experience of five fetal ovarian cysts: diagnosis and follow-up. Arch Gynecol Obstet, 2008, 277:575-578
4. Monnery-Noché ME, Auber F, Jouannic JM, et al. Fetal and neonatal

ovarian cysts: is surgery indicated? Prenat Diagn, 2008, 28: 15-20
5. Shimada T, Miura K, Gotoh H, et al. Management of prenatal ovarian cysts. Early Hum Develop, 2008, 84: 417-420
6. Kwak DW, Sohn YS, Kim SK, et al. Clinical experiences of fetal ovarian cyst: diagnosis and consequence. J Korean Med Sci, 2006, 21: 690-694
7. Kessler A, Nagar H, Graif M, et al. Percutaneous drainage as the treatment of choice for neonatal ovarian cysts. Pediatr Radiol, 2006, 36: 954-958
8. Galinier P, Carfagna L, Juricic M, et al. Fetal ovarian cysts management and ovarian prognosis: a report of 82 cases. J Pediatr Surg, 2008, 43: 2004-2009
9. Vogtländer MF, Rijntjes-Jacobs EGJ, van den Hoonaard ThL, et al. Neonatal ovarian cysts. Acta Paediatr, 2003, 92: 498-501
10. Park C, Lee JW, Kim SJ, et al. Sonographic findings of prenatal ovarian torsion of ovarian lymphangioma. J Clin Ultrasound, 2005, 33: 421-423

第九章 肌肉骨骼系统疾病

第一节 足 内 翻

一、概　　述

先天性足内翻(先天性马蹄内翻足,congenital clubfoot,CCF)是最常见的胎儿肢体畸形的一种,发病率有种族差异,我国的发病率约1‰,男女发病比例2.5∶1,足内翻约55%为双侧,也可单独存在,也可以是其他畸形综合征的一种表现,如肌肉骨骼系统疾病、关节弯曲综合征、遗传综合征、中枢神经系统畸形及染色体畸形等。

二、病理生理与病因

胚胎发育期,骨骼及骨骼肌发生于中胚层及其所产生的体节。四肢骨在胚胎发生时,上肢肢芽在受精后第26天出现,下肢肢芽较上肢肢芽晚1～2天出现。上下肢肢芽由上皮细胞覆盖间充质组成,增厚形成顶外胚层嵴,按照从肢体近端到远端的特定顺序快速生长和分化,至第5周末,上肢肢芽发生两个收缩环,从而可区分出上臂、前臂和手;随后,肢亦区分出大腿、小腿和足;至第6周初,肢芽内的间充质细胞增殖分化,并逐渐呈现出肢骨的软骨雏形;第7周时,手板辐射状沟纹组织发生生理性细胞死亡,形成分开的手指;第8周,足板亦出现分开的足趾;至第8周末,远端肢体变平形成手和脚雏形,肢体基本形成,但尚未骨化;第8～9周,肱骨、尺骨、桡骨、股骨、胫骨及腓骨的早期骨化中心出现,第10～11周其骨化中心回声增强并可在超声下精确测量,除中节指骨外的指(趾)骨骨化在孕11周开始,掌骨、跖骨在孕12周开始,而腕骨及跗骨则在出生后才发生。

先天性足内翻是胎儿在发育过程中，由于足的肌腱和韧带（后侧和深部的）发育出现故障，未能与足部其他的肌腱韧带的发育保持同步，其后果是这些肌腱和韧带将足的后内侧牵拉向下，导致足向下向内扭转，足部的各块骨头因此处于异常的位置上，足部呈踝关节跖屈位，内翻、内收畸形。

导致马蹄内翻足的病因说法不一，其中包括遗传，有研究证明基因 *SOX9* 和 *DTDST* 与足内翻的发生关系密切。早孕期间药物也可以导致足内翻的发生，例如抗癫痫药物 2-丙戊酸钠和抗肿瘤药物甲氨蝶呤等。孕妇患有糖尿病、重症肌无力或强直性肌营养不良，则胎儿发生足内翻的几率增加。胎儿骨骼异常、血管异常、足部软组织挛缩、神经肌肉异常以及宫内发育阻滞等也会增加胎儿患有足内翻。具体病因目前尚无定论，多认为是多因素作用的结果。

三、诊　　断

1. 病史　如孕妇患有糖尿病、重症肌无力或孕早期服用过药物，则胎儿发生足内翻的几率增加。可于妊娠 14～18 周进行初次骨骼发育的筛查，于妊娠 24 周之前进行第二次复查。随着羊水生理性的减少，胎儿生长发育后肢体位置可能受子宫壁的影响，孕晚期会增加诊断足内翻的错误率。

2. 足内翻的产前诊断主要依靠超声检查　早孕期可通过经阴道或腹部超声检查胎儿肢体。Ebrashy 等发现在显示早孕期胎儿四肢方面经阴道超声明显优于经腹部超声。早在 1984 年，Mahony 等用高分辨率超声显示了胎儿四肢结构的超声图像特征。孕 8 周时经阴道超声可显示下肢肢芽，孕 8 周末时上肢肢芽也能清晰显示。肱骨和股骨最早在孕 9 周时便可显示，而尺桡骨和胫腓骨则最早在孕 10 周显示，11 周后，几乎所有四肢长骨（肱骨、股骨、尺桡骨和胫腓骨）均能稳定的显示，手指和足趾分别在 12、13 周后能稳定显示。尤需注意的是，足趾可稳定显示的孕周一般较手指晚，可能因孕 12 周时足的运动不如手而呈相对固定的姿势，不利于在肢体运动中多切面探测证实。孕 10～11 周长骨初级骨化中心出现后，所有长骨均能显示和测量，可以显示手指，足相对于胫腓骨的位置（排除足内翻），足底的形态（排除摇椅状足）也已能清晰显示。由于早孕期胎儿手指呈伸展姿势，较中孕期的握拳姿势更易观察手指个数和诊断多指，而胎儿骨骼肌肉系统的发育使胎儿姿势异常在中孕期才更易显示，长骨严重缩短也在中孕期更加明显。

先天性足畸形与手畸形一样，种类繁多，畸形可仅局限在一个足趾，也可累及全足或仅是全身某种畸形综合征的局部表现。先天性足畸形中多趾、并趾及裂趾等畸形的超声特征与手畸形相似，但由于中孕期足掌较早孕期易于为超声显示而更易诊断。先天性马蹄内翻足胎儿中83%伴其他结构畸形，中孕期超声检查时由于孕周过大、羊水相对较少、胎足受子宫限制与压迫，使胎儿呈足内翻姿势，较难与足内翻鉴别，假阳性率可达11.2%。值得注意的是，虽然早孕期检查胎儿足时羊水相对充足，且不受子宫压迫，但早孕期足踝图像类似足内翻，需小心鉴别。尽管如此，Bronshtein等于孕13周检出13例足内翻畸形。目前我国建议每个孕妇在18～24孕周都进行一次系统胎儿超声检查，其中包括胎儿四肢系统检查。

足内翻畸形是跟舟骰关节呈半脱位状态，使足固定于一种内收、旋后内翻姿势。超声在显示小腿骨骼长轴切面的同时，可显示出足底尤其是前足足底平面，即在同一切面内可显示足底平面和小腿骨骼长轴切面，且这种关系持续存在，不随胎动而改变，则胎儿就可以诊断为足内翻(图9-1见文末彩插)。在超声诊断先天性足内翻的过程中应该注意的是：足内翻合并其他异常几率较高，故发现足内翻时应仔细观察胎儿周身及附属物有无其他异常改变。并注意相关软指标，必要时行染色体检查。

胎儿宫内受体位影响，X线检查的假阳性率及假阴性率较高，一般出生后再进行X线检查。新生儿X线摄片：距骨与第一跖骨纵轴线交叉成角大于15°，跟骨跖面和距骨纵轴线夹角小于30°。

3. 产前胎儿磁共振检查对骨性组织不是首选检查，对于超声检查怀疑同时合并其他软组织发育异常可以进行补充检查。扫描图像以T2WI显示为好，取长骨骨骼长轴切面。

足内翻同时合并其他系统的发育异常时，可以行胎儿染色体检查例如羊水穿刺、脐血穿刺及胎儿镜检查等进一步确诊。

婴儿出生后即有一侧或双侧足部跖屈内翻畸形。足前部内收内翻，距骨跖屈，跟骨内翻跖屈，跟腱，跖筋膜挛缩。前足变宽，足跟变窄小，足弓高。外踝偏前突出，内踝偏后且不明显。站立行走时跖外缘负重，严重时足背外缘负重，负重区产生滑囊炎和胼胝。单侧畸形，走路跛行，双侧畸形，走路摇摆。

四、围产管理

1. 孕期管理 针对于有高危因素的孕妇加强孕期监测。如孕妇既往生育过骨骼发育异常的新生儿、孕早期毒物接触史、糖尿病和肌营养不良，于孕期监测孕妇的体重增加、糖尿病筛查、血糖及糖化白蛋白的监测，定期监测血压、肝功能、尿常规以除外妊娠期高血压疾病的发生。

胎儿可于妊娠13～18周时行初次彩超筛查，在孕20～28周再次行系统排查。定期彩超检查，评估胎儿体重增长情况。胎儿马蹄内翻足常与染色体异常或唇腭裂、先天性心脏病、腹股沟疝及髋关节脱位等结构畸形合并存在，称复杂性马蹄内翻足；当马蹄内翻足单独存在时，称为单纯性马蹄内翻足。马蹄内翻足的产前分型对判断其预后有重要意义。合并其他异常的复杂性马蹄内翻足胎儿多为终止妊娠、死产、围生期死亡或伴严重的神经系统异常；单纯性马蹄内翻足妊娠结局良好。双侧马蹄内翻足的预后明显较单侧差，可能与前者多合并其他异常有关。在诊断单纯性马蹄内翻足时，需仔细全面地扫查胎儿各部位，以除外其他系统畸形。另外，对于首次超声检查未见其他系统异常的马蹄内翻足胎儿也应进行定期复查、随访，因为随着孕龄增加，胎儿系统发育不断完善，有可能在妊娠中晚期或产后出现其他结构畸形而发展为复杂性马蹄内翻足，约15%(8/52)的单纯性马蹄内翻足于产前发展为复杂性马蹄内翻足。另外，Lauson等的研究证实这种转变也可发生于产后，其概率约为13%。

2. 产时处理 胎儿足内翻不是剖宫产指征，在分娩过程中应做好预防产后出血的准备。在分娩时请小儿内科及小儿骨科医生到场，以利于能及时对新生儿进行病情评估及复苏等治疗，确定下一步的治疗方案。

3. 产后处理 胎儿足内翻的宫内治疗未见报道，常见于出生后通过矫正治疗。从出生后即开始，愈早治疗，效果愈好。治疗方法根据年龄和畸形程度而不同。

(1)手法矫正法：一般适宜6个月以内或较轻型者。从出生后即开始，愈早愈好。由医师教会母亲或带领患儿，先矫正足前部内收，再矫正距骨下关节内翻，然后矫正踝关节的跖屈。手法应轻柔，以免损伤骨骺。每种矫正位置保持10秒，每次10～15分钟。一般主张喂奶前进行。

(2)石膏管形外固定矫正:适应于3个月~1岁患儿,每2~3个月更换一次。

(3)手术治疗:适用于6个月以上,手法无法矫正者。术式按年龄而异。

1)足内后侧软组织松解术,适用于6个月~6岁患儿。

2)足外侧柱缩短术,适用于畸形严重、3岁以上患儿,在足内侧、后侧软组织松解术同时,行跟骰关节骰骨或跟骨楔形切除,或行跟骨外侧楔形截骨术。

3)三关节融合术,适应于12岁以上畸形严重之患者。

先天性马蹄内翻足无特殊药物治疗。新生儿需间隔1~3个月进行体格发育及神经发育水平的测评。

4. 临床遗传咨询 足内翻可以单独发生,也可合并其他畸形,常见的是中枢神经系统畸形,尤其是有脊柱裂畸形。单纯足内翻与足内翻合并其他系统畸形临床处理原则不一样,因此早期提示正确的诊断信息是必要的。足内翻胎儿如果神经系统产前超声检查没有发现畸形,这类胎儿临床处理需谨慎,足内翻畸形可出生后通过矫正治疗,应避免盲目终止妊娠。而对于因严重的脊柱裂或其他严重畸形如前脑无裂畸形合并足内翻时,则应考虑终止妊娠。

有学者认为,产前超声诊断单独足内翻畸形时,有必要行染色体检查,因为可能有一些与足内翻合并存在的超声难以发现的微小畸形,而这些畸形又可能与染色体异常有关。但有些学者有相反的观点,认为单独足内翻畸形没有1例胎儿或新生儿为染色体非整倍体,认为单独足内翻畸形没必要行有创伤的胎儿染色体检查;但当超声检查发现有足内翻畸形时,应进行一个详细的有目标的检查排除其他胎儿畸形。

五、预　　后

单纯性新生儿足内翻通过正规的治疗,预后大部分较好,但治疗的持续时间较长,有学者报道14岁还需进行足底功能恢复治疗的维持。如果足内翻同时合并其他系统发育畸形,则畸形严重程度越重,则预后越差。

(崔　红)

参考文献

1. S hipp T D, Benacerraf BR. The significance of prenatally identified isolated clubfoot: is amniocentesis indicated? Am J Obstet Gynecol, 1998, 178: 600-602
2. Malone FD, Marino T , Bianchi DW, et al. Isolated clubfoot diagnosed prenatally: is karyotyping indicated? Obstet Gynecol, 2000, 95: 437-440

第二节 羊膜带综合征

一、概　　述

羊膜带综合征(amniotic band syndrome, ABS)也称羊膜带破裂并发症，是由于羊膜带缠绕或粘连胎体某一部分，引起胎儿的变形畸形或肢体截断的一组复合畸形。由于羊膜自发性或医源性破裂后，羊水外流羊膜囊外，羊膜部分或全部回缩，而形成羊膜带，胚胎或胎儿进入胚外体腔，与羊膜带粘连，由于束缚、压迫导致胎儿粘连、破坏，形成各种畸形。其发生率 1/15000～1/1200。据估计活产儿发生率 1/200。目前研究表明所有病例的染色体均正常。ABS 畸形可以出现在妊娠的任何时间，但通常发生在孕早期，因为这时羊膜与绒毛膜是不同的实体，羊膜更容易破裂。胎儿畸形严重程度与羊膜早破发生时间及受累的部位有关，时间越早，畸形越严重。

二、病理生理与病因

(一) 羊膜带综合征的病因尚未完全清楚，关于病因有如下 3 种假说

1. 外因论　妊娠早期不明原因的羊膜破裂而绒毛膜完整，胎儿通过羊膜破裂处到达绒毛膜腔中，由于绒毛膜渗透性较好，羊水外渗，一过性羊水过少，胎儿与绒毛膜贴近，绒毛膜组织具有增生和浸润能力，与胎儿的各种组织接触后，对所接触的组织进行破坏继而出现相应部位的畸形。外因论中强调羊膜腔破裂发生于妊娠早期，妊娠中期晚期特别是妊娠晚期的胎膜破裂通常不会引起羊膜带综合征。妊娠晚期行羊膜腔穿刺，穿刺后羊膜上因穿刺而留有破孔，但已

经证实此时的羊膜腔穿刺术不会导致羊膜带综合征。近年，胎儿医学特别是胎儿手术学的进展，已经成功对羊膜带综合征施行宫内羊膜带松解治疗，术后受累肢体得以摆脱羊膜带的束缚，恢复正常发育。

2. 内因论 虽然羊膜带综合征与羊膜带有关，但目前尚未发现羊膜带造成截肢或畸形的直接证据，所以有学者认为羊膜带综合征是一种由内在的线样胚芽发生紊乱所引起，即“遗传物质缺乏论”。另有一些学者则认为，致畸因素对胚胎-胎儿生长发育的影响远大于羊膜破裂，其病理机制是肢体结缔组织异常发育。

3. 血管论 羊膜带综合征往往合并复杂的内脏畸形，多种复杂的内脏畸形难以用羊膜破裂的理论来解释。在没有羊膜破裂的大白鼠体内通过应用血管活性物质可以建立羊膜带综合征动物模型。而且组织学研究发现，血管破裂出血比宫内肢体截肢、腹裂和畸形足(手)早，这可能是由于胚胎羊膜表面表浅血管的间叶细胞和上皮细胞受损，外胚层细胞破裂而继发引起了肢体截断、脑膨出及并指足(手)畸形等。

(二) 发病机制

1. 绒毛膜组织纤维带缠绕胎儿肢体可以导致胎体畸形和皮肤缺损；纤维带与缺损皮肤粘连，可以导致腹裂或脑膨出等畸形；胎儿咀嚼吞咽羊膜带，可以出现非对称性唇裂、腭面裂或消化道闭锁。

2. 羊膜带的机械性压迫或束缚也应该是羊膜带综合征产生的机制之一。更应该强调的是羊膜带对胎儿发生影响的时间可能不局限于妊娠早期，妊娠中晚期也应该发挥作用，因为妊娠中晚期行羊膜带松解术后，受累肢体恢复正常发育。

3. 胚胎早期，由于遗传物质异常，导致内在的线样胚芽发生紊乱或肢体结缔组织发育异常，最后导致各种畸形。

4. 在组织学研究中发现，血管破裂出血较宫内肢体截肢、腹裂等畸形发生早。因此有学者提出如下假说：胚胎羊膜面表浅血管的间叶细胞和上皮细胞受损，胚胎外胚层破裂，继发引起肢体截肢、脑膨出和指(趾)足(手)等畸形。

三、诊　断

1. 病史 如果孕妇在孕期进行过有创性的宫内检查或治疗，则胎儿易患羊膜束带综合征，一般于宫内操作后半个月至一个月进行彩超检查。

2. 超声诊断 在妊娠的前3个月较难检出ABS。在第4个月到第9个月逐渐出现畸形特征和活动限制，相对的容易检出。其超声表现为：

(1)羊水中可见漂浮的带状回声，黏附于胎儿。

(2)羊膜带粘连处的胎儿身体部分可出现畸形，胎头、躯干和肢体可单独受累或一并受累，但均有各自的特征有助于诊断。其特征为多发性、不对称性及不规则畸形。无脑儿、脑膨出；内脏外翻；肢体截断、并指；唇、腭裂，鼻发育异常。

(3)胎动多受限制，常合并羊水过少。

在排除胎儿染色体异常后，出现以上描述的多发畸形，同时见羊膜黏附或缠绕于胎儿，可以高度怀疑为ABS。但是只见羊膜带而没有胎儿畸形不诊断为羊膜束带综合征。

B超检查可以明确胎儿畸形的种类及肢体部位：四肢截肢、淋巴水肿及并指(趾)异常皮肤隆起，畸形足。颅骨部位：非对称性脑膨出、无脑畸形及颅骨缺如。颜面部位：唇腭裂鼻发育异常，非对称性小头畸形。胸腔：肋骨裂，心脏异常。脊柱：脊柱侧突，脊柱裂。腹壁部位：腹裂、脐膨出和膀胱外翻。外阴：生殖器不清，肛门闭锁。

B超诊断的畸形的特点是多发、非对称性和复杂多样。国内MRI技术在产科应用于畸形诊断较少，国外已广泛应用，但仍将其作为B超技术的辅助技术。国外已经有应用MRI技术对羊膜带综合征成功诊断的病例。B超可疑或发现胎儿畸形者，建议必须行MRI检查。

3. MRI检查 MRI是对超声检查的一种补充，扫描图像以T2WI显示为好。不同胎儿部位的畸形，其信号的高低不同。常见于合并其他畸形时，针对一些软组织畸形及其严重程度的进一步确定。但对骨性组织异常的分辨率低。磁共振技术目前已经成功应用于产科，与B超比较的最大优点是显像清晰度高，器官的空间结构分辨率和组织结构的分辨率好，受扫描厚度含气和骨性器官的影响小。MRI技术对子宫、胎盘、羊水和胎儿的各个器官以及子宫周围的非生殖系统的器官和组织的显像的清晰度明显超过B超；MRI扫描不受孕妇肥胖和增大的妊娠子宫的影响，在上述2种情况下B超探头远端的结构显示不清楚；MRI技术不受肠道内气体和骨盆骨性部分的影响。

4. 其他 在影像学资料为主要依据的基础上，诊断羊膜带综合征必须满足下列因素：妊娠期无病毒或原虫感染史；无宫内手术史；无服药史；胎儿染色体正常；无明显遗传性胎儿畸形史。

5. 临床遗传咨询 羊膜束带综合征很少合并染色体异常，遗传几率低。

四、鉴别诊断

1. 羊膜片 由2层羊膜和2层绒毛膜组成，边缘游离，基底较厚，有时可见血流，较羊膜带厚。产生原因：①宫内器械操作损伤；②子宫腔粘连，绒毛膜沿宫内瘢痕生长，羊膜片不附着于胎体，不导致畸形，妊娠晚期可以消失。羊膜片主要与羊膜带鉴别，其他需要与羊膜带鉴别的是不完全纵隔子宫的纵隔和双胎妊娠两羊膜腔间的羊膜隔。

2. 胚外体腔 胚胎在正常发育过程中，羊膜和绒毛膜未完全融合，羊膜和绒毛膜下积液形成胚外体腔。特点是羊膜囊完整且不附着于胎体，胎儿胎动不受限，不合并胎儿畸形，胚外体腔通常于孕16周消失。

3. 短脐综合征 又称下侧腹露脐，伴下肢不全、畸形及肢体腹壁复杂畸形。胚胎发育4～6周时，由于血流改变导致胚胎组织发育不全或缺损，引起体内出血、坏死、缺氧和腹壁闭合失败，表现与羊膜带综合征相似。短脐综合征有明显的脐带短或无脐带，明显的脊柱侧弯，腹腔内容到达胚外体腔，合并脊柱四肢多发的联合畸形等。另外B超下宫腔中见不到羊膜带回声。

4. 羊膜外妊娠 原因与羊膜带综合征外因论相似，羊膜破裂，胎儿到胚外体腔中生长发育。羊膜的破裂时间较晚，羊膜与绒毛之间失去黏性，不会与胎儿粘连，所以一般不会有胎儿畸形。

5. 轮廓状胎盘 其发生率为1%～2%。这种类型的胎盘形状是胎盘绒毛膜边缘卷曲，似一蒂状结构突出于妊娠囊中。有时易把它当成羊膜带。轮状胎盘多与产前阴道出血及早产等并发症有关，胎儿在宫内发育尚正常。

6. 严重的胎儿全身性水肿 常合并有胎儿的异常，多是其他畸形的伴随症状。如果胎儿皮下水肿严重，水肿层厚度大，呈高亮回声的胎儿皮肤线也可被误认为宫内带状羊膜结构，胎儿被包裹在一个羊膜囊腔内。

7. 胎儿颈部囊性水囊瘤 可独立存在，也可以是胎儿异常伴随症状之一。如果伴有羊水少，则易将水囊瘤内的分隔误认为羊膜带。如果仔细分辨可发现，带状回声与胎儿皮肤线相延续为一整体。

五、围产处理

(一) 孕期监测

孕妇在孕期一般无特异性的体征异常，常规进行产前检查即可。需定期监测宫高及腹围的增长情况，尤其是宫高的监测，胎儿于孕中期进行彩超检查，并系统检查胎儿发育情况，明确畸形的严重程度，评估胎儿预后，家属知情后，选择治疗方案。对于轻型的胎儿发育异常，可应用MRI检查进一步明确严重程度，间隔3～4周行超声复查。对于孕期行宫内治疗的胎儿，术后需严密监测胎儿宫内情况，避免出现并发症。按病变部位分型共三型：肢体型，颅面型，躯干内脏型。按束带嵌入深度分为四度：Ⅰ度：束带只嵌入皮下；Ⅱ度束带深入筋膜，不影响远端肢体循环；Ⅲ度束带深入筋膜，影响远端肢体循环；Ⅳ度，先天性截肢。

羊膜带综合征确诊后需要拟定一治疗方案，治疗方案的拟定受制于孕周，畸形的器官、种类和程度，畸形对胎儿生长发育的远期和近期影响，胎儿的珍贵程度，新生儿或胎儿医学特别是胎儿外科学的水平等多种条件。

1. 顺其自然，分娩后自行恢复。主要针对于较轻的畸形，对胎儿和新生儿的影响不大。

2. 妊娠期不予处理，足月分娩后再行处理。

3. 引产，主要针对于胎儿已死、严重或重要脏器畸形对胎儿生长发育的远期和近期影响大，家属要求终止妊娠，新生儿或胎儿医学水平较差。

4. 宫内治疗即宫内手术。胎儿医学特别是胎儿手术治疗学是近些年发展起来的一门新兴科学，目前已经成功对多种胎儿的畸形或结构异常进行宫内治疗，目前正攻克胎儿心脏异常的宫内治疗。对于羊膜带综合征最常见的术式为羊膜带粘连松解术，能取得很好的临床效果。

目前羊膜带松解术的指征为：

(1)羊膜带的进一步束缚将导致胎儿严重畸形。

(2)脐带受压。其他非致死性畸形则应充分权衡手术利弊。羊膜带综合征胎儿宫内术后,部分异常具有可逆性。只要能及早诊断,肢体粘连带解除后,狭窄部位可恢复正常生长和发育。

(二) 产时监测

分娩时,预防产妇产后出血的发生。并请小儿内科及外科的医生到场,对新生儿的病情及严重程度能做一个初步的评估,决定手术的时间及指导新生儿护理的特殊注意事项。

(三) 产后监测

避免发生新生儿感染及加重狭窄部位的病情。如果病变部位需要手术纠正,术后需进行术区的护理,肢体功能锻炼。新生儿 1～3 个月需常规进行脑发育测评,体格发育情况的监测。

(四) 临床遗传咨询

羊膜束带综合征的遗传几率低,合并染色体异常的发生率低,一般对下次妊娠无影响。

六、预　　后

ABS 的预后是多种多样的。由于胎儿发生畸形的部位、程度不同,其处理也不尽相同。如为小的粘连带或手指、脚趾的淋巴水肿则预后较好;如存在四肢截肢畸形则较为严重;而多发畸形往往会致死。

ABS 重在预防,应加强孕期宣教,妊娠中期常规进行超声检查。对有外伤羊膜腔穿刺、绒毛吸附等医源性损伤者应加强产前检查,定期进行超声检查。

(崔　红)

参考文献

1. Hall EJ, Johnson-Giebink R, Vasconez LO. Management of the ring constriction syndrome: A reappraisal. Plast Reconstr Surg, 1982, 69:532-536

2. Hennigan, Shawn P, Kuo, et al. Rsistant talis equinovarus associated with congenital constriction band syndrome. J Pediatr Orthop, 2000, 20:240-245

第三节　软骨发育不良

一、概　述

软骨发育不良(achondroplasia,ACH)临床上并不多见,该病发病率为1/15 000～1/26 000,属常染色体显性遗传,男女均可发病,10%～20%为家族遗传,80%～90%为散发病例,系新生突变所致。ACH是一种特殊类型的侏儒症,以长骨短小及骨化不良为特点,表现为四肢极度短小,短躯干,大头。超声检查是诊断该病较为理想的诊断手段。

二、病理生理与病因

第4周末,在肢体左右外侧体壁先后出现上下两对小突起,即上肢芽与下肢芽,它们由深部增殖的中胚层组织和表面外胚层组成。肢芽逐渐增长变粗,先后出现近端和远端两个收缩环,将每一肢芽分为3段。上肢芽被分为臂、前臂和手;下肢芽被分为大腿、小腿和足。肢体中轴的间充质先形成软骨,继而以软骨内成骨的方式形成骨。ACH是一种先天性软骨发育异常疾病,此病属于软骨化骨缺陷而膜性化骨正常的一种发育异常,软骨的骨化过程不能正常进行,致使全身软骨内成骨发生障碍,尤以颅底骨与四肢长骨纵向生长严重受累,椎骨、肋骨受累次之,但全身膜内成骨不受影响,故颅顶骨与长骨横向生长正常,造成本病患儿四肢粗短、头大及前额突出等骨骼发育特征。手脚部的骨骼也较为短小,手指往往向外张开,第三指与第四指不能靠拢,称“三叉手”。

本病发病机制尚未明确。近年来,对ACH的病因研究在分子生物学水平上有了新的突破,研究发现涉及软骨发育不全的基因是成纤维细胞生长因子受体3(FGFR3),通过连锁分析ACH的致病基因定位于4号染色体短臂1区6带3亚带。成纤维细胞生长因子(FGFs)是一组至少有7个肝素样结合的多肽生长因子,具有对不同的细胞和发展阶段的多效作用。FGFs细胞内的反应是通过具有细胞内酪氨酸激酶区的细胞表面受体而起作用的。Rousseau等对23个ACH患者研究发现,杂合子ACH患者存在着*FGFR3*基因380位密码子的错义突变,由精氨酸替代了甘氨酸,23例中22例为

*FGFR3*基因1138核苷酸鸟嘌呤(G)—腺嘌呤(A)的转换,另一例为G—胞嘧啶(C)的颠换,磷酸胞苷酰基鸟苷(CpG)二核苷酸被认为是转换突变的热点。

三、诊断及鉴别诊断

1. 彩超 本病诊断主要根据超声结果。

本病超声图像特点:长骨极短,妊娠中期初(孕15~16周)就能测出长骨短于正常,越到孕晚期长骨短的越明显。回声减弱,后方声影不明显。颅骨或椎体低钙化或无钙化,双顶径、头围增大,与孕周不符。胸腔狭小,腹部膨隆。肋骨骨折或肋骨较粗。可有胎儿水肿,颈部可见水囊瘤和羊水过多。

超声诊断胎儿软骨发育不良准确性高,方法简便易行,无创伤性,重复性好,是初步筛查软骨发育不良的理想方法,但仅能在孕晚期进行诊断,故也有一定的局限性。

2. X线诊断 此病X线表现较典型。

(1)四肢长骨短宽,骨骺线不规则,骨骺可见碎裂状;

(2)指骨短粗呈哑铃状,手指略等长;

(3)腰椎椎弓根间距逐渐变小,与正常相反;

(4)骨盆小髂嵴上缘和侧缘的弧度变平,骶髂关节位置降低,坐骨大切迹变小呈锐角。

(5)髋臼顶部常增宽变平,其下缘平坦缺如。

孕晚期经彩超检查明确诊断的胎儿畸形考虑为软骨发育不良者而孕妇又不愿意行基因诊断,或条件限制不能开展基因诊断者,征得孕妇及家属同意可行X线检查以进一步明确诊断,为孕妇选择继续妊娠或终止妊娠提供依据。

3. 产前基因诊断 利用绒毛穿刺、羊水穿刺、脐血穿刺及母体外周血获得胎儿DNA,进行基因诊断。其方法包括PCR-SSCP、基因测序及基因芯片技术等。

4. 对于不典型病例需与软骨外胚层发育不全、假性软骨发育不良及先天性成骨发育不全等相鉴别。

(1)软骨外胚层发育不全是膝以下胫、腓骨和肘部以下尺、桡骨缩短引起的离心性短肢侏儒,同时有多指(趾)及先天性心脏病等畸形。

(2)假性软骨发育不良患儿出生时正常,3~4岁以后出现短肢性侏儒,但颅面部无明显畸形。

(3)先天性成骨发育不全:软骨发育不全的超声诊断主要应与成骨不全相鉴别。两种畸形的胎儿均有肢体短小。成骨不全是一种常染色体隐性遗传病,超声检查示胎儿四肢骨变小,回声减弱,肢体长骨回声中断或畸形,极易骨折或骨折造成的骨畸形。

(4)胎儿生长受限:FGR同时存在腹围小于正常、羊水偏少或过少,以及脐动脉等异常多普勒血流改变的征象。

四、围产管理

1. 孕期管理 孕中期彩超检查胎儿肢体长度是早期诊断的方法。超声图像主要表现为长骨短于正常,尤其是股骨。然而股骨短于正常往往要到晚期妊娠才能被发现。除非是纯合子软骨发育不良,才能有可能在妊娠20周左右做出诊断,因此产前明确诊断防止患儿出生,是减少ACH发病率的关键。ACH的产前诊断通常是通过超声检查。孕中后期通过超声检查,若发现胎儿头颅大于正常,而胸廓狭小,腹部膨隆,肢体明显短小,三叉形状的手等特殊表现,即可作出宫内诊断。Mesorace等用分子生物学方法作出ACH *FGFR3*基因380位密码子突变的产前诊断,说明*FGFR3*突变的特异性检查是ACH产前诊断的发展方向。同时孕期需行系统彩超检查,除外其他系统畸形,并行羊水穿刺或脐血穿刺等产前诊断检查。孕期需密切监护,动态彩超观察,需与胎儿生长受限等疾病相鉴别。

2. 产时管理 在产科处理中,因胎儿头径较大,需适当放开剖宫产指征,因此,剖宫产率相对较高。若选择阴式分娩,需向患者及家属交待产程停滞、产程中胎儿肢体骨折等风险。剖宫产过程中同样注意避免发生胎儿肢体骨折。

3. 产后管理 产后,新生儿需密切观察,尤其注意呼吸,加强新生儿的护理。预防产妇产后抑郁的发生,产后家属多与患者进行交流。产后6周常规进行血尿常规及盆腔彩超等产后检查。

4. 临床遗传咨询 ACH的发病与遗传有密切关系,为常染色体显性遗传病。纯合子患者的子女100%发病,杂合子患者的子女发病几率为50%。因此,对于患有软骨发育不良患者孕前要进行遗传咨询,向其告知下一代发生该病的风险,同时进行基因定位。由于不少患者不结婚或难产致使无下一代,使该病的遗传形式受到影响,统计显示80%~90%为新生突变。如果双亲正常,再次怀孕杂合子软骨发育不良胎儿的再发生率很低；如果双亲之一为软骨发育不良患者，其后代50%为杂合子软骨发育不良；如果双亲均为软骨发育不良患者，其后代25%为正常，50%为杂合子软骨发育不良，25%为纯合子软骨发育不良。任何可能导致基因改变的外界因素都有可能导致软骨发育不全的发生，如接触紫外线、X射线及致突变的化学物质等，因此，孕前要尽量避免。

胚胎植入前诊断：胚胎植入前诊断(preimplantation genetic diagnosis，PGD)通常指从获得的卵母细胞取极体或从体外受精的胚胎的部分细胞进行检测，将确诊无遗传病的胚胎移植入子宫，从而防止遗传病代代相传。Rechitsky等已经成功地开展了软骨发育不全的PGD。但是因为软骨发育不全80%以上无家族史，仅对患者进行PGD是不安全的，确保无任何遗传病变婴儿的出生是产前诊断的最终目标。对每例移植胚胎均在植入前进行软骨发育不全的诊断才是安全的。

五、治疗及预后

软骨发育不良无特殊宫内治疗。软骨发育不良患者可以正常生存，智商大多也都正常。但可能多病如因舌骨发育异常造成咽鼓管狭窄，故耳部常常感染，听力下降。成年后一般身材都很矮小，男性平均130cm，女性120cm。一些患者可合并脑积水，但一般不很严重。目前还无法在有生机儿前做出软骨发育不良的明确诊断。纯合子软骨发育不良为致死性骨骼畸形。

(张丽娟)

参考文献

1. 谢红宁. 妇产科超声诊断学，第1版. 北京：人民卫生出版社，2005，138
2. Orioli IM，Castilla EE，Scarano G，et al. Effect of paternal age in achondroplasia，than at ophoric dysplasia，and osteogenesis im perfecta. Am J Med Genet，1995，59：209-217
3. 吴瑞萍，胡亚美，江载芳等. 实用儿科学，第6版. 北京：人民卫生出版社，1995：2304-2306
4. Rousseau F，Bonaventure J，Legeai Mallet L，et al. Mut at ions in the gene encoding fibroblast growth fact or receptor 3 in achondro-

plasia. Nature,1994,371:252-254
5. Rechitsky S, Verlinsky O, et al. Reliability of preimplantation diagnosis for single gene disorders. J Mol Cell,2002,19:S65-S66
6. Mesorace A,Pilu G,Perolo A,et al. Ultrasound and molecular Mid trimester prenaal diagnosis of de novo achondroplasia. Prenat Diagn,1996,16:764-768

第十章 双胎输血综合征

一、概　述

双胎输血综合征(twin-twin transfusion syndrome，TTTS)是双胎妊娠中一种严重并发症，其发生在单绒毛膜双胎中，大约有10%～15%的单绒毛膜多胎妊娠发生TTTS。双胎之间通过胎盘间的血管交通，血液从供血儿输向受血儿，受血者胎儿表现为循环血量增加，羊水过多，心脏扩大或心衰伴有水肿；而供血者循环血量减少，羊水过少、生长受限。有时供血儿出现羊水严重过少，被挤压到子宫的一侧，成为“贴附儿”(stuck-twin)。如果不进行干预，严重TTTS的病死率高达80%～100%。双胎输血综合征在1941年由Herlitz首次发现并提出，目前TTTS仍是胎儿疾病方面的一大挑战。

二、病理生理与病因

关于TTTS的病因和发病机制尚不完全明确。其解剖学基础是胎盘间存在着血管的交通，研究表明几乎所有的单绒毛膜双胎都存在着胎盘间的血管交通，这些血管交通可以分为表浅和深部两种形式(图10-1见文末彩插)。其中表浅的血管吻合包括动脉-动脉(AA)吻合及静脉-静脉(VV)吻合，这两种吻合中的血流是双向的，血流方向取决于血管两边的压力差。动脉-静脉(AV)吻合属于深部的吻合，且血流方向是单向性的。AV吻合可以通过双向的AA、VV或者反方向的AV吻合进行代偿，最终这些血流的平衡与否及程度决定了TTTS的发生以及发生后的严重程度。其中AA吻合对TTTS具有保护作用。研究显示TTTS主要发生在存在AV吻合，而没有代偿性的AA吻合者中。由于存在双胎之间输血，两胎儿开始发生一系列适应性的改变。供血儿开始出现低血容量，肾素-血管紧张素(RAS)系统被激活，进一步导致胎盘、肾脏的灌注减少，胎儿膀胱失去充盈，羊水量减少。严重者，供血儿被羊膜包裹而固定悬挂于子宫壁，称之“蚕茧征”(cocoon sign)或者“贴附儿”(stuck twin)。可能出现脐动脉舒张末期血流速度减慢、消失，甚至出现反方向血流。受血儿方面可能出现血容量增多，并导致抗利尿激素分泌减少，肾小球滤过增加及重吸收减少等一系列病理生理改变，进而出现受血儿膀胱充盈，羊水增多。这些由于血流动力学改变而引起的严重的生理和器官的改变在早孕期间就可以发生。但是仍有许多病理生理过程无法完全用上述理论解释。例如心肌的肥厚改变、肺动脉狭窄及右心室流出道阻塞等有待进一步的研究。

三、诊断与鉴别诊断

诊断标准：

1. 单绒毛膜双胎，即单胎盘，同性别，缺乏双胎峰征象。

2. 供血儿最大羊水池垂直深度＜2cm。受血儿最大羊水池垂直深度＞8cm。

单绒毛膜单羊膜囊(MCMA)发生 TTTS 的几率较小，其胎盘中 AA 吻合普遍存在，AV 吻合较少，AA 吻合似乎可以预防 TTTS 的发生。MCMA 如发生 TTTS，因其缺乏典型的羊水量异常征象，易被漏诊。可以通过两个胎儿膀胱大小的差异、脐带的直径、供血儿出现无尿以及不正常的多普勒脐血管超声等线索来判断。

诊断分期：目前临床主要采用 Quintero 分期，分为五期：Ⅰ期：羊水过多及过少；Ⅱ期：供血儿膀胱不显示；Ⅲ期：严重的多普勒异常(至少下列情况之一：脐动脉舒张末期血流缺失或反流，静脉导管血流反向，或脐静脉出现波动性血流)；Ⅳ期：胎儿水肿；Ⅴ期：胎儿宫内死亡。

QuinteroⅠ期和Ⅱ期的结局比Ⅲ期、Ⅳ期的好。但是双胎输血综合征发展的自然过程是多变且不可预测的。例如：双胎死亡可以不经过Ⅲ期和Ⅳ期，而直接发生在Ⅰ期或者Ⅱ期；受血儿在羊水量未发生异常之前就可以出现舒张期的脐血流改变。并且，Quintero 分期也不能提供 TTTS 的预后信息。于是许多关于分期的修改被提出：包括提议把 AA 吻合的情况加入到每个 Quintero 分期中；心血管的改变，因为 Quintero 分期并没有描述胎儿心血管的改变，而这对于理解疾病的变化是很关键的。其中，费城儿童医院评分(CHOP)的逐渐增加似乎可以反映受血儿心脏病理生理的发展过程。但是这些修改的评分还没有一个像 Quintero 分期那样被广泛地采纳。

由于缺乏预测指标，早期超声诊断绒毛膜性就显得很关键。确定绒毛膜性之后可以有效地加强监测。绒毛膜性的判断：由于单绒毛膜性双胎特有的双胎并发症较多，因此在妊娠早期进行绒毛膜性判断非常重要。在妊娠 6～10 周之间，可通过宫腔内孕囊数目进行绒毛膜性判断，如宫腔内有两个孕囊，为双绒毛膜双胎，如仅见一个孕囊，则单绒毛膜性双胎可能性较大。妊娠 11～13 周之间，可以通过判断胎膜与胎盘插入点呈“双胎峰”或者“T”字征来判断双胎的绒毛膜性。前者为双绒毛膜性双胎，后者为单绒毛膜性双胎，同时在此阶段还可以检测双胎的颈项透明层厚度来预测非整倍体发生的概率。妊娠早期之后，绒毛膜性的检测难度增加。

此外，磁共振检查对评价双胎中枢神经系统发育以及双胎其他畸形具有较高临床价值。

产后诊断：

1. 胎盘 供血儿胎盘色泽苍白、水肿，呈萎缩貌，绒毛有水肿及血管收缩，因羊水过少羊膜上有羊膜结节。受血儿胎盘色泽红、充血。

2. 血红蛋白水平 一般 TTTS 的受血儿和供血儿的血红蛋白水平相差常在 5g/dl 以上。

3. 体重差异 两胎之间的体重差异的标准一般定为 20%。

鉴别诊断：

1. 选择性宫内生长受限（selective intrauterine growth restriction，sIUGR），即双胎一胎儿估计体重（estimated fetal weight，EFW）低于同孕龄胎儿体重的第 10 百分位数，而另一胎儿 EFW 正常，并且两胎儿 EFW 相差≥25%，是单绒毛膜双胎的严重并发症之一。双胎妊娠中约 12%并发 sIUGR，其中约 15%生长受限胎儿突发胎死宫内，而另一胎儿即使幸存，其神经系统和心血管系统并发症也明显增高，约 20%并发神经系统后遗症。单绒毛膜双胎 sIUGR 可发生在妊娠的任何时期，早期出现多存在先天异常。

2. 双胎反向动脉灌注序列征（twin reversed arterial perfusion sequence，TRAP）又称无心畸形。少见的畸形。双胎之一心脏缺如，残留或无功能。发生率为单绒毛膜妊娠的 1%。妊娠胎儿的 1∶35 000，最显著的特征是结构正常的泵血胎通过一根胎盘表面动脉-动脉吻合向寄生的无心胎供血。如不治疗，正常胎儿可发生心力衰竭而死亡。

四、围产管理

1. 孕期管理

(1)母体孕期管理

1)定期产前检查及时防治妊娠期并发症:双胎妊娠系高危妊娠,母儿结局与孕期保健关系密切,一旦确诊,应做好保健和管理。应及早发现和治疗妊娠期高血压疾病及妊娠期肝内胆汁淤积症等。加强营养,注意补充足够的蛋白质、铁剂、维生素、叶酸及钙剂等。

2)增加产检的频次,每2周进行产检,详细记录子宫长度、腹围、体重及血压等基本信息。如出现腹围突然增加或胎动异常应当引起注意。

(2)胎儿孕期管理

1)早期发现,早期干预对于改善TTTS预后尤为重要。对于双胎妊娠应当进行超声绒毛膜性的判断和监护,即在妊娠11~13周之间,通过B型超声判断绒毛膜性。并对其中的单绒毛膜性双胎,每2周进行B型超声监测胎儿生长发育以可能出现的TTTS症状等。

2)可疑双胎输血综合征:目前研究发现,部分双胎输血综合征患者可跨域Ⅰ期、Ⅱ期而直接发展到Ⅲ期,因此对于血流异常,发育不一致但未出现羊水量改变的单绒毛膜性双胎应当提高警惕,建议每周监测B型超声检查,必要时缩短监测周期,监测主要内容应当包括:胎儿血流,生长发育情况,羊水量等。

3)确诊为双胎输血综合征:①Quintero Ⅰ期:可以选择保守治疗,如因羊水过多而引起症状,可选择序列羊水减量治疗。如出现羊水减量等保守治疗无效、短期内症状加重或胎儿心血管系统出现异常(例如费城儿童医院胎儿心血管评分大于5分),可妊娠16~26周时选择在Quintero Ⅰ期时行胎儿镜治疗。②Quintero Ⅱ~Ⅲ期:目前主要建议在镜下胎盘血管交通支凝固术治疗,可在妊娠16~26周时实施胎儿镜手术治疗,对于提高胎儿存活率有显著效果。③Quintero Ⅳ期:可采取胎儿镜下胎盘血管交通支凝固术以及脐带血管凝固或结扎等。④如果妊娠26周之后发现双胎输血综合征,在严密监护下可期待至妊娠32~34周分娩。并可进行羊水减量的保守治疗方法减轻症状，如监测过程中出现病情恶化等情况，应适时终止妊娠。

2. 产时管理

(1)双胎输血综合征的分娩方式选择主要取决于产科指征。在分娩期做好输血、输液及抢救孕妇的应急设备，并做好新生儿抢救和复苏的技术准备。注意预防产后出血。

(2)双胎输血综合征可以尝试经阴道分娩，在分娩过程中严密监测胎儿宫内情况，如出现胎心电子监测正选曲线，表明可能存在胎儿严重的贫血。如出现此类胎儿窘迫的表现，可考虑行剖宫产终止妊娠。并且因为双胎输血综合征多出现妊娠 32 周之前早产，因此分娩前应当做好新生儿的抢救准备。产后应当对胎儿进行血常规等一系列检查以明确诊断及考虑进一步治疗。此外，应当对胎盘进行血管灌注诊断。

3. 产后管理

如在产后发现 TTTS，对新生儿可直接针对其表现来处理。较小的新生儿(一般为供血儿)可出现生长迟缓，因血小板减少而发生白内障、听力减退，因宫内脑部缺血而导致智力减退。一个胎儿已死于宫内而存活的胎儿出生后，可出现脑坏死；存活胎儿出生后足部或趾端发生坏死，但对发生脑、足部坏死的机制解释不一。

4. 临床遗传咨询

目前并没有 TTTS 复发及与遗传因素相关的证据。但在进行胎儿治疗之前必须明确胎儿是否有严重的遗传疾病。

五、胎儿治疗

TTTS 的治疗方法主要包括胎儿镜下激光消融法，多次羊水减量法，羊膜中隔穿孔术，选择性灭胎术等。并且在进行胎儿治疗之前必须进行明确的胎儿遗传学检查，明确没有染色体畸形。

1. 胎儿镜下激光消融治疗(图 10-2，见文末彩插) 1990 年 De Lia 首次报道了胎儿镜下激光消融治疗 TTTS，目前被认为是病理生理学层面上的唯一治疗手段。目前手术方式则经历了由非选择性激光消融术到选择性激光消融术的发展过程。所谓的非选择性激光消融术即凝固了所有双胎胎膜间的血管，包括正常血管，因此供血儿常因急性胎盘功能不良而死亡。后来发展出了选择性激光消融术。选择性激光消融术只消融胎盘上的异常血管吻合，使得至少一个胎儿的存活率进一步得到了提高。但近年来对于非选择性和选择性激光消融的效果产生了较大分歧。对于分别的治疗效果仍在进一步探讨中。并且有学者采取将两者之间胎盘用激光完全分割的方式来预防残留交通支或复通。

目前应用的胎儿镜设备包括硬性或半硬性光纤内窥镜，直形或弧形胎儿镜镜鞘。另外还包括激光光源及激光导线、Y套管、穿刺针、活体钳、胎血取样针、冷光源及无菌穿刺包等。并且对于前壁胎盘还发展出了弧形胎儿镜（图10-3见文末彩插，图10-4见文末彩插）、30°胎儿镜及侧向激光胎儿镜等。

胎儿镜具体的手术技术是在全麻或者局部麻醉下，孕妇取仰卧位，排空膀胱，常规消毒铺巾，在B型超声引导下选择穿刺点，要求套管刺入子宫时能避开胎盘，并尽量远离宫颈，一般选择宫体部无胎盘附着区。根据穿刺套管直径，在下腹部脐耻之间做相应皮肤切口。在B型超声的引导下穿刺进入羊膜腔，先抽取羊水15ml送检，再观察胎儿体表及外形。再在直视下看见胎盘以及胎盘上的血管吻合。之后用波长为400～600nm的钇铝石榴石晶体（Nd:YAG）或者二极管激光纤维将血管凝固，术末同时进行羊水减量的，羊水减量不宜一次减量过多，以免造成穿刺点出血，宫腔压力骤减而出现胎盘早剥等并发症。

胎儿镜治疗的围术期的并发症包括PPROM及激光术后的宫内胎儿死亡。远期并发症（手术失败）主要有：TTTS复发；TTTS逆转（原供血儿和受血儿角色发生互换）；持续的双胎间输血，存在胎儿贫血证据；双胎死亡。胎盘灌注研究显示，这些并发症可能和激光术后可能有残余的吻合血管有关。预后方面，研究显示和传统的治疗方法相比，激光消融治疗组的平均孕周明显延长，胎儿存活率提高，神经系统并发症减少，脑室周围白质软化的危险降低。

胎儿镜治疗的禁忌证：①可疑宫内感染者；②孕妇有出血倾向；③妊娠期有流产或早产先兆者；④有严重妊娠合并症者；⑤母儿血型不合者；⑥胎盘位置不理想者，如前壁胎盘面积过大或凶险性前置胎盘等。

2. 选择性减胎术 多在严重的TTTS中，一胎儿已经濒临死亡，为了防止另一胎儿严重的神经系统并发症而考虑使用，常用的方法有胎儿镜下脐带结扎术或血管闭塞术、射频消融减胎术等。

3. 羊膜腔穿刺羊水减量 对于羊水过多患者，可以采取反复穿刺放羊水，减少受血儿的心脏受压，缓解孕妇的不适症状。虽然多次羊膜腔穿刺羊水减量不能中断血管吻合，但可导致胎盘床流体静水压下降从而逆转或平衡胎儿间血液分流，并可防止羊水过多而导致的流产及早产，减轻母体不适，提高胎盘灌注压，改善供血儿心脏和肾脏功能，从而延长孕龄，提高胎儿存活率。但医源性羊膜破裂是羊膜腔穿刺术的严重并发症。羊水减量后有可能会有严重的并发症，例如未水肿胎儿水肿，胎膜早破等，因此术后监测十分重要。

4. 羊膜造口术 在分隔膜上造口使两羊膜囊中的羊水流动达到平衡，从而改善胎盘循环，但因疗效不满意，且可能出现胎儿羊膜束带缠绕，现已很少提及。

六、预　　后

未经处理的TTTS的预后不佳，并且TTTS出现愈早，预后愈差。较早出现者，如不治疗，围产儿死亡率几乎是100%。即使在孕28周前诊断并进行处理，其围产儿死亡率仍在20%～45%。

目前关于胎儿镜治疗后的预后效果，各治疗中心的报道不一，但基本上认同对于分期Ⅰ期、Ⅱ期的患者的一胎存活率明显高于Ⅲ期和Ⅳ期的患者。对于不同Quintero分期的一胎存活率在62%～88.9%。

新生儿表现：TTTS新生儿具备双胎新生儿临床特点。早产儿、低出生体重儿及小于胎龄儿多，易发生新生儿窒息、羊水吸入综合征、新生儿硬肿症及呼吸窘迫等。

供血儿往往生长发育更差，低出生体重儿及极低出生体重儿更多，有明显失血性贫血症状及体征，表现有苍白、营养不良、水肿、心力衰竭及肝脾肿大，严重者发生失血性休克；受血儿体重相对较大，皮肤暗红，发生红细胞增多症时，常有血液黏滞度增高，心脏负荷增加，血流缓慢，微循环障碍，脏器淤血，缺氧，可致皮肤发绀，呼吸暂停，酸中毒，惊厥、继发DIC，由于红细胞破坏过多，可致高胆红素血症，严重者发生核黄疸。

脑损害是TTTS存活儿常见的并发症。有文献报道，脑损害在TTTS存活儿的发生率可高达18%，造成患儿残疾或智力发育障碍。产前脑损害与受血儿血液黏滞、供血儿极度贫血有关；产后脑损害与早产儿自发性颅内出血、新生儿窒息、缺氧缺血性脑病及胆红素脑病有关。

（尹少尉）

参考文献

1. Fisk NM,Duncombe GJ,Sullivan MH. The basic and clinical science of twin-twin transfusion syndrome. Placenta, 2009, 30(5): 379-390
2. Guilherme R,Patrier S,Gubler MC,et al. Very early twin-to-twin transfusion syndrome and discordant activation of the renin-angiotens-in system. Placenta,2009,30(8):731-734
3. Hack KE,van Gemert,MJC,Lopriore E,et al. Placental characteristicsof monoamniotic twin pregnancies in relation to perinatal outcome. Placenta,2009,30(1):62-65
4. Schaap AH, van den Wijngaard JPHM, Nikkels PGJ, et al. Significance of donor anuria differs between monoamniotic and diam niotic twin-twin transfusion syndrome. Placenta, 2007, 28(5-6):523-526
5. Quintero RA,Morales WJ,Allen MH,et al. Staging of twin-twin transfusion syndrome. J Perinatol,1999,19(8 Pt 1):550-555
6. Taylor MJ,Govender L,Jolly M,et al. Validation of the Quinterostaging system for twin-twin transfusion syndrome. Obstet Gynecol,2002,100(6):1257-1265
7. Rossi AC,D'Addario V. The efficacy of Quintero staging system toassess severity of twin-twin transfusion syndrome treated with lasertherapy:a systematic review with meta-analysis. Am J Perinatol,2009,26(7):537-544
8. El Kateb A, Ville Y. Update on twin-to-twin transfusion syndrome. Best Pract Res Clin Obstet Gynaecol,2008,22(1):63-75
9. Chmait RH,Khan A,Benirschke K,et al. Perinatal survival followingpreferential sequential selective laser surgery for twin-twin transfusi-on syndrome. J Matern Fetal Neonatal Med,2010,23(1):10-16
10. Assaf SA,Khan A,Korst L. M,et al. Fetal heart rate changes as-

socia-ted with sequential selective laser surgery for twin-twin transfusion syndrome. J Perinatol,2010,30(3):188-191

11. Ruano R,BrizotM de L,L iao AW,et a. l Select ive fetoscop ic laser photocoagulation of superficial placental anastom oses for the treatm en tof severe twin-twin transfusion syndrome. Clinics(Sao Pau lo) ,2009,64(2):91-96

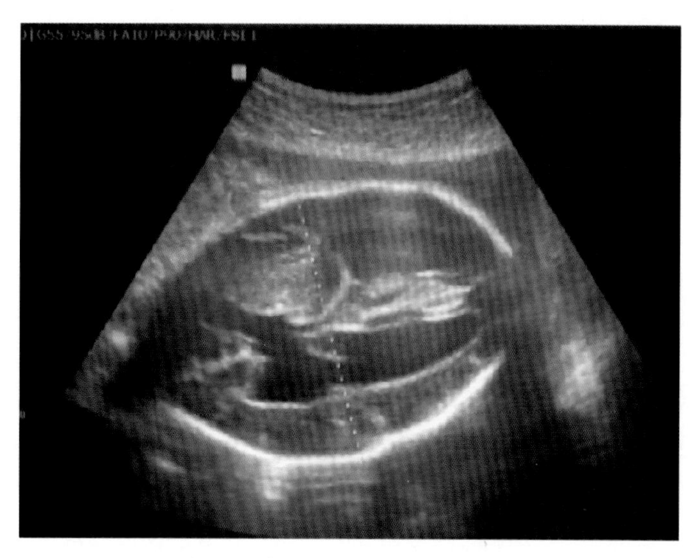

图 1-1　超声图像提示侧脑室增宽

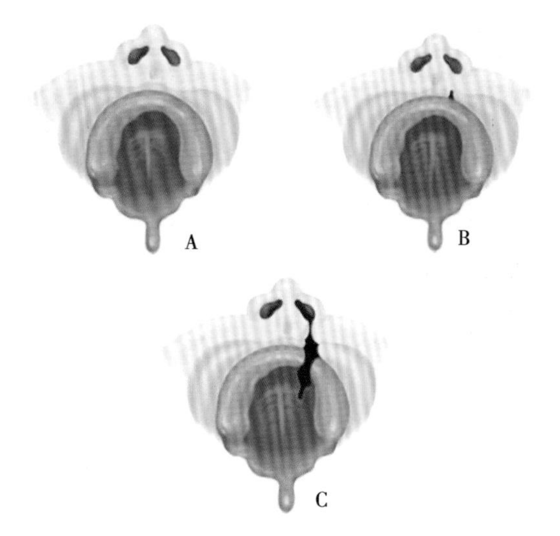

图 2-1　A. 正常人;B. 不完全性单侧唇裂;C. 单侧唇裂及前腭裂
摘自 Fetology

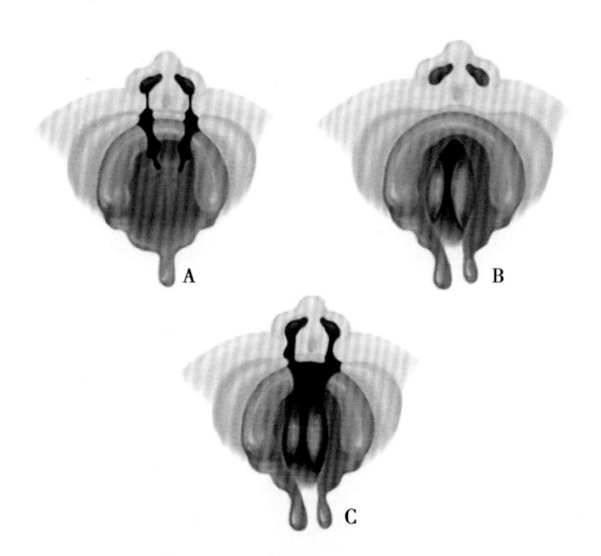

图 2-2 A. 双侧唇裂及前腭裂;B. 不完全腭裂;C. 双侧唇腭裂
摘自 Fetology

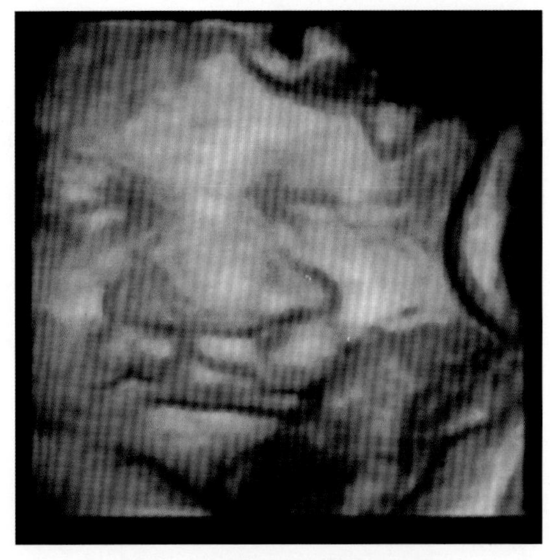

图 2-4 唇裂胎儿三维超声成像

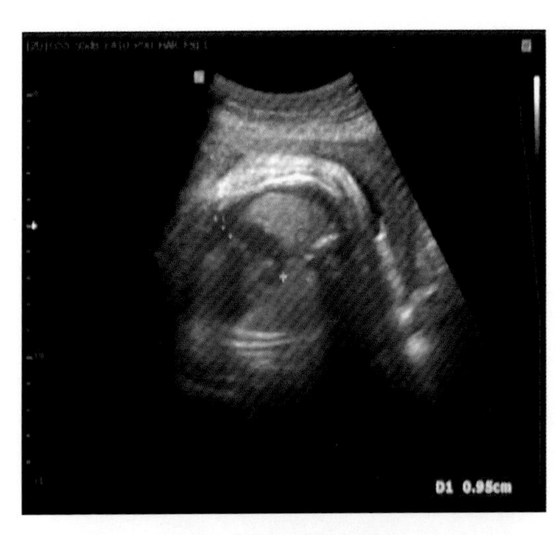

图 3-2　胎儿胸腔积液

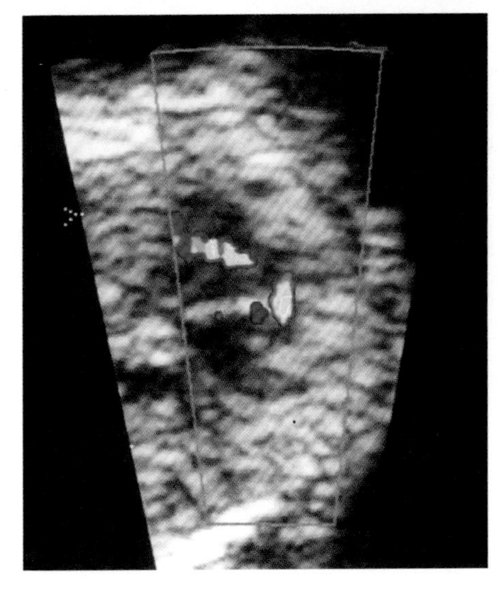

图 4-2　室间隔肌部缺损伴三尖瓣关闭不全。本病例为 13-三体

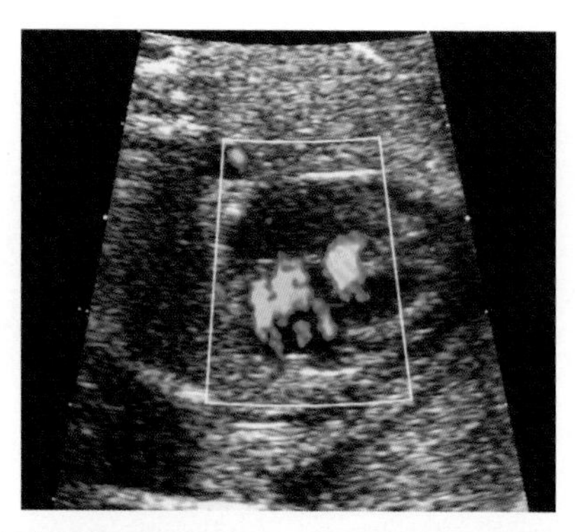

图 4-3 综合征室间隔缺损胎儿心脏三维超声彩色血流频谱:室间隔膜部大的缺损。此病例为唐氏综合征

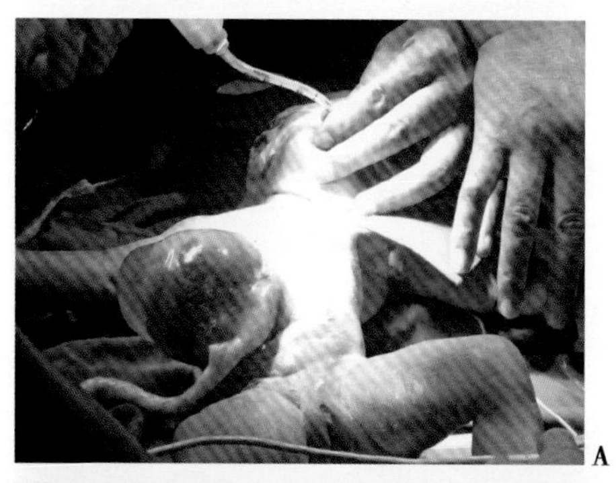

A

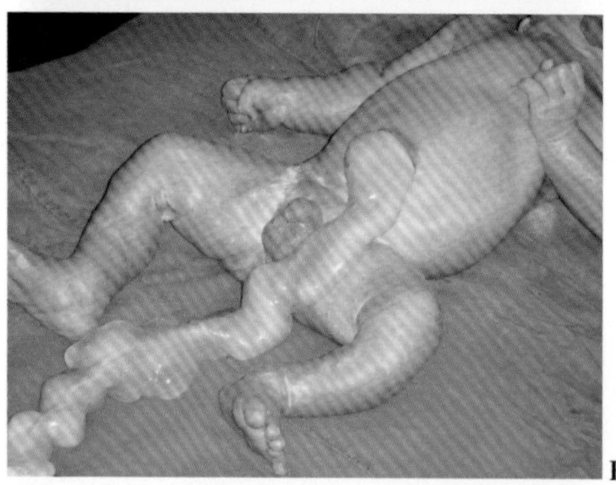

B

图 5-1A,B 两例患有先天性脐膨出的新生儿

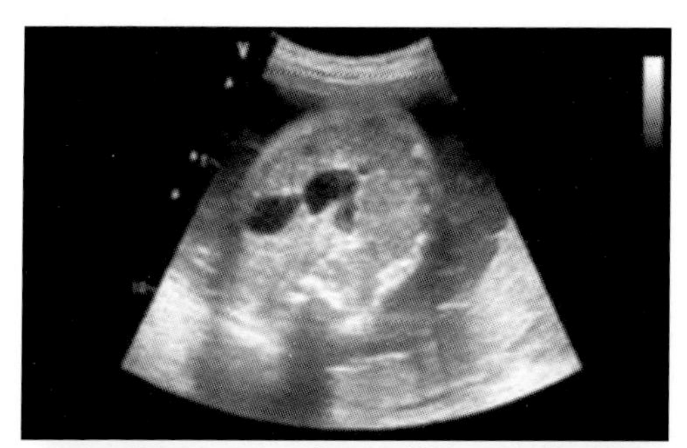

图 6-1 十二指肠闭锁“双泡征”

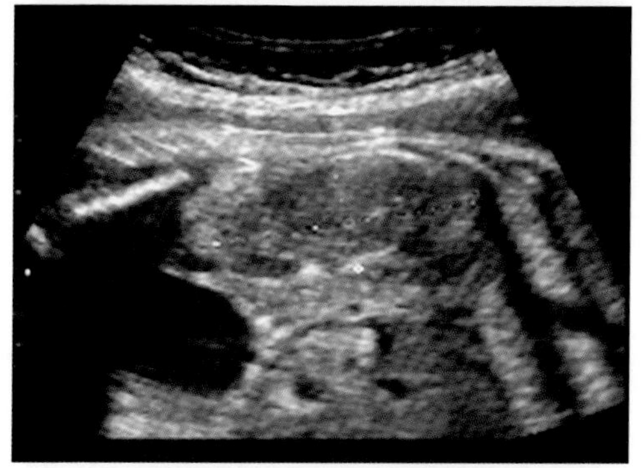

图 7-2 重复肾的彩超图像

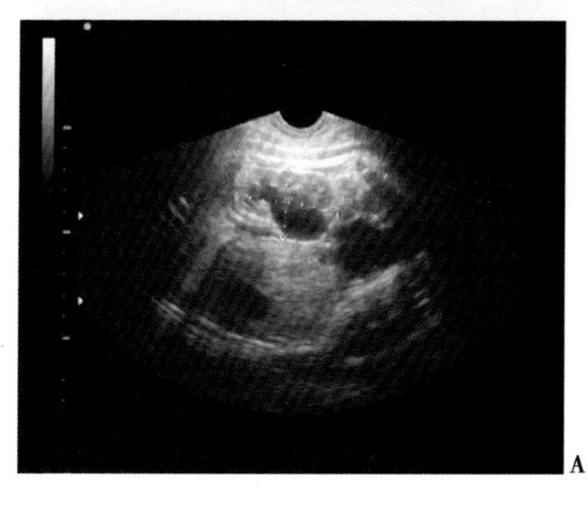
A

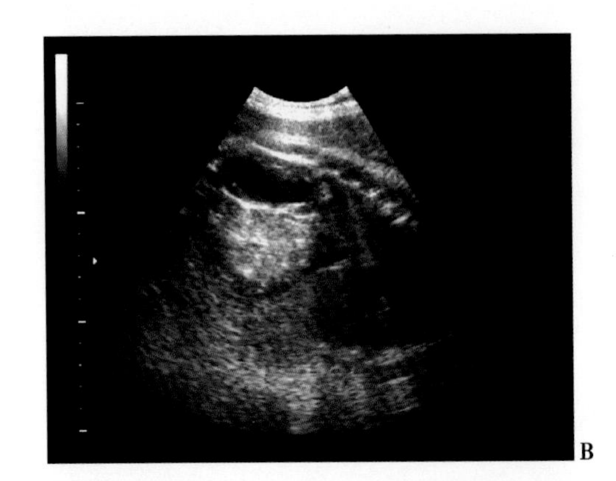
B

图 7-3A,B　肾盂扩张超声图像

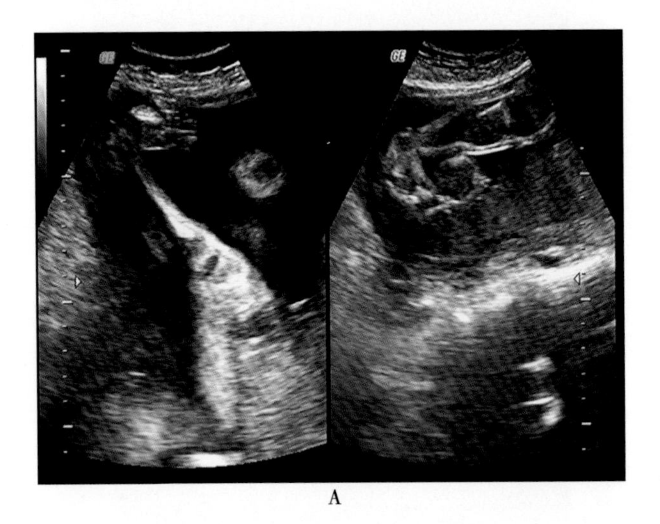

A

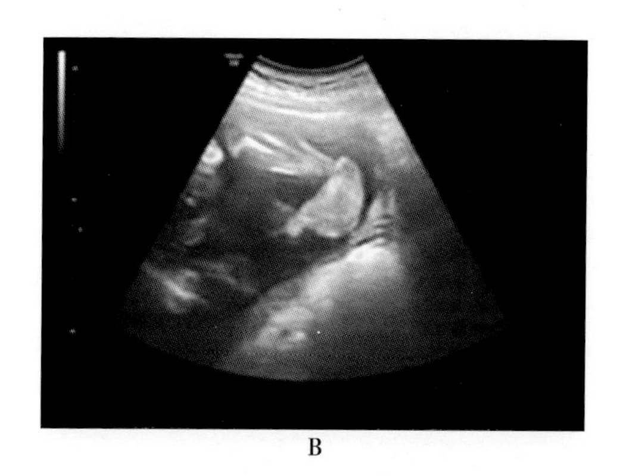

B

图 9-1A,B 胎儿足内翻二维超声图像,胎儿足底平面与胫腓骨平面在同一平面

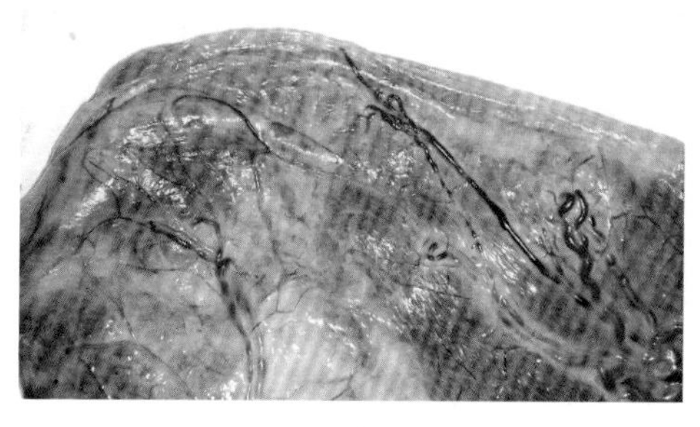

图 10-1 胎盘表面血管交通支

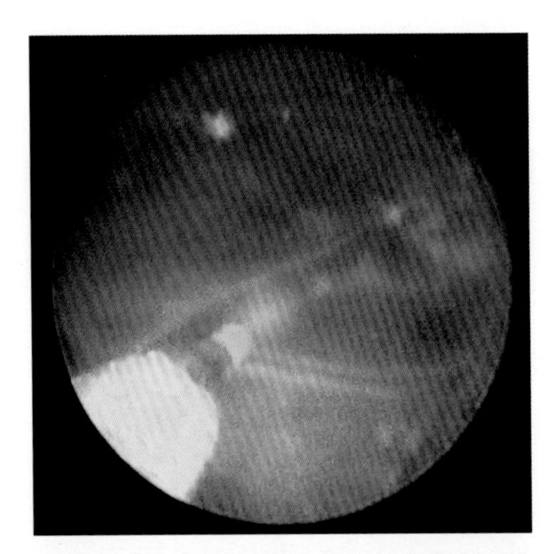

图 10-2　胎儿镜下见激光凝结胎盘表面血管

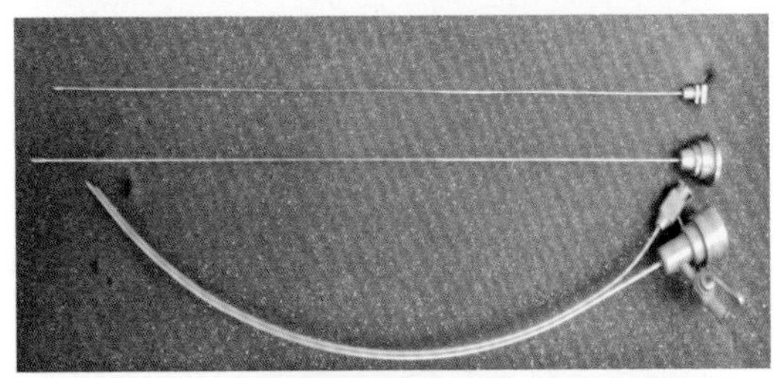

图 10-3　弧形胎儿镜镜鞘以及视频导线腔和操作腔内芯

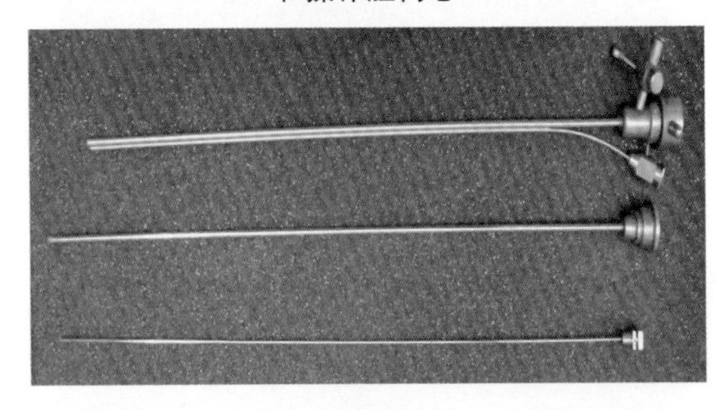

图 10-4　直型胎儿镜镜鞘以及视频导线腔和操作腔内芯